国家卫生健康委员会"十四五"规划教材
全国中医药高职高专教育教材

供中医骨伤专业用

中医骨病

第4版

主　编　邓海宁

副主编　任立军　张　峰

编　委　（按姓氏笔画排序）

邓海宁（四川中医药高等专科学校）

朱玉辉（江西中医药高等专科学校）

乔　野（辽宁中医药大学附属医院）

任立军（安徽中医药高等专科学校）

孙宏桥（湖北省公安县中医医院）

杨永利（山东中医药高等专科学校）

张　峰（南阳医学高等专科学校）

卿培东（绵阳市骨科医院）

黎乔楠（四川中医药高等专科学校）

人民卫生出版社
·北京·

图书在版编目（CIP）数据

中医骨病 / 邓海宁主编. -- 4 版. -- 北京：人民
卫生出版社，2024. 6. -- ISBN 978-7-117-34936-9

Ⅰ. R274

中国国家版本馆 CIP 数据核字第 202433VV25 号

人卫智网	www.ipmph.com	医学教育、学术、考试、健康，购书智慧智能综合服务平台
人卫官网	www.pmph.com	人卫官方资讯发布平台

中 医 骨 病
Zhongyi Gubing
第 4 版

主　　编：邓海宁

出版发行：人民卫生出版社（中继线 010-59780011）

地　　址：北京市朝阳区潘家园南里 19 号

邮　　编：100021

E - mail：pmph @ pmph.com

购书热线：010-59787592　010-59787584　010-65264830

印　　刷：廊坊一二〇六印刷厂

经　　销：新华书店

开　　本：850×1168　1/16　印张：11

字　　数：310 千字

版　　次：2005 年 6 月第 1 版　　2024 年 6 月第 4 版

印　　次：2024 年 8 月第 1 次印刷

标准书号：ISBN 978-7-117-34936-9

定　　价：49.00 元

打击盗版举报电话：010-59787491　E-mail：WQ @ pmph.com

质量问题联系电话：010-59787234　E-mail：zhiliang @ pmph.com

数字融合服务电话：4001118166　E-mail：zengzhi @ pmph.com

《中医骨病》
数字增值服务编委会

主　编　邓海宁
副主编　任立军　张　峰

编　委（按姓氏笔画排序）

邓海宁（四川中医药高等专科学校）

朱玉辉（江西中医药高等专科学校）

乔　野（辽宁中医药大学附属医院）

任立军（安徽中医药高等专科学校）

孙宏桥（湖北省公安县中医医院）

杨永利（山东中医药高等专科学校）

张　峰（南阳医学高等专科学校）

卿培东（绵阳市骨科医院）

黎乔楠（四川中医药高等专科学校）

修订说明

　　为了做好新一轮中医药职业教育教材建设工作,贯彻落实党的二十大精神和《中医药发展战略规划纲要(2016—2030年)》《教育部 国家卫生健康委 国家中医药管理局关于深化医教协同进一步推动中医药教育改革与高质量发展的实施意见》《教育部等八部门关于加快构建高校思想政治工作体系的意见》《职业教育提质培优行动计划(2020—2023年)》《职业院校教材管理办法》的要求,适应当前我国中医药职业教育教学改革发展的形势与中医药健康服务技术技能人才培养的需要,人民卫生出版社在教育部、国家卫生健康委员会、国家中医药管理局的领导下,组织和规划了第五轮全国中医药高职高专教育教材、国家卫生健康委员会"十四五"规划教材的编写和修订工作。

　　为做好第五轮教材的出版工作,我们成立了第五届全国中医药高职高专教育教材建设指导委员会和各专业教材评审委员会,以指导和组织教材的编写与评审工作;按照公开、公平、公正的原则,在全国1 800余位专家和学者申报的基础上,经中医药高职高专教育教材建设指导委员会审定批准,聘任了教材主编、副主编和编委;确立了本轮教材的指导思想和编写要求,全面修订全国中医药高职高专教育第四轮规划教材,即中医学、中药学、针灸推拿、护理、医疗美容技术、康复治疗技术6个专业共89种教材。

　　党的二十大报告指出,统筹职业教育、高等教育、继续教育协同创新,推进职普融通、产教融合、科教融汇,优化职业教育类型定位,再次明确了职业教育的发展方向。在二十大精神引领下,我们明确了教材修订编写的指导思想和基本原则,并及时推出了本轮教材。

　　第五轮全国中医药高职高专教育教材具有以下特色:

　　1. 立德树人,课程思政　教材以习近平新时代中国特色社会主义思想为引领,坚守"为党育人、为国育才"的初心和使命,培根铸魂、启智增慧,深化"三全育人"综合改革,落实"五育并举"的要求,充分发挥思想政治理论课立德树人的关键作用。根据不同专业人才培养特点和专业能力素质要求,科学合理地设计思政教育内容。教材中有机融入中医药文化元素和思想政治教育元素,形成专业课教学与思政理论教育、课程思政与专业思政紧密结合的教材建设格局。

　　2. 传承创新,突出特色　教材建设遵循中医药发展规律,传承精华,守正创新。本套教材是在中西医结合、中西药并用抗击新型冠状病毒感染疫情取得决定性胜利的时候,党的二十大报告指出促进中医药传承创新发展要求的背景下启动编写的,所以本套教材充分体现了中医药特色,将中医药领域成熟的新理论、新知识、新技术、新成果根据需要吸收到教材中来,在传承的基础上发展,在守正的基础上创新。

　　3. 目标明确,注重三基　教材的深度和广度符合各专业培养目标的要求和特定学制、特定对象、特定层次的培养目标,力求体现"专科特色、技能特点、时代特征",强调各教材编写大纲一定要符合高职高专相关专业的培养目标与要求,注重基本理论、基本知识和基本技能的培养和全面素质的提高。

4.能力为先,需求为本　教材编写以学生为中心,一方面提高学生的岗位适应能力,培养发展型、复合型、创新型技术技能人才;另一方面,培养支撑学生发展、适应时代需求的认知能力、合作能力、创新能力和职业能力,使学生得到全面、可持续发展。同时,以职业技能的培养为根本,满足岗位需要、学教需要、社会需要。

5.规划科学,详略得当　全套教材严格界定职业教育教材与本科教育教材、毕业后教育教材的知识范畴,严格把握教材内容的深度、广度和侧重点,既体现职业性,又体现其高等教育性,突出应用型、技能型教育内容。基础课教材内容服务于专业课教材,以"必需、够用"为原则,强调基本技能的培养;专业课教材紧密围绕专业培养目标的需要进行选材。

6.强调实用,避免脱节　教材贯彻现代职业教育理念,体现"以就业为导向,以能力为本位,以职业素养为核心"的职业教育理念。突出技能培养,提倡"做中学、学中做"的"理实一体化"思想,突出应用型、技能型教育内容。避免理论与实际脱节、教育与实践脱节、人才培养与社会需求脱节的倾向。

7.针对岗位,学考结合　本套教材编写按照职业教育培养目标,将国家职业技能的相关标准和要求融入教材中,充分考虑学生考取相关职业资格证书、岗位证书的需要。与职业岗位证书相关的教材,其内容和实训项目的选取涵盖相关的考试内容,做到学考结合、教考融合,体现了职业教育的特点。

8.纸数融合,坚持创新　新版教材进一步丰富了纸质教材和数字增值服务融合的教材服务体系。书中设有自主学习二维码,通过扫码,学生可对本套教材的数字增值服务内容进行自主学习,实现与教学要求匹配、与岗位需求对接、与执业考试接轨,打造优质、生动、立体的学习内容。教材编写充分体现与时代融合、与现代科技融合、与西医学融合的特色和理念,适度增加新进展、新技术、新方法,充分培养学生的探索精神、创新精神、人文素养;同时,将移动互联、网络增值、慕课、翻转课堂等新的教学理念、教学技术和学习方式融入教材建设之中,开发多媒体教材、数字教材等新媒体形式教材。

人民卫生出版社成立70年来,构建了中国特色的教材建设机制和模式,其规范的出版流程,成熟的出版经验和优良传统在本轮修订中得到了很好的传承。我们在中医药高职高专教育教材建设指导委员会和各专业教材评审委员会指导下,通过召开调研会议、论证会议、主编人会议、编写会议、审定稿会议等,确保了教材的科学性、先进性和适用性。参编本套教材的1 000余位专家来自全国50余所院校,希望在大家的共同努力下,本套教材能够担当全面推进中医药高职高专教育教材建设,切实服务于提升中医药教育质量、服务于中医药卫生人才培养的使命。谨此,向有关单位和个人表示衷心的感谢!为了保持教材内容的先进性,在本版教材使用过程中,我们力争做到教材纸质版内容不断勘误,数字内容与时俱进,实时更新。希望各院校在教材使用中及时提出宝贵意见或建议,以便不断修订和完善,为下一轮教材的修订工作奠定坚实的基础。

人民卫生出版社有限公司

2023 年 4 月

前　言

为了更好地贯彻落实《关于深化医教协同进一步推动中医药教育改革与高质量发展的实施意见》《国家职业教育改革实施方案》（简称"职教二十条"），依据中医药行业人才需求和全国高等中医药院校教育教学改革新发展，加强专科教材建设，提高专科人才培养质量，编者在总结汲取第3版教材成功经验的基础上，按照全国中医药高职高专院校各专业的培养目标，确立本课程的教学内容并编写了本教材。

本教材是在《中医骨病（第3版）》的基础上修订而成的，供全国中医药高职高专（三年制、五年制）中医骨伤专业使用，亦可供临床相关学科医务人员学习参考。

中医骨病是中医骨伤专业的临床课，在中医骨病基本理论的基础上，结合现代医学防治骨病的技术，介绍了骨与关节常见疾病的病因病理、临床表现与诊断、治疗等内容。

在本次修订中，我们在保持第3版教材简明扼要、通俗易懂特色的同时，对教材内容做了部分修改和补充：增加了课程思政元素，修改了部分内容的语言表述，使教材内容更加实用、规范，条理性更强。为便于教学，教材设有学习目标、知识链接、复习思考题，书后附有主要参考书目。此外，增加了融合教材的内容，充分应用现代信息技术手段，增强学生自我学习和检测的能力，具体内容包括：PPT课件，知识导览，扫一扫、测一测，复习思考题答案要点，模拟试卷，教学大纲等。

本教材分为十章，第一章总论由朱玉辉编写，第二章骨关节先天畸形由卿培东编写，第三章骨痈疽由杨永利编写，第四章骨痨由邓海宁编写，第五章痹证由张峰编写，第六章筋挛和第七章退行性骨关节病由乔野编写，第八章骨坏死性疾病由邓海宁编写，第九章代谢性骨病由孙宏桥编写，第十章骨肿瘤由任立军编写。

本教材在修订过程中，参考并引用了高等中医药院校相关专业教材、参考书和文献的内容。在此，谨向原作者表示真诚的谢意，并向支持教材编写的各有关学校和医院表示衷心的感谢！

虽然各编者在教材编写过程中做了大量工作，但由于水平所限，不足之处在所难免。诚恳希望各院校师生在使用过程中提出宝贵意见，以便进一步修订提高。

《中医骨病》编委会
2023年7月

目　录

第一章 总 论

> ## 学习目标
>
> 　　掌握中医骨病学病因病机、四诊、关节检查方法,肌力、神经检查的内容,消、托、舒、补四个内治总则,敷贴法、涂擦法、熏洗法及其常用药物。
>
> 　　熟悉中医骨病学的范围和分类、熟悉外治法中的按摩推拿、针灸治疗、物理疗法、练功疗法等。
>
> 　　了解中医骨病学发展概况和中医骨病的手术治疗方法。

第一节　中医骨病学发展概况

　　中医骨病学是中医骨伤科学的重要组成部分,它是根据中医基础理论结合西医学基础知识和临床技能,来研究人体骨骼 - 肌肉系统的病因、生理与病理,并系统地按理、法、方、药的辨证施治原则,运用药物、手法、手术及物理疗法以保持和恢复这一系统正常功能为目的的一门学科。

　　中医骨伤科学对骨关节疾患很早就有所认识,有所记载,对骨关节痹证、痿证、骨痈疽、骨痨、骨肿瘤等有着十分丰富的认知。现分述如下。

一、骨关节痹证、痿证

　　伤筋及骨缝损伤引起的颈椎病、腰腿痛以及各关节的炎症,中医学在《五十二病方》中已有论述,《黄帝内经》进一步阐述了这些损伤的病因病机是外伤瘀血不散,或者劳伤气血筋骨,外感六淫之邪。《素问·痹论》中所述的"筋痹""骨痹""肌痹"均类似现代所称的各种筋、骨缝损伤疾病或关节炎。《灵枢·经脉》所说的"臂厥""踝厥"与现代所说的"颈椎病"及"腰椎间盘源性腰腿痛"十分类似。《备急千金要方》根据《黄帝内经》"腰为肾之府"的论断,创造了被称为"独活寄生汤"的内治方剂。历代医家在《黄帝内经》的基础理论指导下,对各种痹证论治积累了十分丰富的经验。

　　汉代张仲景在他所著的《伤寒杂病论》中论述了痹痿、腰痛与痈疽的诊疗方法,他所记载的一些骨伤科常用方剂,如大黄牡丹汤、桃仁承气汤、下瘀血汤等,一直沿袭至今。

　　唐代蔺道人《仙授理伤续断秘方》对损伤后因风寒湿侵袭形成的痹证,主张用汤药熏洗:"于损处断处,及冷水风脚,筋脉拘急不得屈伸,行步艰苦,可用此药热蒸,用被盖覆,候温淋洗。"孙思邈《备急千金要方》载有用按摩导引法治疗各种筋骨痹痿病证。王焘《外台秘要》收集了自汉代张仲景以后治疗痹证的方剂,特别介绍了四物汤加附子治疗"风湿百节疼痛,不可屈伸"等症。

　　宋徽宗时期的《圣济总录·诸痹门》指出痹痛发生的病机是气血瘀滞,并有阴阳偏胜之分。刘完素《素问玄机原病式·六气为病》从"火热论"的学术观点出发,认为"岂知热甚客于肾部,干于足厥阴之经,廷孔郁结极甚,而气血不能宣通,则痿痹"。张从正《儒门事亲·指风痹痿厥近世差玄说》曰："风者,必风热相兼;痹者,必风湿寒相合;痿者,必火乘金;厥者,或寒或热,皆从下起。"对风、痹、痿、厥四病作了精辟的鉴别。李杲《脾胃论·脾胃胜衰论》则认为痿证的发病,大抵因脾胃虚弱,指出:"脾病则下流乘肾,土克水,则骨乏无力,是为骨蚀,令人骨髓空虚,足不能履地。"朱震亨《丹溪心法·中风》指出:"治风之法,初得之即当顺气,及日久即当活血,此万古不易之至理。"认为治疗中风所致的瘫痪,初期应给予行气顺气的药物,而后期则应活血。

二、骨痈疽

骨髓炎、骨结核古称"附骨痈""附骨疽"。《周礼》所记载的疡医中就有切割排脓和内外用药治法。其病因病机在《黄帝内经》已有论述。晋代陈延之《小品方》(引自《医心方》卷十五)将"附骨疽"分为急、缓两种,指出"附骨急疽"的症状为"其痛处壮热,体中乍寒乍热",而"附骨疽久者则肿见结脓",与西医学所说的急、慢性骨髓炎的表现类似,并描写了与髋关节结核和脊椎结核症状、体征相似的阴疽和筋疽。

《刘涓子鬼遗方》采用内服外治法治疗骨疽,并记载:"骨疽脓出不可止,壮热,碎骨,六十日死。"可见当时对骨疽并发症(类似现代败血症)已有所认识。后孙思邈在论治胫骨疽时,认识到死骨清除后,骨疽才能愈合。因而后代应用追蚀法清除腐肉死骨。元代杨清叟进一步主张用刀切开清除死骨治骨疽,他还力主用补肾药治骨疽,所谓"肾实则骨有生气,疽不附骨矣"(《仙传外科集验方·服药通变方第二》)。所以明清时期,对骨疽多从肾论治。虽然在诊断上未能把骨髓炎、骨结核明确鉴别,但其辨别痈、疽、成脓与否,切开排脓,清除死骨,内外用药的诊疗经验是十分丰富的,其中不少经验方药、治法,今天还应用于临床。

三、骨肿瘤

肿瘤古称"肿疡",始载于西周的《周礼》一书。当时疡医治肿疡已应用"剚杀之齐""五毒攻之""五药疗之",即局部搔刮,外用药物追蚀消溃,内服药物扶正祛邪的治法。《五十二病方》记有治瘤赘的方药。《黄帝内经》提出了肾主骨的理论,认为肿瘤的形成是邪气侵犯肌肉筋骨,引起卫气、营气紊乱,气血凝滞而致;记载了筋瘤、骨瘤的病名。说骨瘤是发于骨的,"日以益大"。《黄帝内经》还把肿瘤溃破继发感染的证候称为痈,并描写了发于膝部的肿瘤、疵痈。《灵枢·痈疽》载:"发于膝,名曰疵痈,其状大痈,色不变,寒热,如坚石。""如坚石",类似成骨性骨肿瘤的局部体征。骨瘤、疵痈可谓骨肿瘤最早的病名概念。后世关于骨瘤、石痈、石疽的病名,皆源于《黄帝内经》这一论述。

晋、南北朝时期,葛洪首次记载了肉瘤,并指出恶性肿瘤不能用针割和艾灸治疗。可见《小品方》"熟皆可百日中也"的见解是实际的。《刘涓子鬼遗方》卷第一也指出:"五日坚痛不治,三岁死。"坚痛即石痈。现代肿瘤学认为骨肉瘤预后不良,骨肉瘤患者几乎都在半年左右发生转移,在一两年内死亡。

古代医学家们在实践中积累了药物疗法的经验,如《小品方》介绍用麦饭石散(鹿角、白蔹、白麦饭石)酒调外敷治疗。《仙传外科集验方》指出石痈和瘰疬的鉴别诊断,介绍用瓜蒌根、赤小豆外敷治石痈,主张:"疗之法,当服酒,非酒即药势不宣,但当稍饮。取令相得和散便止。"这些经验方后代多有沿用。《诸病源候论》描述了类似骨病继发骨肿瘤的恶疮、恶肉的临床表现。《备急千金要方》首次把肿瘤分类诊断(分为瘿瘤、骨瘤、脂瘤、石瘤、肉瘤、脓瘤、血瘤、息肉),仍将骨瘤、石瘤溃破感染者称为石痈,该书描写了恶性肿瘤晚期全身衰竭的证候,"致有漏溃,令人骨消肉尽,或坚、或软、或溃,令人惊悸,寤寐不安"的身体恶病质症状,还记有"奔而喘乏"(肺转移)的证候。孙思邈还主张用补肾助阳,活血化瘀,软坚散结的陷肿散,外敷、内服治骨瘤、石痈等;

用"青龙五生膏""乌膏"等治恶疮、恶肉。《外台秘要》收集了唐代以前治骨瘤、石痈等的方药，并介绍了《古今录验》用生商陆根外敷治石痈的经验。

宋代《圣济总录·痈疽门》认为对"结鞕如石"的石疽"治宜温其经络，使热气得通，其毒外泄。故能腐熟而发散，化脓血而出也"。《三因极一病证方论》又将肿瘤分为六种，除脂瘤可割治外，其余五种瘤都不宜割治，"治则杀人"。同时期《卫济宝书·痈疽五发》将前期医家称为恶疮和肉瘤的证候命名称为"癌"，书中写道："癌疾初发，却无头绪，只是肉热痛……迤逦软熟紫赤色，只是不破……""癌"类似现代的骨肉瘤、纤维肉瘤和骨病继发骨肿瘤的临床表现。《卫济宝书》治癌主张外敷追蚀、软坚、解毒的药物，内服活血化瘀、温经散寒、补肾培元的方剂。宋代有关骨肿瘤的论治，多为元代医家所沿袭。

明代杨清叟依据《黄帝内经》肾主骨的理论和前人的实践经验，对发于骨的肿瘤、痈疽力主用温补肾阳的治法。他指出："所谓骨疽，皆起肾者，亦以其根于此也，故补肾必须大附子方能作效。肾实则骨有生气，疽不附骨矣。"杨清叟"肾实则骨有生气"这一精辟之见，为明清各家推崇备至，而从肾论治骨肿瘤亦逐步被确立为主要方法。薛己描述了六种肿瘤的症状、体征，提出其病因病机概念和治疗大法，如在《外科枢要·论瘤赘》说："夫瘤者，留也。随气凝滞，皆因脏腑受伤，气血乖违，当求其属，而治其本。"又说："若怒动肝火，血涸而筋挛者，其自筋肿起。按之如筋，久而或有赤缕，名曰筋瘤。用六味地黄丸、四物、山栀、木瓜之类。若劳役火动，阴血沸腾，外邪所搏而为肿者，其自肌肉肿起，久而有赤缕，或皮俱赤，名曰血瘤，用四物、茯苓、远志之类。若郁结伤脾，肌肉消薄，外邪所搏而为肿者，其自肌肉肿起，按之实软，名曰肉瘤，用归脾、益气二汤……若劳伤肾水，不能荣骨而为肿者，其自骨肿起，按之坚硬，名曰骨瘤，用地黄丸及补中益气汤主之。"又说："有坚硬如石者，谓之石疽……欲其驱散寒邪，补虚托里也。"薛己此论，是中国古代医学对骨肿瘤病因病机和治法的代表性论述。明清时期论肿瘤均宗薛氏学说。陈实功《外科正宗》推荐《普济方》中所收集的治肿瘤的点瘤赘方、枯腐方和敛瘤膏，主张对石痈、石疽等恶性肿瘤采用内服补肾药"调元肾气丸"，同时用点、枯、敛等法外治。枯肿瘤的药物主要是腐蚀，攻毒，软坚的砒霜、巴豆、斑蝥、白蔹等品。这种外治法，明、清各家治瘤应用较广。张景岳在《景岳全书·外科钤》阐述了恶性肿瘤切割不彻底致死的机制，张景岳认为："瘤赘既大，最畏其破，非成脓者，必不可开，开则牵引诸经，漏竭血气，最难收拾，无一可活。"

清代王维德《外科全生集》发展了《卫济宝书》治癌的经验，创著名的阳和汤、阳和解凝膏治骨肿瘤，并且较细致地描述了类似骨肉瘤的石疽的临床表现："此疽初起如恶核，渐大如拳，急以阳和汤、犀黄丸，每日轮服可消。如迟至大如升斗，仍如石硬不痛，又日久患现红筋，则不治。再久患生斑片，自溃在即之证也。溃即放血，三日而毙。如现青筋者，可治，内服阳和汤，外以活商陆根捣烂，加食盐少许，敷涂。数日作痒，半月皱皮，日敷日软，而有脓袋下，以银针穿之。当服千金托里散加熟地同生芪各一两，代水煎药。服十剂后以阳和解凝膏满贴患上，空出穿针之眼，使其血活，若皮膜中似成脓巷，用布绑紧，使皮膜相连。内服大补、保元等汤。"王维德的描述较之《小品方》更为详细，几乎和现在临床所见的骨肉瘤症状表现是一样的。他所说的"日久现红筋，则不治"，确是经验之谈。王维德对骨肉瘤的描述，较1859年西方鲁道夫·魏尔肖（Rudolf Virchow）的有关报道早一个多世纪。赵濂在《医门补要·医案》记载了各多发性骨软骨瘤，指出这种骨瘤有遗传性，是胚胎发育紊乱引起的。他说："一童周身生骨瘤，坚硬贴骨，小大不一，肌肉日瘦。由母肾虚与骨肉至戚苟合，胎感其气而成。久服肾气汤自消。"现代肿瘤学也认为多发性骨软骨瘤有遗传性。

总之，中医骨伤科在我国有着几千年的悠久历史。从公元前21世纪—公元前476年，夏、商、周（春秋）朝代，逐步形成了骨伤科的萌芽。公元前475—公元220年，战国、秦汉时期，骨伤科基础理论形成雏形。公元220—960年，魏、晋、隋、唐、五代时期，骨伤科临床医学开始成熟。这个时期，从巢元方的《诸病源候论》、孙思邈的《备急千金要方》、王焘的《外台秘要》，到我国现存最早的一部骨伤科专著——蔺道人著的《仙授理伤续断秘方》，把骨伤科临床医学推向丰富与完整。公元 960—1911 年，宋、元、明、清时期，中医骨伤科学得到了空前的繁荣与发展。这一时期宋代王怀隐编著的《太平圣惠方》、元代危亦林的《世医得效方》、明代薛己的《正体类要》、清代王肯堂的《证治准绳》等，使骨伤科学达到了兴盛与提高。

从公元 1949 年到现在，全国各省市普遍建立了中医院校与中医医院，博采各地中医骨伤科之长，运用现代科学知识和方法，形成了一套中西医结合治疗骨折的新疗法。在治疗开放性或感染性骨折、脊柱骨折、关节内骨折及陈旧骨折与脱位等方面取得了成功经验。在治疗慢性骨髓炎、化脓性骨髓炎、骨缺血性坏死等方面取得了很好的临床疗效。在骨质疏松、骨关节退变等领域也取得了一定的突破。尤其是近年来对传统方剂的继承和发展，中药复方和单体的有效成分研究，进一步丰富了骨伤科临床治疗方法。骨伤科的新进展越来越受到世界医学界的重视，我们深信随着现代科学技术在本学科的广泛应用，中医骨伤科正迎来一个新的发展时期，必将为人类健康事业作出更大贡献。

知识链接

我国现代骨科的发展

20 世纪初，西医骨科在中国尚处于萌芽阶段，仅在少数几个城市开展。第一代骨科先驱有：孟继懋，1936 年成为北京协和医院首任中国籍骨科主任；叶衍庆，1937 年成为中国第一位获得英国骨科硕士学位者；牛惠生，1939 年建立了中国第一所骨科医院。1980 年 5 月成立中华医学会骨科学会。

思政元素

工作一丝不苟，创新骨科技术

孟继懋是我国西医骨科第一代先驱，对医术要求精益求精，对每一位病人的诊断与治疗一丝不苟，并在不同层次的教学中注重分析和思考，要求医生善思维，通理论，知法则。晚年主编的《骨与关节损伤》一书中充分贯彻这一思想，先后为我国培育了方先之、陈景云、范国声、陈敏、冯传汉、王澍寰等一批优秀的骨科医生。

孟继懋教授 1936 年在国内首先引进并开展三刃钉内固定治疗股骨颈骨折，1941 年又为此种骨折设计和创用孟氏截骨术（即粗隆下嵌插截骨术），目前这一手术仍是治疗陈旧性股骨颈骨折或骨折不愈合的方法之一；同年在国内发现首例膝关节盘状半月板撕裂，并成功切除病变。1945 年首创了孟氏肩关节融合术，用以治疗肩关节结核、肩部肌肉麻痹引起的肩上举无力等。

第二节　中医骨病分类

骨骼、关节及其有关的筋肉等组织，构成人体的运动系统。本书所讲授的内容是运动系统中的相关疾病。中医所谓的"筋"，有较广的含义，除了筋膜、肌腱、关节囊、韧带、软骨盘等软组织外，还有"经筋"的概念。《灵枢·经筋》列十二经筋，有类似周围神经循行路线的描述，患病后可出现疼痛、麻木不仁及不用等症候，故现代骨科所研究的软组织损伤、与运动系统有关的神经疾病，亦归入本书的有关章节讨论。

骨关节及其筋肉的疾病不仅涉及局部的病损和功能障碍，也涉及疾病在短期或长期所造成的整个机体形态与功能上的破坏。为了方便学习与容易理解,将筋骨疾患按病因、受累部位及局部特殊表现进行分类。

（一）按病因分类

1. 先天发育缺陷

（1）全身性：成骨不全、软骨发育不良、蜡油样骨病等。

（2）局限性：颈肋、斜颈、脊柱裂等。

2. 骨痈疽 包括化脓性细菌、结核分枝杆菌、梅毒螺旋体等感染。

3. 风寒湿邪侵袭 包括各种关节痹证。

4. 损伤 部分痿证（如外伤性截瘫、肢瘫）、创伤性关节炎等。

5. 肿瘤 各种骨、软骨及附属组织的肿瘤。

6. 退行性变 如退行性骨关节病。

7. 代谢障碍 如佝偻病、甲状旁腺疾病、骨质疏松等代谢性骨病。

8. 地方病 与地域的水土、气候、饮食等因素有关,如大骨节病、氟骨病。

（二）按发病组织及部位分类

1. 骨疾病 包括先天畸形、骨痈疽、骨痨、骨肿瘤、代谢性骨病或地方性骨病等。

2. 关节疾病 包括关节流注、痹证。

3. 神经、肌肉疾病 各种痿证,包括脊髓灰质炎、脑性瘫痪、肌病性瘫痪等。

4. 脊柱疾病 颈椎病、腰椎间盘突出症、椎管狭窄症等脊柱退行性疾病。

5. 软组织疾病 筋挛、膝关节紊乱症、各种软组织炎症等。

第三节 病 因 病 机

一、病 因

引起骨关节及其筋肉疾病的病因是多种多样的,宋代陈无择《三因极一病证方论·三因论》提出了"三因学说",认为六淫邪毒侵袭为外因,情志所伤为内因,劳损饮食、损伤为不内外因。古人这种把致病因素和发病途径结合起来的分析方法,对当今筋骨疾病的辨证论治有较高的临床意义。目前,骨病的病因总体可归纳为内因和外因两大类,外因包括六淫、外力损伤、地域因素等,内因包括先天遗传因素、脏腑功能失调、营养失调、年龄体质等。

（一）内因

内因是指由于人体各种内部影响而致筋骨疾病发生的原因。

1. 先天发育异常 许多骨关节先天畸形疾病是由于发育缺陷所致,遗传因素、胚胎发育异常是造成此类疾病的主要因素。如先天性髋关节脱位、成骨不全等。

2. 年龄与体质 不同的年龄段其骨组织的发育、代谢、退化的生理演变也不一样;不同的个体体质差异,其防病、抗病能力不同。如脊髓灰质炎好发于幼儿,退行性骨关节病好发于中老年人;骨痨、骨痈疽的发病多见于正气不足、机体防御能力低下的个体。

3. 营养代谢障碍 因某些物质代谢紊乱或营养障碍而致病。如骨质疏松、佝偻病、骨软化症。

（二）外因

外因是指从外界作用于人体而致骨关节损害的各种因素。

1. 生物性致病因素 中医认为外感六淫,即风、寒、暑、湿、燥、火侵袭人体而致骨关节疾病;西医学认为病原微生物及寄生虫感染人体引起骨关节感染性疾病。

2. 物理性致病因素 如外力创伤和慢性劳损。外力创伤是指创伤后留下的各种后遗症，如创伤性关节炎等。慢性劳损是指长期应力刺激引起某些筋骨疾病，如退行性骨关节病，某些职业病，所谓"久视伤血，久卧伤气，久坐伤肉，久立伤骨，久行伤筋，是谓五劳所伤"。

3. 化学性致病因素 因职业关系经常接触有害物质，如各种无机毒物（铅、铍、镉、铬、锌、磷等）、有机毒物（苯、氯乙烯等）。或地理环境因素，如长期生活在重金属超标地域。

二、病　机

人体是一个统一的整体，皮肉筋骨、气血津液、脏腑经络互相联系，相互依存。脏腑健壮、经络通畅、津液代谢正常，则气血旺盛，皮肉筋骨强健。脏腑亏损，筋络不畅，津液代谢紊乱，则气血不调，阴阳失调，皮肉失荣，筋骨痿弱。在骨病的发病过程中，正邪相互抗争，阴阳的相对平衡遭到破坏，气血、经络、脏腑功能也随之失调。现将有关发病机制分述于下。

（一）皮肉筋骨病机

骨为人体支架，皮肉筋脉为人体之外围，故骨关节疾病往往容易累及皮肉、筋脉，使之失去其正常的生理功能，导致机体其他部位的功能紊乱和一系列的临床表现。

1. 腠理不固 腠理司毛孔之开阖，为卫气所充养，"卫气和则分肉解利，皮肤调柔，腠理致密矣"（《灵枢·本脏》），卫气虚则腠理不密。此时风、寒、暑、湿、燥、火等外邪容易入侵，从而导致营气阻滞，皮肉失荣，筋脉拘急，临床常见的肩关节周围炎、落枕、腰肌劳损等皆由此而起。

2. 肌肉痿软 人体共有肌肉六百余块，它们的共同作用是使人体能够维持正常的姿态和完成各种动作。一旦气血不足，津液亏耗，则肌肉痿弱，肌力下降，动作无力、弛缓，稍有不慎即可发生损伤。如临床上常见的急性腰扭伤之后继发的腰肌劳损，肩关节周围炎后，上肢气血不足，络脉不充，肌肉失荣，继发三角肌等肌肉的萎缩。

3. 皮肉破损 完整的皮肉起着保护机体内脏的作用，防止各种外邪的侵袭，从而保证了人体各种正常的生理活动。一旦皮肉破损，络脉已伤，血溢脉外，内留成瘀，复加毒邪侵入，轻者仅见局部红、肿、热、痛，重则可传里入脏，酿成重症。开放性损伤及其并发症如破伤风等均属此范畴。

4. 瘀阻肉理 人体正常时血流于脉内，运行畅通，周流不息，营养全身及脏腑，温煦四肢百骸，濡润经脉、络脉。瘀血内停，则阻滞了经脉的通道，局部呈现红、肿、热、痛，青紫、瘀斑，舌质紫黯、脉弦。长期的瘀血不散，郁而化热，则症见面色潮红，发热不退，身热口渴，尿赤便秘，烦躁不安，常见于各种局部的化脓性感染。

5. 皮肉失荣 皮肉需要气血灌溉营养，气者温之，血者濡之，气血旺盛，皮肉得濡，则皮肤光泽，外围坚固，肌肉柔韧有力。血瘀内停，气机被阻，气血不足，皮肉失充，则皮毛枯槁，肌肤麻木不仁，痿软无力，重者可因此而发生皮肉的变性、坏死，出现干结。

6. 筋纵弛软 筋者，其性坚韧，刚劲有力，属节束骨。在肝气淫筋下，关节滑利，便于动作。中医学素有"肝主筋，其华在爪"之说，骨伤科中常见急性损伤后遗症或慢性损伤所致筋脉受累，动则即病，或活动无力，以致动作失调，活动不利。

7. 筋挛拘急 筋既要刚坚，又要柔韧，刚柔相济则活动灵活，协调有力。筋失刚坚，则筋纵弛软，筋失柔韧，则筋挛拘急。风湿性关节炎、类风湿关节炎、强直性关节炎，皆在此范围内。

8. 筋失其荣 筋受肝气之浸淫，气血之濡养，才能维持其正常的生理功能。气血两虚，筋失充养，轻则筋急强硬，牵张不利，重则拘挛短缩，不能活动。

9. 骨质痿软 骨质在肾精的充填下其性刚坚有力，承负着全身重量，使机体胜任各种繁重的工作。如在中年以后，由于饮食、起居等调摄不当，致使阳有余而阴不足，肾阴亏损，阴不制阳，可致骨痿而发病，中老年人常见的全身骨骼酸痛均属此。在儿童则可由于先天不足，后天失养，肾气失充，导致骨骼痿软，难以支持体重，常见有胫骨内翻、脊柱畸形等。

10. 骨质增生　肾得先天之禀和后天之充养，精气旺盛，骨骼也因此充实。肾精亏损易使骨骼脆弱，还可导致骨质的异常增生，如再有外邪入侵则其增生更著。故肾气衰弱，骨骼失充，外邪入侵为骨质异常增生之重要原因。老年人肾精亏损，抗病力降低，易于受邪所侵，故临床上常见的颈腰椎骨质增生、膝关节和跟骨骨刺等均属此类。

（二）气血病机

气为人体的重要物质，是维持正常脏腑功能活动的基础，它由禀受于父母的先天之肾气，脾胃受纳、消化吸收的水谷之气和由肺脏吸入的自然界中的清气共同组成，是活动力很强的精微物质。它无所不至，充满全身，能促进机体的生长发育，温煦四肢百骸，维护机体的健康，还能固摄津液，保持正常的津液代谢，正如张仲景所说："人之有生，全赖于气。"

血是濡养机体的基本物质，它由中焦受气取汁，变化而赤所形成。人体的各种正常活动，全赖于它。血气充足，精力则充沛。气与血的关系极为密切，互相依赖。气能生血，气能行血，气能摄血；血为气之母，气为血之帅。

1. 气滞　气运行于全身，唯流行通畅为宜，由清气上升、浊气下降而维持其平衡，负重劳作或闪挫不当往往造成气机阻滞，流通不畅，气滞聚积于何处，何处即现疼痛，气无形故痛无定处，流窜不定。

2. 气闭　指气机壅塞不通，常由猝然而至的严重损伤导致气机闭阻，气闭逆乱则机窍不通，神明失司，昏聩不省。

3. 气虚　气虚是指元气虚损，全身或某些脏腑功能减退的病理状态。

4. 血瘀　血瘀是血液停积在局部，或者血液的循行迟缓和不流畅状态。挫伤躯体皮肉筋骨或脏腑，导致络脉破损，血离经隧，停滞为瘀。血瘀既成，经隧不通，不通则痛，疼痛是血瘀的主要临床表现。

5. 血热　血热是指血分有热，因血瘀化热或邪热入血，或情志郁结化热所致。出现咯血、吐血、衄血、尿血，此为血热内盛，迫血妄行。邪热入血可以深入肉理或内侵于骨，发为肉腐骨蚀。

6. 血虚　血虚是指血液生成不足，或耗血太过。血虚常伴有全身虚弱的表现，如面色萎黄无华，头晕，目眩昏花，心悸怔忡，失眠，唇淡，爪甲苍白等。

（三）脏腑病机

脏腑是主持人体生命活动的器官，脏腑的正常功能使气血得以化生，经络得以通调，皮肉筋骨得以濡养润泽。人体遭受损伤或直接伤及脏腑，也可能影响脏腑功能。脏腑功能失调，则皮肉筋骨失却濡养，从而影响骨关节正常生理功能，而产生一系列临床证候。现分述肝、脾、肾与筋、肉、骨之间的功能关系。

1. 肾　肾藏精，生髓充骨。与人体骨骼的生长发育、坚固强弱有密切关系。"骨为干"，骨骼是人体的支架。肾位于腰部，所谓腰者为肾之府。《素问·六节脏象论》说"肾者……其充在骨"，还包含肾充养体力的意义。肾精不足则不能温煦滋养腰膝，腰痛是骨伤科常见病。《景岳全书·腰痛》也说："腰痛之虚证，十居八九。"说明在多数情况下，有肾虚才会发生腰痛。

2. 肝　肝主筋。肝"淫气于筋"，而使筋束骨屈节。肝主疏泄，是调节气机升降出入的重要器官，又主藏血，有贮藏血液和调节气血的作用。肝的疏泄功能正常，则气机调畅，血脉和顺。血不归肝，肝阴暗耗，肝阳失其制约即易升腾上犯，易急怒、烦躁，或咯血吐血，或头晕不支，甚或动风抽搐。肝易亏损，肝血不足，又易目眩昏花，筋脉拘急，症见震颤、瘛疭不安等。

3. 脾　脾与胃相表里，同为消化系统的重要脏器。脾胃运化水谷精微，为生化气血精液之源，故称为"后天之本"。运化主要是脾的功能，《黄帝内经素问集注·五脏生成》说脾"主运化水谷之精，以生养肌肉，故合肉"。脾虚不运则后天失养，人体的各项生理功能均致低下，正如《灵枢·本神》所说："脾气虚则四肢不用。"可见四肢疲惫，肌肉瘦削，无力举动，一旦受伤，恢复较难。脾健运则体实,四肢坚强有力,既不易受伤,伤后恢复亦快。

(四)经络病机

人体是由五脏六腑、四肢百骸、五官九窍、皮肉筋骨等组成,机体内外上下协调统一,构成有机的整体。这种有机配合,相互联系,主要是依靠经络的沟通、联络作用实现的。经络有传送气血、濡养各组织器官的作用。《灵枢·本脏》说:"经脉者,所以行血气而营阴阳,濡筋骨,利关节者也。"经络内联脏腑,外络肢节,肢节疾患,脏腑必受其累,反之亦然。所以,历代骨伤科文献都十分重视经络在骨伤科发病与治疗上的作用。

第四节　诊断与辨证

骨关节及其筋肉疾患的诊断方法要求是在中医诊断学的理论指导下,运用望、闻、问、切、筋骨关节检查,结合影像学和实验室检查,将所采集的临床信息进行分类,并以脏腑、经络、气血、津液、皮肉、筋骨等传统医学理论为基础,结合八纲、气血、脏腑、经络以及卫气营血辨证等综合分析,作出诊断。

一、诊断的方法

(一)四诊

望、问、闻、切四诊是观察、诊断筋骨疾病的最基本方法。

1. 望诊　望诊应在充足的光线下进行,采取适当的体位,并显露足够的体表范围。望诊的内容包括望患者神色、体态、步态等全身情况,以及望畸形、萎缩、挛缩、肿胀、肤色、创口以及肢体运动功能等局部情况。

(1)全身望诊

1)神色:察神观色可以判断病情的严重程度。骨痨患者往往表现精神萎顿,面色不华;恶性骨肿瘤者,表情痛苦,面容憔悴;严重创伤患者,可发生创伤性休克。通过察神观色可判断正气的盛衰和疾病的预后情况。故《素问·移精变气论》曰:"得神者昌,失神者亡。"

2)体态:体态指人的身体轮廓。若骨关节解剖结构被破坏,形态轮廓亦随之改变。如软骨发育不全的特征是躯干发育正常而四肢明显短小。

3)步态:下肢骨、关节疾患由于重心或负重力线的改变,可出现各种不正常步态。如先天性髋关节脱位患者行走时呈摇摆步态;脑性瘫痪呈剪刀步态;双侧髋关节强直时呈强直性步态。

(2)局部望诊

1)肤色:瘀斑即皮下瘀血,多由于外伤后血溢于皮下所致。此外,血友病性关节病,也常可引起皮肤瘀斑。

2)肿胀:外伤、感染或肿瘤等都可引起肿胀。骨痈疽者局部红肿;骨痨局部肿而不红;各种痹证,如风湿性关节炎、类风湿关节炎、痛风性关节炎、滑膜炎及血友病性关节病等,关节部位肿胀明显。

3)畸形:骨关节疾患,可出现典型的畸形。强直性脊柱炎容易引起后凸僵直畸形,先天性脊柱侧弯、多指、叠趾、马蹄足等均可出现明显的畸形。

4)萎缩:肌肉萎缩是痿证最主要的临床表现之一。脊髓灰质炎后遗症和进行性营养不良出现肌肉萎缩、关节无力;肌萎缩侧索硬化呈双前臂广泛萎缩,可伴肌束颤动等症。

5)挛缩:机体局部筋肉纤维化形成瘢痕,导致挛缩畸形,可引起关节活动功能障碍。如前臂缺血性肌挛缩,呈爪状手;掌腱膜挛缩症发生屈指挛缩畸形;髂胫束挛缩症呈屈髋、外展、外旋挛缩畸形等。

　　6）创口：骨痛疽或骨痨破溃后，形成开放性损伤，局部均可出现创口，应注意观察创口大小、深浅、肉芽色泽、周围有无红肿，以及分泌物情况，包括分泌物的颜色、黏度、异物及死骨等。

　　7）肢体运动功能：发生骨关节疾患后，常可致肢体运动功能障碍。骨关节本身疾患，主动和被动运动均有障碍；神经疾患引起肌肉瘫痪者，不能主动运动，但被动运动一般尚好。

　　2. 闻诊　包括听声音和嗅气味两方面检查内容。一般听诊包括了解患者语言、呼吸、咳嗽、啼哭等声音，在筋骨疾病检查时，还应注意肢体活动时有无异常响声出现。如腱鞘炎，活动时可出现弹响声；增生性关节炎，活动时出现摩擦音；关节内游离体，活动时可有弹响声。

　　凭嗅觉分辨患者病体及其排泄物散发的气味，以便帮助辨别疾病的性质。如脓液恶臭多是附骨痈；脓液有腥气多是附骨疽或骨痨。临床多结合实验室检查考虑。

　　3. 问诊

　　（1）一般情况

　　1）性别、年龄：某些疾病的发病率与性别、年龄有关，如先天性髋关节脱位多见于儿童，血友病性关节炎多发生于男性，退行性骨关节病多发生于中老年人。

　　2）籍贯、住址：地方性骨疾病的发病率与居住地域关系密切。如大骨节病多发生于我国北方流行地区，氟骨症多发生于水或空气中含氟量较高的地区。

　　3）职业、工种：办公室文职人员，容易发生颈椎退行性变；体力劳动者，容易发生腰椎间盘退变或骨质增生；潜水员好发减压病；在核电站或核实验室工作的人易得放射性疾病，主要是蓄积性损害。

　　（2）发病情况：首先确立患者的主诉，主诉是指患者来院求医的主要症状和发病时间。然后采集患者的现病史，按照发病的先后次序，详细询问患者如何发病，病程经过，对诊断或鉴别诊断有指导意义的症状要详细了解其性质、程度、时间、既往诊疗情况等。

　　4. 切诊　切诊是指医者用手在身体的一定部位，通过直接加压或间接加压的原理，借以了解病情的一种诊病方法。骨病的切诊主要包括脉诊与触诊两项内容。

　　（1）脉诊：是指医者用指端按压患者腕部桡动脉搏动处，诊察其动态、性状，以了解机体内部脏腑、气血、经络虚实寒热变化的一种方法。

　　（2）触诊：又称"摸诊"，是指医者用手触摸或按压病痛部位，诊察局部冷热、软硬、压痛、肿块或其他异常变化，了解病变的部位、性质、轻重及深浅等情况的方法。

　　1）压痛：根据压痛的部位、范围、程度来诊察筋骨疾病的性质和轻重。骨痛疽压痛多剧烈，痹证压痛多较轻。

　　2）温度：触摸患处皮肤温度，可辨别病变的性质。骨关节感染性疾病，因热毒聚结，故皮肤温度升高；缺血性肌挛缩者，因气血瘀阻不通，故肢端皮肤温度降低。

　　3）肿块：骨肿瘤、痛风性关节炎等，局部可触及肿块。应记录其部位、大小、硬度、移动性、边缘是否清楚等，以判断肿块的性质。如腱鞘囊肿，肿块忽隐忽现；骨肿瘤者，肿块固定不移，质地较硬。

　　4）畸形：通过触摸，检查骨的形态和关节有无异常，关节间隙是否正常等。如脊柱结核，可触及后凸畸形；颈肋在锁骨上方可触及；腰椎间盘退变可触及脊椎棘突偏歪及生理弧度改变等。

　　5）异常活动：在正常肢体不能活动的部位如发现屈曲、旋转、假关节活动等异常现象，称为异常活动，如先天性胫骨假关节。

　　（二）关节运动检查

　　关节活动可分为主动运动与被动活动两种。主动运动是患者按医嘱主动地做运动检查，被动运动是检查者对患者做运动检查。一般先检查主动运动，后检查被动运动，并对比其运动范围相差度数，以此区别是关节本身病变还是神经肌肉麻痹。若患者不能主动运动，而被动活动正常,说明病变不在骨关节内,可能为肌肉、神经疾患;若被动活动幅度过大,表示关节中制约运动的结构可能损害,如韧带断裂、肌肉弛缓性瘫痪等;如主动运动与被动运动均受限,说明病变在关节或周围软组织内。关节运动限制,根据其程度的差别、病理性质的不同,可归纳成为两类。

1. 关节骨性强直 关节已呈骨性连接,无丝毫运动,关节间隙消失,除关节畸形外,临床症状一般较少,常见于类风湿关节炎的晚期。

2. 关节纤维性强直 是由于关节内瘢痕粘连或关节周围大量瘢痕组织形成所致,关节间隙正常或减小。强直的关节还保留微小的运动,故常有症状。常发生于损伤性骨关节疾病后期。

(三)肌肉检查

肌力检查是检查随意运动肌的肌力,以判断有无肌肉瘫痪以及瘫痪的程度,它也为决定肌肉移位手术和评定治疗效果提供重要依据。临床常用于脊髓灰质炎后遗症、周围神经损伤、脊髓损伤、脑性瘫痪、肌肉系统疾病等的诊断和治疗。检查时需要结合望诊、触诊及关节运动检查来了解各组随意运动肌的功能状态。

1. 肌容积 测量肢体的周径,观察肌肉有无萎缩,判断肌肉营养状况。

2. 肌力测定 可嘱患者对抗阻力进行肌肉收缩运动。若肌肉十分软弱,可嘱患者先进行肌肉收缩运动,然后检查者用手阻止其运动进行。通常将肌力大小分为6级:

0级:肌肉无收缩,关节无运动,为完全瘫痪。

1级:肌肉能蠕动或稍有收缩,但不能带动关节运动。

2级:肌肉收缩能带动关节运动,但不能抗地心引力。

3级:能抗地心引力,但不能对抗阻力运动。

4级:能部分对抗阻力使关节运动,但关节不稳定。

5级:肌力正常,关节稳定。

3. 肌张力 肢体处于静止状态时,肌肉所保持一定程度的紧张度称为肌张力。检查时,令患者肢体放松,做患者肢体的被动运动,以测其阻力。也可用手轻捏患者肌肉,以诊察其软硬度。如肌肉紧张,被动运动时阻力增大,称为肌张力增高;反之,肌肉松软,被动运动时阻力减低或消失,关节松弛而活动范围增大,称为肌张力减低。

4. 肌肉检查意义

(1)上运动神经元损害:肌张力亢进,肌肉无明显萎缩,称为痉挛性瘫痪。

(2)下运动神经元损害:肌张力减弱,肌肉萎缩,称为弛缓性瘫痪。

(四)神经功能检查

神经系统的检查包括感觉、运动、反射以及自主神经和营养功能检查五个部分。

1. 感觉检查 脊髓、大脑等中枢神经损伤时要检查躯干、四肢的感觉,包括浅感觉(触觉、痛觉、温度觉)、深感觉(关节觉、振动觉、深部触觉、位置觉等)。上肢周围神经损伤的检查包括触觉、痛觉、温度觉及实体觉,需要两侧对比。

(1)感觉检查方法

1)触觉:用钝针尾部来测试其触觉,而对轻触觉的检查则用毛发或棉絮来测试,并定位。

2)痛觉:用针尖测试。神经损伤后出现痛觉减退、过敏、麻木或消失。

3)温度觉:用患肢触摸不同温度的物体或在水中进行检查。也可用直径10mm的试管内盛冰块或45℃水来检查温度觉。

4)位置觉:被动活动肢体远端关节的角度,患者能判断其位置变化的感觉。

5)实体觉:患者闭目用手触摸并辨别物体的大小、形态和硬度,6次中有5次正确为正常。

6)两点分辨觉:以圆规的两个尖端,触及身体不同部位,测定患者分辨两点距离的能力。两点分辨觉正常值:指尖为3~6mm;手掌、足底为15~20mm;手背、足背为30mm。

7)神经干叩击试验(Tinel test):轻轻叩击或挤按神经损伤部位时,引起该神经支配区域的放射痛，可判断该损伤的神经已恢复或再生。如在叩击处疼痛而在下部无感觉，则可判定出该神经的损伤平面，并表明未再生。

（2）感觉障碍的种类

1）感觉缺失：指某种感觉丧失或深、浅感觉全部消失，如外伤性截瘫，下肢感觉可能全部消失。

2）感觉减退：即感觉不完全消失，或感觉的程度减弱，如腰椎间盘突出症，小腿外侧或足背感觉减退。

3）感觉过敏：即轻度刺激而有强烈的感觉，表示感觉系统有刺激性病变，如多发性神经炎早期有感觉过敏现象。

4）感觉分离：即在身体的同侧出现触觉消失，对侧的痛觉、温度觉消失，见于脊髓半横断损伤；同一区域内单独有几种感觉障碍，而其他感觉正常，如脊髓空洞症常致肢体及躯干上部痛觉、温度觉障碍，而触觉及深感觉均正常。

5）感觉过度：特点是兴奋阈增高，对微弱刺激的精细辨别能力丧失，对疼痛刺激必须较强的程度才能感觉到。但是，一旦产生感觉即为强烈的突发性疼痛与不适，而不能明确定位，多见于丘脑病变。

6）异常感觉：不由外界刺激而产生的不正常感觉，如麻木感、蚁走感、冷或热感、刺痛或灼热感等，如颈椎退变或椎管狭窄时，常出现上述异常感觉。

（3）感觉定位：根据皮肤感觉障碍的水平，可以确定脊椎受损的水平（图1-1）。脊神经支配的皮肤感觉区域按节段分布，见表1-1。

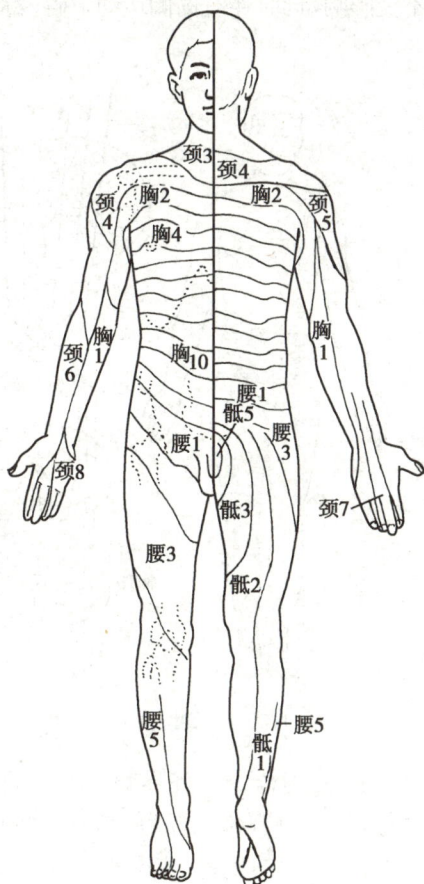

图1-1 感觉定位

表1-1 感觉节段定位体表标志

体表平面	脊髓节段	体表平面	脊髓节段
胸骨角	T_2	腹股沟	L_1
乳头	T_4	下肢前面	$L_{1\sim5}$
剑突	T_6	下肢后面	$S_{1\sim3}$
肋下	T_8	会阴、肛门、生殖器	$S_{4\sim5}$
脐	T_{10}		

（4）感觉检查的意义

1）神经干损伤：深、浅感觉均受累，其范围与某一周围神经的感觉分布区相一致。

2）神经丛损害：该丛分布的深、浅感觉均受累。

3）神经根损害：深、浅感觉均受累，其范围与脊髓神经节段分布区一致，并伴有该部位疼痛，称为"根性疼痛"，常见于颈椎或腰椎间盘退变。

4）脊髓横断性损害：被损害水平以下躯体深、浅感觉均受累，损害水平面以上皮肤感觉可有一段感觉过敏带，见于外伤或脊椎结核引起的截瘫（图1-2）。

5）半侧脊髓损害：损害水平面以下的同侧的深感觉障碍，对侧痛、温度觉障碍，两侧触觉往往不受影响，同时伴有同侧运动障碍，称为"布朗—塞卡综合征"（Brown-Séquard syndrome）（图1-3）。

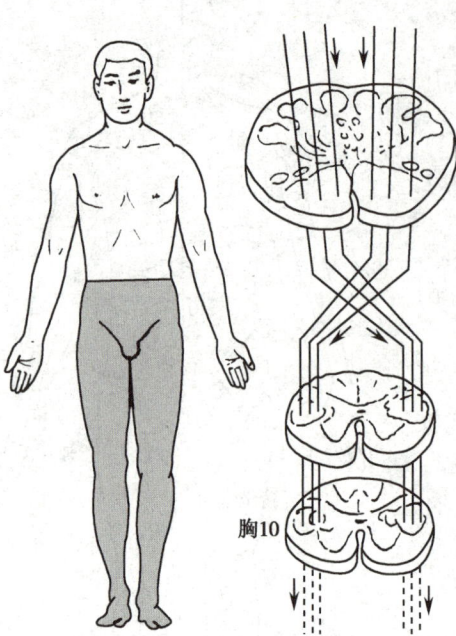

图1-2　脊髓横断性损害

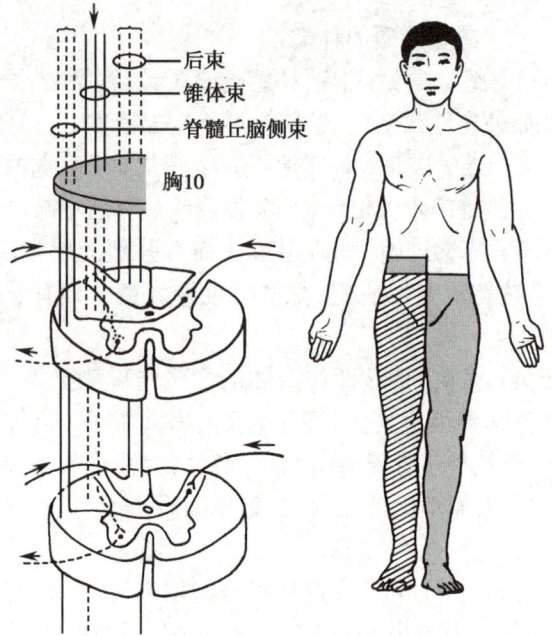

图1-3　半侧脊髓损害

2. 反射检查　外界刺激被感受器接收后传入中枢神经，再由中枢神经传至运动器官产生动作，这个过程称为反射，包括浅反射和深反射。神经的生理反射检查效果比较客观（图1-4～图1-7），常用的反射、支配神经及隶属神经根见表1-2。

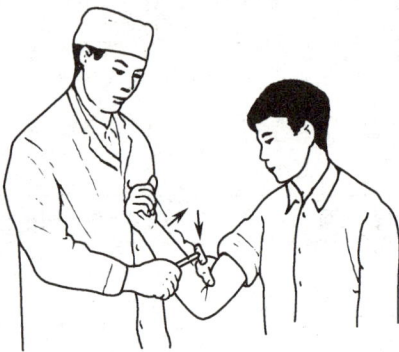

图1-4　肱二头肌腱反射

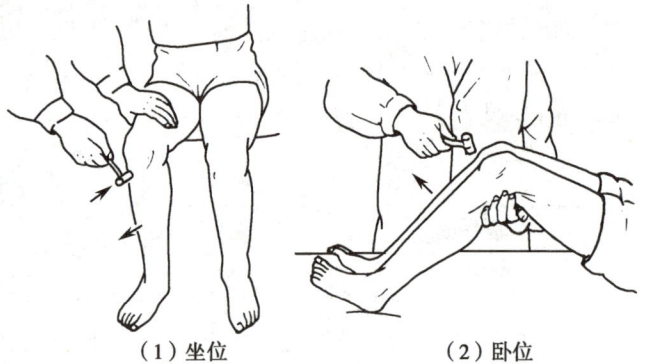

图1-5　股四头肌腱反射

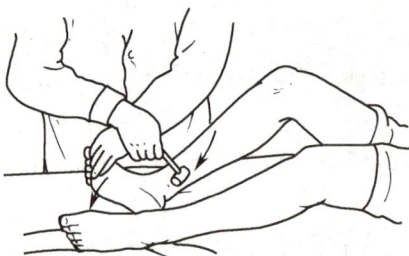

（1）坐位　　（2）卧位

图1-6　跟腱反射

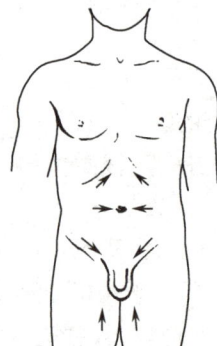

图1-7　提睾反射

表1-2 常用的反射、支配神经及隶属神经根

部位	支配神经	隶属神经根	部位	支配神经	隶属神经根
肱二头肌腱反射	肌皮神经	$C_{5,6}$	下腹壁反射	肋间神经	$T_{11,12}$
肱三头肌腱反射	桡神经	$C_{6,7}$	股四头肌腱反射	股神经	$L_{2,3}$
肱桡肌腱反射	桡神经	$C_{6,7}$	腓肠肌跟腱反射	胫神经	$S_{1,2}$
上腹壁反射	肋间神经	$T_{7,8}$	提睾反射	生殖股神经	$L_{1,2}$
中腹壁反射	肋间神经	$T_{9,10}$	肛门反射	肛尾神经	$S_{4,5}$

（1）病理反射检查：病理反射是在中枢神经损伤时出现的异常反射。常见的病理反射有：

1）霍夫曼征（Hoffmann sign）：快速弹压被夹住的患者中指指甲，引起患者手指的掌屈反射为阳性，见于锥体束损害（图1-8）。

2）巴宾斯基征（Babinski sign）：轻划足外侧，引起踇趾背屈，其余四趾呈扇形分开的反应为阳性，提示锥体束损害（图1-9）。

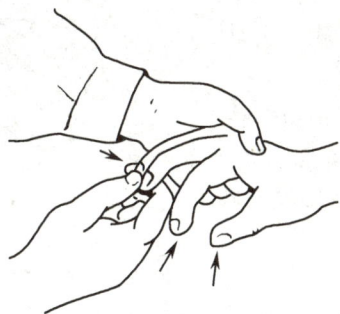

图1-8 霍夫曼征

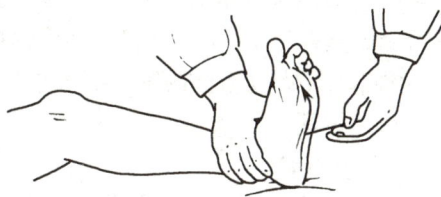

图1-9 巴宾斯基征

3）奥本海姆征（Oppenheim sign）：用拇指和示指沿胫骨前缘内侧面由上向下推擦，可引出与巴宾斯基征相同的体征（图1-10）。

4）戈登征（Gordon sign）：用力捏挤患者腓肠肌，可引出与巴宾斯基征相同的体征（图1-11）。

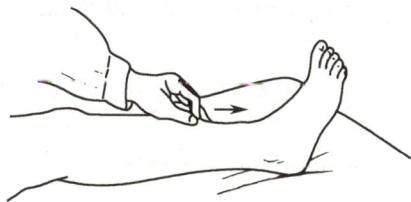

图1-10 奥本海姆征

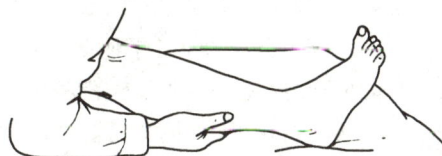

图1-11 戈登征

5）髌阵挛：患者仰卧，下肢伸直，医者拇、示指夹住患者髌骨，急速向下推动数次，引出髌骨有节律的跳动，即为阳性（图1-12）。

6）踝阵挛：医者一手托患者腘窝，一手握足，用力使踝关节突然背屈，可引出踝关节有节律的伸展动作，即为阳性（图1-13）。

（2）反射检查意义：上运动神经元性瘫痪时，可因中枢的抑制作用解除而出现深反射（腱反射）增强；浅反射因皮层反射通路受损，表现为反射减弱或消失，可出现髌阵挛或踝阵挛，病理反射征阳性。下运动神经元性瘫痪时，由于脊髓反射弧中断，深、浅反射均减弱或消失，亦无病理反射出现。

3. 自主神经及营养

（1）外观：自主神经损伤后，肌肉萎缩，指端尖细，早期末梢血管扩张，皮温升高，两周后血

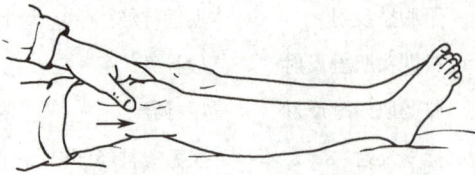

图 1-12 　 髌阵挛

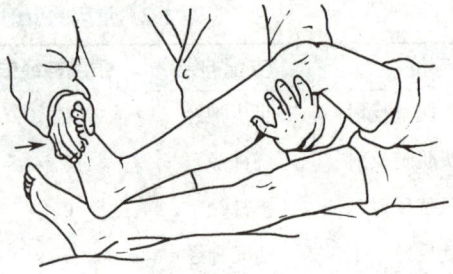

图 1-13 　 踝阵挛

管逐渐收缩,皮温下降,自觉怕冷,皮肤干燥,指纹模糊,指甲退化变形。

颈交感神经节或颈 8 胸 1 脊髓病变(如颈椎病、颈椎结核等),可出现霍纳综合征(Horner syndrome)。霍纳综合征表现为患者眼睑下垂、瞳孔缩小、眼球轻度内陷、面部无汗(图 1-14)。

(2)皮肤划痕试验:用钝针划过皮肤,数秒后如出现先白后红的条纹为正常。若划过后出现白色线条,即为阳性。系因毛细血管痉挛(交感神经兴奋)所致。周围神经和脊髓损伤节段以下皮肤划纹反应减弱或消失,有助于病损定位。

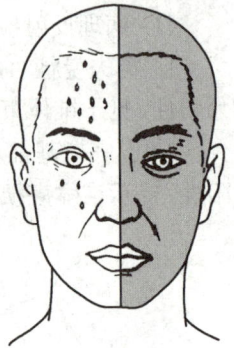

图 1-14 　 霍纳综合征

骶神经损伤或急性脊髓损伤休克期(数日至 6 周)呈现无张力性膀胱,出现尿潴留;休克期过后,呈现自主性膀胱;骶髓节段以上的脊髓损伤,可形成反射性膀胱,如刺激会阴部、腹股沟或大腿内侧皮肤时,即可引起不自主的反射性排尿。

(五)实验室检查

临床实验室检查是采用现代科学技术提供的各种检测手段,对患者的血液、体液、分泌物及排泄物进行的检查,为疾病诊断、治疗提供客观的依据。在骨关节疾病的诊断中,最常用的检查方法有以下几种。

1. 血液检查 包括红细胞计数(red blood cell count,RBC)、血红蛋白(hemoglobin,Hb)、白细胞计数(white blood cell count,WBC)、血小板计数(platelet count,PLT)、出血时间(bleeding time,BT)、凝血时间(clotting time,CT)、凝血酶原时间(prothrombin time,PT)以及红细胞沉降率(erythrocyte sedimentation rate,ESR)测定等。

(1)如骨髓瘤导致贫血,红细胞与血红蛋白减少。某些职业中毒(如苯中毒)可引起造血系统损害,血红细胞、白细胞和血小板皆减少。

(2)化脓感染性疾患,如附骨疽、关节流注等,白细胞计数及中性粒细胞增多。

(3)血友病性关节炎表现凝血时间延长,而出血时间、凝血酶原时间正常。肝功能损害则可引起出血时间、凝血酶原时间延长。

(4)骨痈疽、骨痨、骨关节痹证常可见红细胞沉降率升高。

2. 生化检验 无机磷、血钙、血清碱性磷酸酶、血清酸性磷酸酶、血清蛋白、浆细胞检查等。

(1)血清钙:增高表明骨破坏明显,或甲状旁腺功能亢进,或肿瘤的骨转移等。

(2)血清酸性磷酸酶:升高表明前列腺癌已突破包膜,前列腺分泌液已进入血液循环。

(3)血清碱性磷酸酶:升高表明骨质破坏,如甲状旁腺功能亢进症、畸形性骨炎、转移瘤、骨肉瘤。还可以作为恶性肿瘤的监测指标。原发性恶性肿瘤碱性磷酸酶升高,肿瘤切除后碱性磷酶下降,如又有升高提示肿瘤复发或转移。

3. 血清学及细菌学检验 康氏反应、华氏反应、结核菌素皮内试验、抗链球菌溶血素"O"、类风湿因子以及各种标本的细菌培养、药敏试验等。

(1)骨梅毒者,康氏反应、华氏反应阳性。

（2）骨痨者，结核菌素皮内试验阳性。

（3）风湿性关节炎者，抗链球菌溶血素"O"抗体增高。类风湿关节炎者，类风湿因子阳性。

（4）急性化脓性骨髓炎的脓液、化脓性关节炎的穿刺液可培养出致病菌。

（六）影像学检查

1. X线检查　对骨疾病的诊断很有价值。依其表现做出定性、定量诊断或定位性意见。通过X线检查可以了解骨与关节有无实质性病变，明确病变的性质、部位、大小、范围、程度以及与周围组织的关系。

阅片的顺序：首先观察软组织有无异常，各层组织分界是否清楚；其次观察骨外形及结构有无异常，如关节的关节腔、关节面、滑膜、韧带以及附近脂肪影像。观察X线照片也可判定骨龄，推断骨骼生长与发育状态，并分析某些营养及代谢疾病对骨质的影响。X线的照片复查可了解病变进展情况，判断治疗效果以及预后等。必要时行造影检查。

2. 计算机体层成像（computed tomography，CT）　CT最常用于检查颅脑疾患，也用于全身各部位的检查，如脊柱、胸部、腹部及四肢等。可了解颅内占位性病变的位置与形状，确定颅脑损伤的出血部位，区别脑出血或脑缺血，对颅内炎性疾患、脑血管发育异常、变性及萎缩性病变等也很有诊断价值。用CT检查脊柱，可诊断脊髓肿瘤、椎间盘突出、骨质增生、椎管狭窄等；对四肢的骨与关节病变的检查，亦具有较大的临床价值。

3. 磁共振成像（magnetic resonance imaging，MRI）　检查可以了解软组织的病变情况，有助于诊断软组织疾病。

（七）肌电图检查

神经肌肉兴奋时能发生生物电位变化。用电极把肌肉所产生的生物电引导出来，可显示出一定的波形，就是肌电图。根据肌电图的形状、分布和范围，可以推测神经损伤部位，判断神经肌肉损伤的程度和预后。对上、下运动神经元有无病变可做鉴别。但对病因诊断意义不大。

肌电图的临床意义有以下几点。

1. 震颤电位出现，表明下运动神经元损害。

2. 部分神经损伤的肌电图，表现较多样。肌肉松弛时，大多数出现震颤电位；肌肉收缩时，表现为正常动作电位，多是低电压；肌肉强力收缩时，出现单纯相或干扰相。

3. 肌肉长期失神经支配，发生完全纤维化，各种病理电位不出现。表现为病理电静息状态。

4. 原发性肌病及失用性萎缩，没有神经损伤，肌肉松弛时为电静息状态，收缩时为肌萎缩电位；强力收缩时，出现电压较低的干扰相。

二、辨证的方法

（一）八纲辨证

八纲包括阴、阳、表、里、寒、热、虚、实，八纲辨证就是从这八个方面将四诊所获得的临床资料进行综合分析，然后运用于辨证论治之中。

1. 阴阳　辨别阴阳为八纲辨证之总纲，可用来概括表里、寒热、虚实。表、热、实属阳，里、虚、寒属阴。

2. 表里　表里是指筋骨患病部位的内外深浅。皮肤、肌肉、筋骨的局部病变皆属于表，累及脏腑、经络、气血者属于里。表证病位浅而病情轻。里证病位深而病情重。

3. 寒热　寒热可概括人体生理功能的偏胜偏衰，阳胜则热，阴胜则寒。

4. 虚实　虚实是指人体正气强弱和病邪盛衰，虚证指人体正气不足，抵抗力减弱，见于久病、年老体弱者。实证指致病的邪气旺盛，但人体抵抗力强，正气尚充沛，正邪相争剧烈，见于骨痈疽的初期。但临床中常有"虚中夹实""实中夹虚"等虚实夹杂现象。

由于筋骨疾病的病因比较复杂，患者所表现的证候往往不只是单纯的里证或表证、寒证或热证、虚证或实证，而是几种证候同时兼有，有时还相互转化，形成错综复杂的现象。例如附骨痈属表、实、热的阳证，但随着病程的迁延，又可转变为附骨疽，呈现里、虚、寒的阴证。

（二）气血辨证

筋骨疾患常可引起人体内部气血的功能紊乱。气为阳，血为阴，气血互相依存，血脉运行全身，濡养五脏六腑和四肢百骸。《素问·调经论》曰："五脏之道，皆出于经隧，以行血气。血气不和，百病乃变化而生。"筋骨疾患所引起的气血功能紊乱可表现为以下几种形式。

1. 气滞血瘀　筋骨发生损伤或疾患后，气机运行障碍，血液运行不畅，瘀积凝滞，局部表现为疼痛、肿胀，功能障碍。气机不通之处，即病变所在之处。瘀血的临床表现，随瘀积部位和疼痛及脏腑的不同而异。或有瘀斑或皮肤青紫，面色晦黯，胸胁胀满疼痛，舌紫黯或有瘀斑。

2. 气血不足　由于久病不愈，气血耗伤，或气虚不能生血，或血虚无以化生气所致，为全身或某一脏腑、器官、组织功能衰退的病理现象。局部肿痛缠绵不休，关节活动受限，或有骨关节畸形，形体消瘦，面色苍白或萎黄，头晕目眩，少气懒言，乏力自汗，肢体麻木，关节屈伸不利，舌淡而嫩，脉细软弱无力。

3. 气虚失血　指因气虚不能统摄血液而引起失血的病理变化。多见于严重损伤或脏腑功能衰退导致气虚，统摄无力，以致血离脉络。临床多见于出血性骨关节病，如血友病性关节炎等，患处疼痛、肿胀或瘀肿，轻微损伤即造成出血不止，患者面色苍白，头晕目眩，四肢发麻，胸闷气短，倦怠乏力，舌淡，脉细无力。

（三）脏腑辨证

脏象学说认为：肝主筋，肾主骨，脾主肌肉。骨关节及其筋肉的疾患必然累及肝、肾及脾脏功能，并出现相应的症状。脏腑辨证正是根据脏腑的生理功能和病理表现，对病变的部位、性质及正邪盛衰状况进行判断。临床常见有肾阴虚、肾阳虚、肝气郁结、肝火上炎、肝风内动、肝血虚、脾气虚弱、脾不统血等证型。

1. 肾阴虚　骨病经久，骨关节损伤及内伤后伤精、失血，久延耗伤肾阴所致。临床表现为头晕目眩，耳鸣，健忘，失眠，腰膝酸软，咽干舌燥，形体消瘦，颧红盗汗，五心烦热；或失眠，盗汗，男子遗精或精少不育，女子闭经。常见于骨痨与骨关节疾病的后期。

2. 肾阳虚　多因素体阳虚，年老肾亏或久病伤肾、慢性劳损所致，症见形寒肢冷，腰膝酸软，阳痿早泄，尿少浮肿，面白无华，食少便溏，五更泄泻，舌质胖嫩，有齿痕，苔白滑，脉沉细。常见于年老体衰，久病卧床的患者。

3. 肝气郁结　多因情志不舒，郁怒伤肝，导致肝失疏泄之职所致。症见精神抑郁或急躁，胸闷不舒，胸胁窜痛或胀痛，少腹胀痛，妇女则乳房胀痛、经血不调，舌苔薄白或黄腻，脉弦。多见于骨痨、骨肿瘤等。

4. 肝火上炎　多因气郁化火所致。症见烦躁易怒，胸胁灼痛，目赤肿痛，耳鸣头痛，口苦口干，小便黄赤，大便秘结，舌质红，苔黄糙，脉弦数，甚者出血、吐血或鼻衄。多见于骨痈疽初期。

5. 肝风内动　多因热极火盛，消耗肝阴，扰动肝火，或创伤后外感风邪引动肝风所致。表现为头晕目眩，牙关紧闭，四肢痉挛，抽搐或麻木，颈项强直，角弓反张，舌质红或苔黄，脉多弦数。多见于附骨痈、破伤风或关节流注极期。

6. 肝血虚　因出血或久病消耗，生血不足，则引起肝血亏损的病机变化。症见两目干涩，视物昏暗，面色无华或萎黄，耳鸣，肌肉震颤，四肢麻木，爪甲不荣，妇女经少或经闭，舌红少津，脉细数。多见于恶性骨肿瘤的患者。

7. 脾气虚弱　多因慢性筋肉疾患，或伤后饮食失调，内伤脾气，产生脾虚不运的病理变化。症见食欲不振，脘腹满闷，腹胀便溏，面色萎黄，四肢不温，倦怠无力，舌淡苔白，脉沉细无力。多见于痿证。

8. 脾不统血 多因脾虚不能摄血，此指脾气虚弱，不能统摄血液，血不循经，溢出脉外的病理变化。症见皮下出血、鼻衄、尿血、便血以及崩漏，兼见食欲不振，面色萎黄，神疲无力，眩晕耳鸣，舌淡苔白，脉沉细无力。多见于血友病性关节炎及工业性骨中毒患者。

第五节 治疗原则

骨关节疾病的治疗，应以辨证论治为基础，贯彻动静结合、筋骨并重、内外兼治、医患合作四项原则，阐明了局部与整体的关系。骨疾病同样应当根据其发病机制辨证论治，使气血调和，机体康复。骨疾病的损害可能主要表现在局部，但可引起机体内部气血、经络、脏腑的功能失调，只有从机体的整体观出发，才能取得良好的临床治疗效果，故内外兼治在其治疗过程中占主导地位。

一、内 治 法

此法通过内服药物使局部与整体得以兼治。如骨痈疽多属热证，宜采用清热解毒法（热者寒之）；骨痨多属寒证，宜采用温阳解毒法（寒者热之）；痹证多因风寒湿邪三气合致，宜采用祛邪通络法（客者除之）为主；痿证表现肌肉萎缩，遵"治痿独取阳明"法则，采用补益脾胃法（损者益之）；筋挛表现骨关节活动不利，宜采用舒筋解痉法（急者缓之）；骨肿瘤乃因瘀血与毒邪内聚，宜采用活血解毒法（坚者削之）；骨先天畸形者，多因肝肾不足，宜采用补益肝肾法（损者益之）；脊柱退行性疾病多因慢性劳损引起，宜采用温通经络法（劳者温之）；骨软骨病者气血凝滞，宜采用行气活血法（结者散之）；代谢性骨病因营养障碍、气血不足，宜采用补益气血法（损者益之）；地方病及职业病多因摄入毒物，蓄积所致，宜采用疏泄解毒法（逸者行之）。在临床医疗实践中，首先必须掌握骨疾病的本质及其发展规律，通过辨证求因、审因论治，再采用具体的治疗方法，以便达到理想的医疗效果。

（一）解毒法

1. 清热解毒法 适用于热毒蕴结筋骨、关节，或内攻营血诸证。其代表方剂有：

（1）五味消毒饮（《医宗金鉴》）：治疗骨痈疽早期，邪在卫分，症见恶寒发热、局部疼痛、舌红、苔薄黄、脉浮数者。

（2）黄连解毒汤（《外台秘要》）：治骨痈疽中期，邪在气分，症见高热、口干、多汗、身痛、舌红苔黄、脉沉数有力者。

（3）仙方活命饮（《外科发挥》）：治附骨痈初期，局部肿痛剧烈者。

（4）清热凉血汤（《林如高正骨经验》）：治血热妄行而出现便血、尿血者。

（5）清营汤（《温病条辨》）：治骨关节感染极期，邪入营分，症见高热烦渴、神昏谵语、隐隐斑疹、舌绛而干、脉细数者。

（6）清热地黄汤（《备急千金要方》）：治骨痈疽热毒内攻，邪入血分，表现高热、神昏谵语、烦躁、皮肤瘀斑、舌绛等。合并吐、衄、便血者，可加十灰散（《十药神书》）。

2. 温阳解毒法 适用于阴寒内盛之证。其代表方剂有：

（1）阳和汤（《外科全生集》）：症见畏寒肢冷、盗汗、精神萎靡、纳差、少气懒言、舌淡苔白、脉沉涩者。

（2）消核散（《医宗金鉴》）：症见局部出现核块、肿物者。

3. 疏泄解毒法 应用利尿、泻下之药物，以使毒物迅速排出体外。此法适用于职业性或地方性骨疾病。但在疏泄的同时，应注意扶正。其代表方剂有：

（1）五苓散（《伤寒论》）：适用于发热、烦渴引饮、小便不利、苔白腻者。治癃闭或小便淋沥不畅之证。

（2）增液承气汤（《温病条辨》）：适用于热结阴亏，大便秘结之证。

（3）龙胆泻肝汤（《医宗金鉴》）：适用于肝经实火所致的口苦、胁痛、小便不利而有郁热之证。

（二）活血法

1. 行气活血法　适用于气血凝滞所致筋骨疾病。其代表方剂有：

（1）桃红四物汤（《医宗金鉴》）：适用于四肢骨疾病的初期，局部肿痛者。

（2）血府逐瘀汤（《医林改错》）：适用于损伤血瘀，胸部瘀血内阻，血行不畅，经脉闭塞疼痛者。

（3）膈下逐瘀汤（《医林改错》）：适用于腹部损伤蓄瘀疼痛者。

（4）理气散瘀汤（《林如高正骨经验》）：适用于气逆不顺，经络作痛，局部有瘀阻者。

2. 活血解毒法　适用于瘀血与毒邪内聚之骨肿瘤。其代表方剂有：

（1）消癌片（《肿瘤的诊断与防治》）：解毒散节，治各种恶性肿瘤。

（2）六军丸（《外科正宗》）：适用于肿块坚硬的瘿瘤。

（3）琥珀黑龙丹（《外科正宗》）：适用于局部肿块坚硬、疼痛，皮肤青紫显露的各种肿瘤。

（三）通络法

1. 祛邪通络法　适用于风寒湿邪侵袭而引起的各种痹证。其代表方剂有：

（1）蠲痹汤（《百一选方》）：治疗骨关节病后风寒之邪乘虚入络，引起肢节疼痛者。

（2）三痹汤（《妇人大全良方》）：治疗气血凝滞，手足拘挛，筋骨痿软，风湿痹痛者。

2. 舒筋解痉法　适用于各种肌肉挛缩者，其代表方剂有：

（1）羚角钩藤汤（《重订通俗伤寒论》）：适用于感染或头部内伤而高热动风，表现神昏、烦躁、手足痉挛，甚至神昏痉厥等症。

（2）镇肝熄风汤（《医学衷中参西录》）：适用于头痛、头晕、目胀耳鸣、四肢抽搐、角弓反张等症。

（3）大活络丹（《圣济总录》）：适用于脑髓疾患所致的筋肉挛痛及痿证。

3. 温通经络法　适用于寒湿之邪困阻经络而致肢节疼痛者，其代表方剂有：

（1）麻桂温经汤（《伤科补要》）：适用于风寒邪侵入肢节而引起的痹痛。

（2）骨质增生丸（《中医骨伤科学》）：适用于退行性骨关节病。

（四）补益法

1. 补益气血法　适用于骨疾病后期，营养代谢障碍，气血不足。若补益气血与清热解毒两法并用，即为托里排脓法。其代表方剂有：

（1）八珍汤（《正体类要》）：治骨疾病后期体质虚弱者。

（2）理气补血汤（《林如高正骨经验》）：治气血两虚，肝肾不足者。

2. 托里排脓法　适用于骨痈疽因体虚不能托毒外出或排脓不畅者。其代表方剂有：

（1）透脓散（《外科正宗》）：治骨痈疽已溃破，但排脓不畅，气血俱虚者。

（2）托里消毒散（《医宗金鉴》）：治体虚邪盛，脓毒不易外达者。

（3）托里定痛汤（《林如高正骨经验》）：治骨痈疽不能托毒外出，且痈疽溃后疼痛剧烈者。

3. 补益肝肾法　适用于先天性骨疾病、年老体弱、骨疾病后期肝肾虚衰者。其代表方剂有：

（1）健步虎潜丸（《伤科补要》）：治筋骨痿弱无力、步履艰难者。

（2）六味地黄丸（《小儿药证直诀》）：治损伤后期肾水不足，腰膝酸痛、咽干耳鸣、潮热盗汗者。

（3）补肾壮筋汤（《伤科补要》）：治肾虚体弱、筋骨痿软无力。

4. 补益脾胃法　适用于因脾胃虚弱而引起的各种痿证。其代表方剂有：

（1）参苓白术散（《太平惠民和剂局方》）：治骨疾病因气血受损，脾失健运者。

（2）补中益气汤（《东垣十书》）：治痿证表现元气亏损，气血虚弱，中气不足者。

（3）健脾养胃汤（《伤科补要》）：治痿证或其他骨疾病后期，脾胃虚弱，运化失职所致营养障碍者。

二、外 治 法

（一）药物外治法

应用药物对局部进行治疗，以达到治疗疾病的方法，称为药物外治法。这种方法疗效显著，易于掌握，简便实用。本法与内治辨证用药相同，只是给药途径不同而已。

1. 敷贴法 即将药物直接敷贴患部，有药膏、膏药与药粉等不同剂型。

（1）药膏：将药碾成细末加水、茶、醋、蜜、鲜草药汁、油、酒、饴糖、凡士林等调成糊状，直接敷于患部，隔2～4天换药一次，以达到活血祛瘀、行气通络、消肿止痛之目的。药膏具有作用直接、迅速、使用方便等特点。骨疾病常用的药膏可按功用分成以下几类。

1）消瘀止痛类：适用于创伤性关节炎、损伤性疾病初期等，可选用消瘀止痛药膏、定痛膏、消肿散、活血散等。

2）清热解毒类：适用于骨伤后邪毒感染，局部红、肿、热、痛者，可选用金黄散、四黄散、消毒定痛散等。

3）温经通络类：用于各种痹证、痿证及退行性骨关节病，可选用温经通络膏、舒筋活络类药膏等。

4）生肌拔毒类：适用于骨痈疽、骨痨形成窦道，创口感染尚未愈合者。可选用生肌玉红膏、生肌象皮膏等。

（2）膏药：将药物碾成细末，配以香油、黄丹或蜂蜡等基质炼制而成，均匀摊在皮、布或纸上备用。膏药遇热烊化后具有黏性，能附着于患处，发挥药效，是中医外用药物中的一种特有剂型。按其功用可分为以下几类。

1）祛风散寒类：适用于各种痹证，如狗皮膏、宝珍膏、万应膏、万灵膏及损伤风湿膏等。

2）拔毒提腐类：适用于骨痈疽、骨痨创面溃疡未愈者，如太乙膏、陀僧膏等，一般常在创面另加药粉。

（3）药粉：是将药物研成极细粉末，收贮瓶内保存。使用时将药粉直接掺于伤口处或置于膏药上烘热粘贴。按其功用可分为以下几类。

1）祛腐拔毒类：适用于骨痈疽、骨痨破溃后形成窦道或溃疡创面腐脓未净，腐肉未去者，如红升丹、白降丹、九一丹等。

2）生肌长肉类：适用于脓水稀少，新肉难长的疮面。如珍珠粉、生肌八宝丹等。

3）温经散寒类：适用于各种痹证及损伤后期，如丁桂散、桂麝散、四生散等。

2. 涂擦法 用药水或油膏直接涂擦患处，或施行理筋手法及自我按摩时配合使用，适用于各种痹证、痿证及退行性骨关节病。有酒剂、油剂或油膏等不同剂型。

（1）酒剂：又称外用药酒，用药与乙醇、白酒或醋浸制而成。常用有活血酒、伤筋药水、茴香酒、正骨水、舒筋止痛水等。

（2）油剂：把药物用香油熬煎去渣后制成，如万花油、驱风油、红花油等。

（3）油膏：香油熬药后，制成油剂，再加黄蜡、白蜡炼成油膏，如伤油膏、活络油膏等。

3. 熏洗法 用药物煎汤熏洗患部，熏洗有疏通经络、调和气血、舒松关节等作用，常有以下两种方式。

（1）熏洗：将药物置于锅或盆内加水煮沸后，熏洗熏蒸患处，有舒松关节，流通气血，活血止痛之作用。适用于四肢痹证、痿证、筋挛及骨质增生症等。常用方剂有八仙逍遥汤、海桐皮汤等。

（2）热敷：不便使用熏蒸法者，可用纱布浸透煎热的药液，热敷患处。

（二）按摩推拿

按摩推拿在筋骨疾患中应用范围较广。手法对痹证、痿证、筋挛及退行性骨关节病等有良好临床疗效。

1. 手法功效

（1）行气活血，消肿止痛：手法可以缓解血管与筋肉的痉挛，增进局部血液循环和淋巴液回流，促进气血通畅，起行气活血、消肿止痛的作用。

（2）舒筋活络，松解粘连：手法可以舒筋散结，剥离粘连，通利关节，恢复关节运动功能。

（3）顺骨捋筋，整复错位：手法可以理顺扭曲，调整结构，恢复错缝的关节和扭曲的筋腱，从而恢复关节的正常活动。

（4）调节脏腑功能：手法作用于体表，通过对经络和穴位的刺激，调和气血、濡养筋骨，由于气血循经络的分布流注全身，故手法可对脏腑功能起调节作用，从而理脾胃、补肝肾。

2. 治疗原则

（1）辨证施治：辨别疾病的病因，明确疾病的本质，按照中医基本理论实施辨证论治。

（2）认真选穴：施行手法之前，应审因论治，根据疾病的特点分别采用循经取穴或随症取穴，拟定好选穴方案。

（3）因人而异：手法的刺激量大小、时间长短，应根据患者年龄、体质、部位以及不同性质的疾病而拟定。

（4）掌握禁忌：某些骨疾患严禁采用推拿按摩手法。

（三）针灸治疗

针灸疗法具有通经活络、宣通气血、调整阴阳、扶正祛邪等功效，可起到止痛、消肿、解痉等作用。临床上广泛用于痹证、痿证、筋挛、退行性骨关节病、骨软骨病及代谢性骨病的治疗。针灸治病手法很多，但不出补泻两种。因此运用针灸治病时，必须根据中医基本理论辨证施治，方能确定治疗原则。但骨痈疽、骨痨、骨肿瘤、血友病性关节炎以及工业性骨中毒等，为针灸治疗禁忌证。

（四）物理疗法

物理疗法的作用机制在于促进血液循环，改善组织的血液供给和营养；双向调节神经系统兴奋和抑制过程，起着平衡作用；改善细胞膜的通透性，松解筋肉挛缩与关节粘连；此外还可将药物离子导入皮下组织内，发挥药物的性能。物理疗法适用于各种痹证、痿证、筋挛及退行性骨关节病。但骨痈疽、骨痨、骨肿瘤、血友病性关节炎以及皮肤破损者，禁用物理疗法。临床上常用的有直流电、感应电、干扰电、音频电、超短波、微波、静电、紫外线、红外线、激光、温泉、超声、磁疗、蜡疗、泥疗等方法。

（五）练功疗法

练功疗法是通过肢体主观运动的方法，促使肢体功能得到锻炼，从而达到防治疾病，加速康复的一种有效疗法，古称"导引"。练功活动可以促进全身和局部的气血流通，加速新陈代谢，改善血液与淋巴液回流，促进血肿吸收，调节脏腑功能，使患处气血灌流充足，皮肉筋骨得以濡养。同时，防止失用性肌肉萎缩、骨质疏松、关节僵硬、软组织粘连等。练功活动是痹证、痿证、骨质增生、骨软骨病及某些职业病最基本的治疗方法之一，也是术后康复治疗的重要措施。但骨关节急性感染、结核、恶性肿瘤等，禁用练功活动。

（六）手术治疗

手术治疗是运用手术器械，开放治疗局部病变的一种方法。因手术存在一定的风险，临床上应严格按照手术指征执行。某些筋骨疾患采用非手术治疗效果不佳时，应采用手术治疗。如骨痈疽切开引流、取死骨，骨痨病灶清除，骨肿瘤切除瘤体或截肢，骨先天畸形施行矫形术等。但手术操作过程中需剥离、切割局部组织，若无菌技术不严格，易发生感染；操作粗暴或对解剖不熟悉，可损伤血管、神经等重要组织，故应根据医疗条件，并严格掌握适应证再开展手术。

（朱玉辉）

？ 复习思考题

1. 简述引起骨病的病因。
2. 简述肌力的分级。
3. 中医骨病的治疗原则是什么？

扫一扫，测一测

第二章 骨关节先天畸形

学习目标

掌握成骨不全、软骨发育不全和颈部先天性畸形中的斜颈、脊柱先天性畸形的脊柱裂、先天性脊柱侧弯与下肢先天性畸形的先天性髋关节脱位、膝内外翻及外翻、先天性马蹄内翻足的病因病理、临床表现与诊断、鉴别诊断和治疗。

熟悉骨关节先天性畸形的病因病机和治疗。

了解石骨症、颈肋、脊柱裂、髋内翻等疾病的病因病理、临床表现与诊断、鉴别诊断和治疗。

第一节 概   述

人体四肢、脊柱的骨与关节先天畸形主要是指胚胎由于染色体畸变、基因突变等内在的遗传因素以及物理、化学、生物等外部环境因素或者两者的交互作用所引起骨与关节的一些先天性疾病，包括四肢、脊柱的骨与关节的先天性畸形、缺如以及发育障碍等。临床表现以肢体缺如、骨与关节的畸形以及功能障碍为主。因其致病因素复杂，大多数畸形的发病机制尚未明确。目前无特效的治疗方法，常用的治疗方法包括手法矫正畸形，夹板、石膏或者支具外固定以及通过手术矫正畸形，恢复骨与关节正常解剖结构，恢复肢体功能。

【病因病机】

中医学认为骨与关节畸形多属于肾精亏虚导致先天禀赋不足，后天失养所致。导致骨关节先天畸形的真正原因目前尚不明确，现代研究发现可能主要与以下因素有关。

1. 胚胎发育因素　在胚胎和胎儿的发育过程中，人体各组织系统形成的关键时期，称为致畸敏感期。胚胎发育过程中，在胚胎中期（4～8 周）及胎儿期的前三周（9～11 周），是骨骼系统发育的关键时期，易发生无臂、短肢、缺肢、并指、多指、短指以及半椎体、脊柱裂等畸形。

2. 遗传因素　人体的主要遗传物质基础是基因，基因可决定人体的形态、特征及生理、生化特性。与本病相关的遗传因素包括单基因病、多基因病和染色体畸变，其中以染色体畸变最为常见。人体约 25% 的先天畸形是由遗传因素所引起。比如成骨不全、先天性马蹄内翻足以及手指的各种先天畸形等都具有明显的遗传特性。

3. 环境因素　许多环境因素可以干扰胚胎的发育，导致骨与关节的先天发育畸形。环境因素可以分为宫内及宫外两大类。

（1）宫外环境因素：这是距离胚胎最远也是最复杂的环境，大部分致畸因子都来源于这一环境，比如：①生物致畸因素：病毒微生物感染及其他病原体（如风疹、巨细胞病毒、单纯性疱疹等）。②物理致畸因素：主要有电离辐射、微波辐射、高温及机械性压迫损伤等。③药物致畸因素：某些抗生素、镇静药、抗癫痫药、抗精神病药、激素等。④化学致畸因素：工业"三废"（重金属铅、汞，有机化合物苯等）、农药（有机磷、有机氯等）。⑤其他因素：居住环境、生活习惯、职业、不良嗜好（妊娠期嗜酒、吸烟）等。

（2）宫内环境因素：营养不良、代谢、重大基础疾病等。

4. 机械压迫 孕期胎儿在子宫内处于某一体位的长期机械挤压，可产生发育性髋关节脱位、马蹄内翻足等。

5. 产伤因素 胎儿分娩时接生不当引起产伤，导致胎儿胸锁乳突肌被拉伤，伤部出血，血肿机化，可发展为先天性斜颈畸形；产程过长或者胎儿在产道内时间过长、脐带绕颈等，会引起胎儿大脑缺血缺氧，导致脑性瘫痪。

总之，本类疾病的病变机制不同，病理表现不一，常因胚胎的先天发育异常或者生长发育障碍而发生各种畸形。表现为骨数量异常、骨对位对线异常、骨长度异常、骨与关节连接异常等，从而导致骨与关节形态及功能的异常。

【临床表现及诊断】

不同的致病因素，将导致不同的骨与关节先天畸形。其主要临床表现为先天性骨残缺及先天性关节畸形。先天性骨残缺主要包括先天性肱骨缺如、先天性桡骨缺如、先天性股骨缺如、缺指（趾）或多指（趾）等；先天性关节畸形主要包括先天性髋关节脱位、先天性马蹄内翻足等。此外，还有骨本身的营养代谢障碍所致的一些成骨不全、骨硬化病、软骨发育不良及软骨发育不全等，症状表现为骨脆易断、骨软易弯、肢体短小畸形等。各种骨关节的先天畸形，均有其不同的临床表现，将在以下各节中具体描述。

【治疗】

骨与关节畸形病理机制尚未完全明确，其发生和发展是多种因素作用的结果，故临床很难审因论治。早预防、早发现、早治疗，以期肢体功能恢复，矫正畸形是治疗原则。早预防：杜绝近亲结婚，饮食合理，加强营养，避免胎儿受到挤压，避免使用不必要的药物，远离电离、化学辐射污染等；早发现：注重孕期保健及体检，孕期筛查（四维彩超、羊水穿刺、绒毛活体组织检查等）能在早期发现胎儿可能发生的畸形；早治疗：一旦先天性骨关节畸形发生，治疗仍以矫正畸形为主要目的。常用的治疗方法包括手法矫正畸形、松筋解痉，配合支具、石膏固定肢体，协助恢复肢体功能，必要时手术矫形治疗。

中医辨证此类疾病属于先天禀赋不足，肝肾亏虚，后天失养，脾胃虚弱。故治疗时可配合服用补肝肾、强筋骨、健脾胃、通血脉类中药，以强健筋骨，以促进疾病愈合，同时配合功能锻炼，以加速肢体功能的恢复。

（一）中医内治法

1. 肾精不足

病因病机：肾为先天之本，肾精有主骨、生髓之功效，有促进骨生长发育的功能，若先天肾精不足，则骨髓空虚，骨易脆或发生各种缺陷、畸形。

治则：补肾益精，滋阴生津。

方药：河车大造丸加减。

2. 肝血不荣

病因病机：肝主筋，可束骨利关节，开窍于目。肝血不荣，血不养筋，则筋腱痿弱，关节松弛；目也依赖肝之阴血濡养，血气不足，则睛明失养，出现异常，如脆骨病出现蓝色巩膜。

治则：养血和血，滋阴补肝。

方药：补肝汤加减。

3. 筋脉瘀阻

病因病机：产时受伤，血离经脉，瘀积不散，阻隔筋脉，发生筋肉挛缩畸形，如先天性斜颈。

治则：活血祛瘀，舒筋活络。

方药：圣愈汤或桃仁四物汤加减。婴幼儿服药困难者，可应用活络油膏外敷，或用手指蘸药揉按患处。

4. 脾胃虚弱

病因病机：脾为后天之源，脾气不足，则胃肠失适，肌肉松弛，生长迟缓。

治则：益脾健胃。

方药：扶元散或四君子汤加减。

（二）中医外治法

1. 按摩推拿　按摩推拿适用于筋肉挛缩或骨骼畸形较轻的患儿，如肌性斜颈、马蹄内翻足等。先在患部热敷、按摩，然后术者两手分别置于患部上、下两侧，与畸形姿势相反方向，轻柔地加以扳动。手法矫正后，可用棉花、绷带或围领将患部固定于矫正位。睡眠时亦可使用沙袋置于患部两侧，维持矫正位。可将按摩、矫正和固定方法教给患儿家长，以便配合治疗。膝内、外翻幼儿，可采用手法折骨术。

2. 支具固定　外固定支具包括拐杖、夹板、支架、矫形鞋、轮椅、矫形支具等，可支持、矫正或辅助病残肢体，有利于恢复或发挥畸形部位的功能。广泛用于小儿骨与关节先天性畸形的矫形，如先天性马蹄内翻足、发育性髋关节脱位、特发性脊柱侧弯畸形等。通过早期应用外固定支架矫形，持续固定维持复位，可获得治愈。外固定支具还可以预防畸形加重，减少骨、软组织继发病理改变，对维持术后矫形、辅助肢体恢复都是必需的。支具常用的材料有木材、皮革、橡胶、塑料、金属等。合理的支具应结构简单、轻巧耐用、佩戴舒适、外形美观、价格低廉。常用支架按不同需要可分为固定、保护、矫形、承重、工作及牵引支架等不同类别（图2-1）。

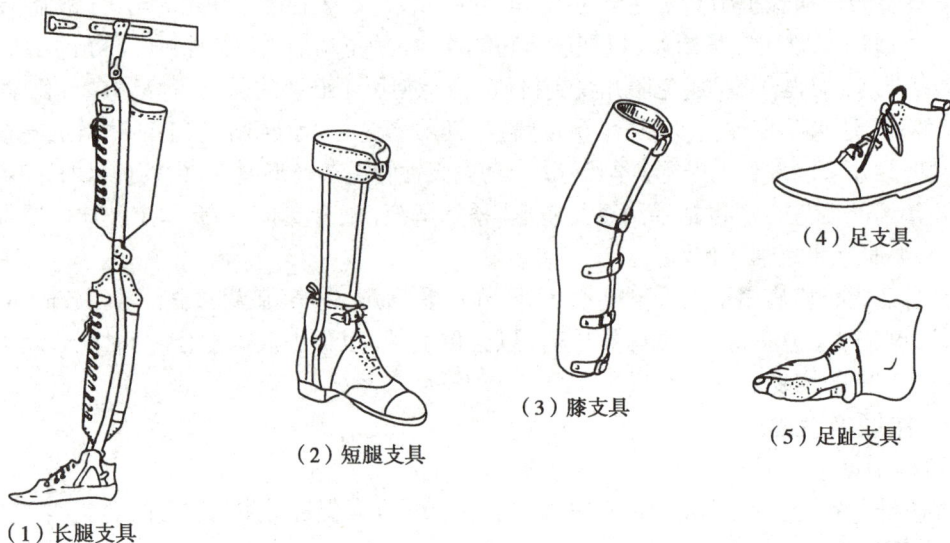

（1）长腿支具　（2）短腿支具　（3）膝支具　（4）足支具　（5）足趾支具

图2-1　下肢常见支具

3. 练功活动　患者要积极主动地配合进行功能锻炼，有利于改善畸形肢体的活动功能及提高健康肢体的代偿能力。上肢可采用伸掌握拳、腕部屈伸、托手屈肘、滑车拉手等，下肢可采用扶杆站立、双拐练走、蹬车活动等。此外，可练习太极拳、八段锦、练功十八法等，以增强体质与全身活动功能。

🔥　　　　　　　　　　　　　　　　思政元素

运动骨伤医学的开拓者——郑怀贤

郑怀贤又名郑德顺，中国著名中医骨伤科专家和武术家。11岁习武，师事百家，擅长形意、八卦、太极拳术，尤擅长飞叉，沪上武林界人士称为"飞叉阿贤"，同时学医治跌打损伤、接骨术。1936年赴德国出席第十一届奥运会，在柏林体育馆参加明星表演飞叉绝技，受到观众的热烈欢迎。归国后，被当时的黄埔军校聘任为武术教官，抗日战争爆发后，郑怀贤被中央军官学校聘为教官教授实战技击术。

中华人民共和国成立后，郑怀贤以独到的眼光和条件，确立了从武术的体系中解构并重新建构运动骨伤科这一研究方向，把武术中的骨伤治疗技术发展为运动骨伤科这一新的学科，成为这一医学研究方向的开拓者。

1958 年，郑怀贤创建了成都体育学院附属医院，1960 年，郑怀贤又创办了运动保健系，在他的带领下，成都体育学院逐步建立形成了集医疗、教学、科研为一体，以传统骨伤科为特色的全国运动医学基地，也为中国体育的发展和竞技水平的提升做出了不可或缺的贡献。

（三）手术治疗

治疗严重骨关节先天畸形常需施行矫形手术，以便改善或恢复肢体正常形态与功能，常用的手术方式有切开整复、截骨术、植骨术、关节成形、关节融合、骨延长或缩短术、人工关节置换等。矫形手术的时机把握，手术方案、术后康复的正确选择和应用，对取得良好的疗效具有重要意义，应根据患者的具体情况加以制定。

第二节　骨关节发育障碍

一、成骨不全

成骨不全又称脆骨病，是幼儿的一种骨关节发育障碍性疾病，是以骨的脆性增加及胶原代谢紊乱为特征的遗传性全身性结缔组织疾病。其病变部位不仅限于骨，还广泛累及韧带、皮肤、巩膜、牙齿等。临床较少见。

【病因病机】

本病在中医学属于"骨痿""五迟"等范畴，多是由于先天禀赋不足、后天失养所致肝肾亏虚、脾胃虚弱引起的。

本病患者常有家族遗传病史，亦有无家族史的散发病例，以常染色体显性遗传为主，偶见常染色体隐性遗传。其具体病因目前仍不完全清楚。其主要病理改变为骨基质内胶原纤维成熟障碍，排列紊乱，难以钙化成骨，骨小梁纤细、稀疏，代之以大量纤维结缔组织，骨折处骨痂呈纤维性和软骨性，难以骨化。

分型：根据发病年龄和病变严重程度分为产前型和产后型。产前型病变较严重，在宫内即可发生骨折，预后不良。产后型又分为早发型和晚发型。

1. 产前型　指胎儿在宫内因子宫收缩受到挤压即可发生多处骨折，极难存活，易形成死胎或者死产。

2. 早发型　指婴儿出生后 1 年内，因轻微外力即可反复发生骨折，骨折多畸形愈合，身材短小，四肢弯曲畸形，难以存活而夭折。

3. 晚发型　患儿出生时无异常发现，至学龄期发现因受到轻微外力即可发生骨折，骨折处有骨痂生长，骨折愈合速度正常或者稍延迟。骨折发生的次数随着年龄增加逐渐减少，到成年以后很少发生再骨折。

【临床表现与诊断】

（一）临床表现

1. 本病的典型特征为骨脆性增加，易发骨折。特别是幼童，甚至出生前或婴儿期就反复发生多处骨折,以四肢长骨和肋骨最常发生,多为青枝骨折为特征。随着年龄增加,病情可逐渐减轻。

2. 反复骨折易造成肢体弯曲畸形,身材矮小,骨干粗细不等。头颅、脊柱、骨盆亦可发生畸形。

3. 蓝巩膜症患者两眼巩膜呈深蓝色(约占90%以上),系由巩膜变薄、透明度增加,使脉络色素外露所致。

4. 耳聋症多见于成年患者,主要是由听小骨硬化、声波传导受阻所致。骨脆性增加、蓝巩膜症、耳聋症,三者同时出现称为脆骨三联征。

5. 患者还可出现其他症状如牙齿松动、肌力下降、皮肤及关节韧带松弛、关节活动异常或反复脱位。患者智力发育正常,不影响生育。

(二)实验室检查

实验室检查如血清钙、磷及碱性磷酸酶水平一般为正常,与胶原代谢有关的指标可发生异常,如尿羟脯氨酸含量增加。

(三)影像学检查

X 线检查 X 线片表现为广泛性骨质疏松,严重时有囊性变。

1. **厚骨型** 在骨质中有弥漫性颗粒状骨质疏松,骨骼短粗,骨皮质增厚。多见于胎儿期,病情较严重,患者出生后有四肢短小畸形及多次病理骨折(图 2-2)。

2. **薄骨型** 长骨纤维皮质菲薄,干骺端骨质疏松膨大,骨骼弯曲,髓腔增宽。多见于幼儿期或晚发型。

3. **囊肿型** 患者骨骼呈蜂窝状或多囊状透光区,其内常有斑点状钙化并有硬化边,类似"爆米花样"改变。

4. **其他型** 脊柱呈广泛性骨质疏松,呈双凹状畸形或楔形变等。

【鉴别诊断】

1. **佝偻病** 虽有骨密度降低及长骨弯曲,但弯曲程度不及成骨不全明显,且无多发骨折。佝偻病的长骨干骺端增宽与骨骺线有明显变化,为杯口状凹陷。

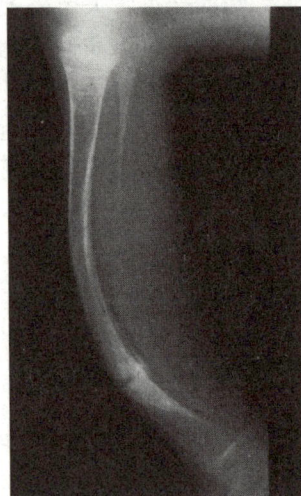

图 2-2 成骨不全胫腓骨弯曲畸形 X 线侧位片

2. **维生素 C 缺乏症** 多见于营养不良患儿,表现为牙龈出血、易感染、毛囊角化等。骨密度降低,但无骨骼弯曲变形,且骨骼干骺端钙化带增厚,其下方有一骨质疏松区,称为"坏血病带"。

3. **软骨发育不全** 两者均有身材矮小,但软骨发育不全患者的四肢短小程度与躯干不成比例,并且骨密度无明显降低,无多发骨折现象。

【治疗】

本病目前尚无有效治疗方法,主要以预防骨折发生及对症支持治疗为主。

(一)骨折及畸形治疗

患儿一旦发生骨折,应及时妥善治疗,防止和减少畸形。可行闭合手法复位,手法轻柔,复位后采用夹板或者石膏固定,或行牵引治疗。若骨折畸形严重,可考虑行矫形手术治疗(图 2-3)。

(二)中医药治疗

临床常用河车大造丸、金匮肾气丸、参苓白术散等化裁加减使用。

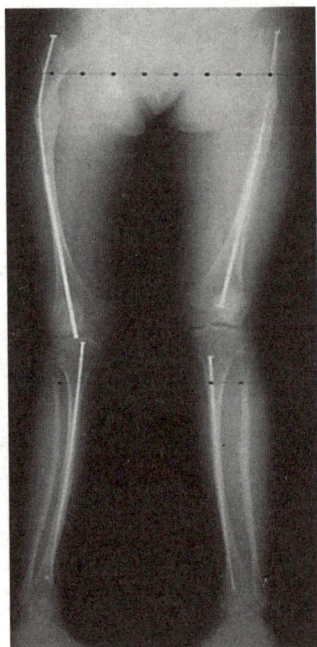

图 2-3 成骨不全髓内针治疗

【预防与调护】

（一）预防

首先最重要的是预防本病的发生，其次是预防发病后骨折的发生。

1. 因本病与遗传因素有关，故对有此类疾病家族史的人群，需要做好婚前检查；已婚妊娠者，做好产前检查，孕期要避免接触有毒物质及射线。

2. 在患儿日常生活中，应避免外伤，穿脱衣物时需要动作轻柔，避免造成骨折，以及采用必要的保护性支具。

（二）调护

加强营养，日常及骨折固定期间进行肢体功能锻炼，增加肌力。患者要保持良好的心态，正常人群需对此类疾病患者提供必要的帮助，不要歧视。

二、软骨发育不全

软骨发育不全是一种软骨内骨化缺陷导致的先天性畸形，其特点是四肢与躯干长短不成比例的矮小畸形。表现为四肢短小，但躯干接近于正常。有明显的遗传倾向，女性发病率高于男性，通常出生后即表现为畸形。

【病因病理】

本病为常染色体遗传性疾病，几乎所有病例均为新突变型。主要病理变化为软骨内骨化障碍而膜内骨化正常，因此骨的纵向生长受阻而横向生长正常，故骨干短而粗。

【临床表现与诊断】

（一）临床表现

1. **四肢畸形**　四肢短小，躯干接近于正常，表现出四肢与躯干不成比例的侏儒身材，即便成年，身高也不足 1m。上臂较前臂、股骨较小腿更为短小，并随着生长发育更加明显，双上肢伸直自然下垂，指尖仅能达到大转子部位（图 2-4）。肘关节屈曲及伸直受限，手指短而粗不能并拢，呈"海星"或"三叉"状，各指似等长，呈车辐状手（图 2-5）。双下肢常呈"O"形腿畸形。

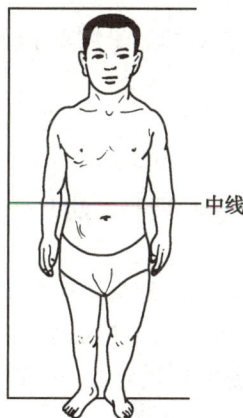

图 2-4　软骨发育不全　　　　　　　　图 2-5　车辐状手

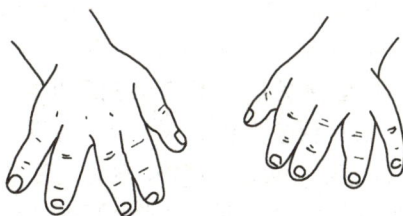

2. **头颅畸形**　头大面宽，鼻塌，下颌及前额突出，嘴唇厚，犹如脑积水，但智力正常。

3. **脊柱与骨盆畸形**　腰椎异常前突，脊柱侧弯，甚至出现腰椎椎管狭窄、脊髓及神经根受压症状。骨盆前倾。

4. 性特征和肌肉发育均正常，偶有智力迟钝。

（二）影像学检查

X 线检查　显示四肢长骨干短粗，弯曲变形，髓腔变窄，干骺端增宽，中心凹陷，呈喇叭口状；骨骺线边缘不规则、不整齐。颅骨：颅底短小，额骨前凸，鼻骨凹陷，颅盖骨呈球状扩大。脊柱：脊柱长度正常，椎弓根短小，椎弓根间距变异，腰 1～腰 5 椎体椎弓根间距由正常的逐渐增宽变为逐渐缩小，呈"漏斗形"（可配合 CT、MRI 进一步检查）。骨盆：骨盆狭窄，呈扁平状，宽而浅。常有髋内翻，髋臼及股骨头大小不对称，股骨颈变短。

【鉴别诊断】

1. 垂体性身材矮小症　患者虽身材矮小，但四肢与躯干的比例正常，性腺发育不良。

2. 佝偻病　患者躯干与四肢比例正常。患者可见方颈、串珠肋、膝内翻或外翻畸形等。X 线片示骨质疏松，干骺端扩大或呈杯状，骨骺板不规则，骨骺边缘模糊等。

3. 呆小病　患者智力低下，皮肤有黏液水肿，骨骺骨化中心出现较晚，但躯干与四肢比例正常。

【治疗】

本病患者成年后大多数无特殊不适，故无须积极治疗，主要为对症处理。根据情况，必要时可行截骨矫形术，以纠正肢体畸形，一般需要到骨骼生长发育停止后进行。若出现腰椎椎管狭窄或神经根受压临床症状时，可行椎板切除、椎管及神经根管减压、融合内固定手术。有肢体延长迫切需求的，可行肢体延长术，但肢体延长术手术创伤较大，神经、血管等并发症风险较高，需要谨慎选择。

【预防及调护】

本病有明显家族遗传性，孕期应及时进行产检。对于幼儿患者，若发现脊柱后凸或侧弯畸形，应及时使用腰背支架保护；若四肢有弯曲畸形，应采用局部固定，减少负重。

三、石 骨 症

石骨症又称大理石骨病、骨硬化症、骨硬化性增生性骨病，或泛发性脆性骨硬化症，是一种少见的骨发育障碍性疾病。其主要特点是骨密度增加，伴有广泛性骨质硬化，骨脆性增加，但骨的形态不改变。本病有家族遗传倾向，以隐性遗传为主。

【病因病理】

本病的病因病理目前尚未完全清楚，一般认为属于遗传性疾病，发病具有明显家族史特征，多见于近亲结婚的子女中。目前认为可能与骨吸收异常有关，致使钙盐过量沉积于骨内，骨的外观呈大理石或象牙样，骨的脆性增加。

【临床表现与诊断】

（一）临床表现

石骨症按其发病的年龄分为幼儿型（恶性型）和成人型（良性型）两种。幼儿型多为隐性遗传性疾病，较少见；成人型为显性遗传性疾病，较多见。

1. 幼儿型（恶性型）　主要在幼儿或儿童期发病，病势急剧。特点是自发性骨折，进行性贫血，肝脾肿大，血小板减少和脑积水等。由于颅底畸形可出现脑神经压迫症状，常出现失明。患者的抗感染能力下降，病程进展快，常因重度贫血和反复感染等原因导致死亡。少数患儿可生存至儿童期，但患儿生长发育迟缓，智力低下，常并发佝偻病、龋齿和骨髓炎。

2. 成年型（良性型）　此类型多见于成年人，一般无症状或症状轻微，常在进行 X 线检查时才被发现，无严重后果。病变主要在骨骼系统，骨髓病变及贫血往往不明显。患者主要症状有面神经麻痹、视力障碍和听神经功能障碍等，为三叉神经、听神经被增生骨压迫所致，当骨硬化增生引起茎乳孔缩窄时，可出现面瘫。可伴有肝脾肿大。

（二）实验室检查

患儿常有肝、脾、淋巴结增大等明显髓外造血征象，外周血系明显下降，有时可见幼稚红细胞、幼稚粒细胞，红细胞形态异常。因造血障碍，血液生化检查可能出现血酸性磷酸酶水平显著增高。骨质坚硬,骨髓穿刺不易成功,骨髓象类似于再生障碍性贫血的表现。

(三)X线检查

1. 基本表现　全身骨广泛性致密硬化,骨密度增高,骨小梁变粗、模糊,皮质增厚,髓腔狭窄甚至消失。骨密度增高有明显的均匀对称性,以四肢、肋骨和骨盆较明显。

2. 骨内骨　主要见于掌指、跖趾关节及肋骨等。骨内骨表现为边界比较明显的致密骨岛。股骨的近端及胫腓骨的远端受其影响更重,骨皮质、骺板、骨松质及骨髓腔难以辨别,骨质致密,髓腔变窄或消失,干骺部显示多条互为平行或呈波状致密线纹,干骺部可呈杵状变形,尤其胫骨近端内侧可表现为边缘不整、呈粗锯齿改变。

3. 夹心椎　又名夹心蛋糕征,其形成是由于椎体上下软骨板富含血管,在钙吸收不足的情况下,该部位骨基质沉积过多。骨基质对破骨细胞具有明显的抑制作用,而椎体中部缺乏这种骨基质,故而被破骨细胞侵蚀,形成椎体上下高密度而中间低密度,形如三明治样。但椎间隙一般不受影响。

4. 髂骨翼年轮样改变　呈平行髂嵴的多层的同心弧状硬化带。

5. 颅骨穹窿、颅底均增厚硬化　以颅底骨质增生最明显。

(四)病理学检查

1. 大体(肉眼)　见骨质高度致密如大理石状,骨松质与骨皮质界限不清,骨髓腔变窄,髓腔被纤维组织填塞。

2. 镜下　见骨皮质分化不良,排列不整齐,哈弗斯系统残缺变形,新生骨小梁粗糙不整齐。

【鉴别诊断】

1. 氟骨病　氟骨病累及头颅时,也可表现为颅板增厚,密度增高,特别是颅底可出现明显硬化。氟骨病病变不如石骨症那样均匀致密,同时氟骨病病变以躯干为主,骨纹增粗呈网眼样改变,晚期可见韧带钙化和骨间膜钙化,而不具备石骨症的上述特征。氟骨病尿化验氟化物高达3.0mg/24h以上。另外,氟骨病有斑釉齿出现,特别是门齿,表面显示粗糙、无光泽、呈棕黄色,并有散在的褐色斑点。

2. 磷、铅中毒症　病变在儿童期多局限于骨的干骺部,不及石骨症广泛,此病有明显的中毒物接触史。

【治疗】

石骨症目前无特效疗法,一般采取对症治疗。采取减少钙摄入无明显效果。及时纠正贫血,一旦骨折,固定治疗时间要长于正常人,平时应注意保护,防止皮损出血及感染。

对良性型石骨症患者,一般给予对症治疗,如控制感染,输血,加强护理,防止外伤性骨折,给予低钙并磷酸纤维素食物,可延缓骨硬化过程。

对恶性型骨硬化病患者,有效的治疗途径只有造血干细胞移植,但治疗费用高。

【预防和调护】

青年男女在婚前应该了解双方的家族病史,实行优生优育。一旦诊断明确,发现骨性变化,应以生活起居保护为主,避免外伤,调节饮食,防止骨折及感染的发生。一旦发生感染应积极治疗,尽早控制炎症。

第三节　颈部先天性畸形

一、颈　　肋

颈肋是指颈椎一侧或两侧生有肋骨,因正常颈椎无肋骨,所以颈椎若长有肋骨,则称为颈肋。一般颈肋无症状，仅有 5% 的颈肋患者可产生臂丛神经受压症状，即"颈肋综合征"，属于胸廓出口综合征的一种。

【病因病理】

（一）病因

病因不详。目前认为颈肋的发生原因有以下学说。

1. 偶然变异说 主要指基因的变异。

2. 发生学因素 胚胎期，臂丛神经进入肢芽时，神经发育较快，而抑制了肋骨的生长，若神经发育稍慢，则可能发生颈肋。

（二）病理表现

颈肋的病理形态分 3 型。

1. 短小型 仅第 7 颈椎肋突较长，有一纤维带与第 1 肋骨相连，X 线检查不易发现。

2. 中间型 有颈肋，较短小，远端有纤维带与第 1 肋骨相连。

3. 长大型 颈肋为近似完整的肋骨，有纤维带与第 1 肋骨相连。

颈肋位于前斜角肌、中斜角肌和第 1 肋骨构成的三角区后内侧。颈肋的存在使该三角区空隙变小，通过该三角区的锁骨下动脉、静脉和臂丛神经易受压而出现症状。第 7 颈椎最易形成颈肋，外颈肋可发生于第 5、第 6 颈椎，但极为少见。颈肋是胸廓出口综合征的病因之一。

【临床表现与诊断】

（一）症状与体征

多数颈肋患者无任何临床表现，少数颈肋可造成臂丛神经和锁骨下血管受压而出现症状。

1. 臂丛神经受压 常出现于 30 岁以后，因肩部负重，或肩胛下降导致，表现为肩胛部及前臂酸痛，手部刺痛、麻木，以尺侧明显；上肢后伸及手活动量较大时症状加重。严重时可出现大、小鱼际肌萎缩，手内在肌萎缩，握力减弱，精细动作困难。臂丛神经牵拉试验阳性（图 2-6）。

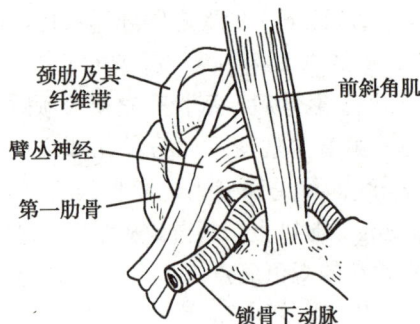

图 2-6 臂丛神经受压

2. 锁骨下血管受压 锁骨下动脉受压时，患侧上肢发凉、皮肤苍白、无力，脉搏减弱；锁骨下静脉受压，患侧上肢肿胀、青紫，表浅静脉怒张。斜角肌压迫试验（Adson test）常为阳性（患者端坐，双手置于膝上，将头转向患侧，下颌抬起使颈伸直，嘱患者深吸气后屏气，如桡动脉搏动减弱或消失，则为阳性）。

3. 颈部症状 受累侧肩下垂，锁骨上窝可摸到肿块，有时有波动及压痛。

（二）影像学检查

X 线检查 第 7 颈椎两侧或一侧有肋骨，颈肋形态各异，有的有显影，有的为纤维带、不显影，有的仅表现为第 7 颈椎肋突较长。

【鉴别诊断】

1. 颈椎病 主要同神经根型颈椎病鉴别，其主要表现是神经根受压症状，颈椎活动受限，颈椎 X 线检查无颈肋发生。

2. 腕管综合征 临床上较颈肋多见，主要是正中神经分布区出现感觉障碍，仅鱼际肌萎缩，颈椎 X 线检查无颈肋发生。

3. 尺管综合征 主要是尺神经支配区受累，表现为小指、环指屈伸功能受限，夹纸试验阳性。

4. 肩袖损伤 本病有外伤史，肩关节活动受限及活动疼痛，肱骨大结节区广泛压痛，无颈肋发生。

5. 肋锁综合征　肋锁挤压试验阳性为鉴别本综合征的依据，即当肩部受重压，使肩关节向后、向下时，由于第1肋骨与锁骨间隙变窄，桡动脉搏动变弱或消失，肋锁挤压试验为阳性。

【治疗】

1. 症状较轻者，注意休息，避免提重物和做上肢过度外展动作，积极进行肩胛提肌锻炼，可防治本病。

2. 外敷中药，配合理疗有一定作用。

3. 保守治疗无效可考虑手术治疗。术式有前斜角肌切断术、颈肋切除术，以解除压迫。

二、斜　颈

斜颈是指颈部倾斜畸形。临床上有原发性和继发性之分，又有肌性与骨性之别。原发性斜颈见于婴幼儿，可由胸锁乳突肌痉挛、先天性颈椎畸形、颈椎半脱位、高肩胛症等引起；继发性斜颈可见于颈椎外伤、颈椎结核、强直性脊柱炎等疾病。本节介绍的斜颈主要是指先天性肌性斜颈，临床比较常见，若及时治疗多可治愈；若治疗不及时，可留下斜颈及头面五官不对称畸形。

【病因病理】

先天性肌性斜颈的真正病因，目前仍不十分清楚，但与以下因素有关。

1. 胚胎位异常　认为是胎儿在子宫内胎位不正，胸锁乳突肌缺血性挛缩所致。

2. 产伤　认为分娩时由于难产，使胸锁乳突肌发生撕裂伤，肌肉出现血肿、机化、变性、增生、挛缩而致。

3. 缺血变性　认为胸锁乳突肌内的动脉在出生时发生闭锁梗阻、缺血变性、机化增生所致。

4. 其他　如胸锁乳突肌瘤形成及少数病例有家族史，也有静脉栓塞及感染性肌炎等推断者。

主要病理是胸锁乳突肌肿块，在该肌内或该肌胸骨头和锁骨头内呈梭形硬结。随着年龄增长，肌肉发生纤维化、短缩，并在此处皮下呈索条状。头部被该肌肉牵拉，出现头部向患侧倾斜、面部偏向健侧。

【临床表现与诊断】

（一）病史

多有胎位不正、难产及产伤史。

（二）症状体征

1. 颈部包块　硬结在出生后1~4周即明显可见，常在胸锁乳突肌中下部可触及梭形硬块，硬块可在数月内消散，但胸锁乳突肌变短挛缩，开始逐渐出现斜颈畸形。

2. 斜颈畸形　表现为头颈向患侧倾斜并稍后仰，下颌向健侧旋转，头颅前移，面部后仰，颈部旋转活动受限（图2-7）。

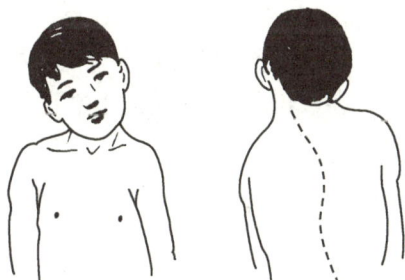
图2-7　斜颈畸形

3. 五官不对称　多在2岁之后，双眼不在同一水平线上，患侧眼睛的位置由原来的水平位向下移位，健侧眼睛上升，甚至眼睛大小不等；患侧面部变小且扁平，面部中线凸向健侧。以上畸形皆因患侧胸锁乳突肌挛缩，头面部长期位于偏斜位置，受重力影响导致发育障碍所致。

4. 颈胸椎代偿性侧弯　双肩高低不一，随着年龄的增长畸形逐渐加重。

（三）影像学检查

X线检查　摄颈椎正侧位片，除外颈椎骨性因素畸形，如楔形椎、椎体融合等骨性畸形。

【鉴别诊断】

1. 先天性骨性斜颈　常见于先天性颈椎畸形、颈椎半脱位、高肩胛症等，X线片均可证实。

2. 寰枢关节半脱位 多由咽喉部炎症诱发,发生颈部活动受限、活动后颈部疼痛加重、斜颈。X线开口位摄片或CT检查可以显示寰枢关节半脱位。

3. 炎症性斜颈 由颈部的炎性刺激和瘢痕组织挛缩造成,如颈椎结核、颈部淋巴结炎、颈椎关节感染等,均有明显感染史。

4. 其他 如眼病(一侧偏盲或视力障碍)、一侧胸锁乳突肌麻痹、精神分裂症痉挛性斜颈、姿势不良等,都各有其因,容易鉴别。

【治疗】

(一)非手术治疗

适用于早期1岁以内的婴儿,局部挛缩程度较轻者。

1. 手法治疗 医师用拇指对挛缩的部位进行柔和的捻散揉顺手法治疗,边揉捻边将患儿头颈部扳正,逐渐至矫枉过正,每次15分钟,每日1~2次。也可将此法教给家长,以便进行家庭治疗,每周专科门诊复诊一次,由医生判断治疗效果并加以指导。可逐渐使挛缩的胸锁乳突肌得到舒展,斜颈恢复正常。

2. 引导活动 建议患儿家长还可以将玩具或奶瓶放在健侧,以吸引患儿做头部向畸形相反方向的转头活动。

3. 器械固定 平时可配合沙袋倚在患侧或用特制头圈、脖领对畸形进行矫枉过正固定。

4. 局部热敷 可活血、消肿、散结、解痉,以达到治疗目的。上述方法可配合使用。

(二)手术治疗

适用于1岁以上畸形严重,保守治疗无效的患儿,一般应尽早进行手术矫正,以使头面部畸形得以完全恢复。手术方法为切断胸锁乳突肌的胸骨头和锁骨头,松解挛缩;也有将胸锁乳突肌全切,或将此肌延长。手术要达到对胸锁乳突肌的彻底松解,但不能损伤血管(颈内静脉、颈总动脉)和神经(副神经)。同时术后要将头颈置于过度矫正位,用石膏颈领固定住;亦可用特制头圈肩颈固定器。术后6~8周解除固定,并进行颈部功能锻炼。若患儿在10岁以上,手术效果差。

【预防与调护】

1. 本病的预防 本病的发生多为胎位不正、产伤造成,故做好妊娠期指导及产前检查很重要。妊娠期做好保健,定期检查,如发现胎位不正,及时处理。生产时,接产手法要轻柔,注意产程变化,切不可手法粗暴。

2. 患儿治疗期间,注意医患配合,坚持治疗,循序渐进。医师应将简单的治疗手法及调护方式教会家长,使治疗保持连续性,效果良好。

第四节 脊柱先天性畸形

一、半椎体畸形

半椎体畸形指出生后脊椎不发育,或发育不良,这是胚胎期生骨节的间叶细胞发育或移动受到障碍所致。

【病因病理】

胚胎的胚芽期,原始神经管两侧之中胚层分化成体节,其体节的腹侧为生骨节。生骨节的间叶细胞分裂很快,并向背侧和中线移动,两侧移动的细胞逐渐包绕脊索而会合。这些生骨节的间叶细胞将发育成以后的脊椎,所以间叶细胞发育或移动受到影响时,则可形成半椎体畸形。

【临床表现与诊断】

半椎体畸形的X线特征为:刚出生时半椎体较正常椎体小,呈圆形或椭圆形,偏于中线一侧。随着逐渐发育与负重，这种圆形或椭圆形的半椎体，逐渐变成楔形。半椎体畸形可以累及一个或数个椎体，常伴有不同程度的脊柱侧弯畸形。但累及多个椎体的畸形半椎体对称分节时，可不发生脊柱侧弯畸形，只有躯干短缩，而四肢的长度正常。当胸椎半椎体畸形时，常伴有并肋畸形，甚至导致一侧肺脏发育障碍。

【治疗】

当半椎体畸形引起明显的脊柱侧弯畸形，使脊髓受压时，症状轻者可用钢背心支撑保护，重者可行脊柱侧弯矫形术，或人工椎体置换术，以求改善症状及矫正畸形。

二、脊　柱　裂

脊柱裂指骨性椎弓缺欠。如椎弓两侧未能融合连结或椎弓缺如。最常见于下腰椎或上部骶骨。

【病因病理】

为先天性胚胎中叶发育不全所产生的脊椎畸形。主要病理表现为脊椎后弓发育不良，椎弓两侧未能融合连结，甚至椎后弓缺如，其不连接处可有软组织增生，或有囊性肿物向外膨出。囊性肿物中含有脊膜组织，甚或脊髓脊膜组织等。

【临床表现与诊断】

按其椎板缺损，以及局部有无囊性肿物向外膨出，可分为隐性脊柱裂和显性脊柱裂两种。

（一）隐性脊柱裂

多数人无症状，仅有少数患者局部皮肤表现异常，或有神经根压迫症状，前者局部皮肤可见有稀疏的短毛，或浓厚丛生的长毛，或伴有皮肤色素沉着斑，或可有位于皮下的脂肪瘤，或皮肤凹陷，或皮肤瘘管，或合并有血管瘤等。而有神经压迫时，表现为病变水平以下肢体的感觉和运动功能障碍，皮温低下，发绀，足部或臀部溃疡，高弓足，爪形足，以及足内、外翻。若有括约肌功能失调者，出现遗尿症，尿失禁，尿潴留，大便困难或控制不良等。

（二）显性脊柱裂

在出生后即见到背部中线上有一囊性肿物，随着年龄增长而增大。基底部可触及缺损。当哭笑或咳嗽用力时，肿物增大。压迫肿物时，前囟有波动。肿物透光试验阳性，若脊髓脊膜膨出导致神经受压时，可出现肢体感觉、运动或括约肌功能障碍。有的患儿合并脑积水、唇裂、腭裂、手足畸形等。

X 线表现　在小儿可见椎弓根距离加宽；在成人可显示椎弓中央有裂隙，并常伴棘突畸形或无棘突，且多见于下腰椎，或上部椎骨。除以上所见外，还可见到软组织块影。

【鉴别诊断】

（一）腰骶部畸形瘤

肿瘤硬度不一致、形态不规则，按压肿物时，前囟无波动。X 线片常见肿物内有骨组织。

（二）背部脂肪瘤

质软、边界清楚，呈分叶状，按压肿物时，前囟无波动。穿刺无脑积液，一般无神经压迫症状。当脊髓膜膨出合并脂肪瘤时，可有神经压迫症状。

【治疗】

（一）隐性脊柱裂

隐性脊柱裂无症状或仅有局部皮肤异常者，不需要治疗。神经刺激症状轻者，可用针灸、理疗、中药、神经营养药和血管扩张药等对症治疗。神经受压严重者，可行椎板切除、瘢痕切除、神经松解、纤维粘连带切断等手术，以缓解其压迫症状。

（二）显性脊柱裂

显性脊柱裂手术治疗主要是切除囊壁，将神经组织松解并将其还纳于椎管内，然后修补软组织缺损，以求改善术后的神经功能，并避免膨出部破裂和继发感染。对于双下肢完全性瘫痪、伴有脑积水和括约肌功能障碍者，不宜手术治疗。缺损过大无法修补时，因其效果不好，不可强行修补。本症所引起的下肢畸形，可酌情矫正。

三、椎弓峡部裂及脊椎滑脱

椎弓峡部裂是指椎骨一侧或两侧椎弓根或关节突间骨质失去连续性，是脊椎滑脱的先驱征象，即脊椎滑脱是由椎弓峡部裂所引起的椎体向前或向后滑动移位。这种脊椎滑脱称为脊椎真性滑脱。此外，临床上尚有脊椎假性滑脱者，即由椎间小关节增生或炎性改变所引起的椎体向前移位，造成脊椎滑脱现象，此种滑脱与本节所述真性滑脱有着本质上的不同，后者的椎弓根保持完整，所以又称为退行性脊椎滑脱。脊椎滑脱多见于30～40岁成年人，发病率约为5%，女性发病率高于男性。

【病因病理】

本病病因尚不明确，多数认为有先天性和外伤性两种因素。

1. 先天性因素 有家族史，骨化过程发生障碍、先天形成不全或遗传性缺损。

2. 外伤性因素 椎弓峡部因先天性发育缺欠，具有潜在的薄弱性，当发生外伤时（亦可因慢性劳损，发生疲劳骨折），应力可使椎板断裂。

【临床表现与诊断】

1. 症状 早期无症状，中年时出现腰部酸痛，呈持续性或间歇性，腰后伸时疼痛明显。劳累后加重，休息减轻。有明显滑脱导致神经根受压时，发生一侧或双侧坐骨神经放射痛。

2. 体征 体征多为臀部肥胖、腹部前挺，腰椎生理前凸增加，季肋部与髂骨嵴距离变小，甚至几乎相连，棘突间有"阶梯"样感，骶部显长，臀部后蹶。腰部活动受限。有神经根受压者，可根据感觉、反射异常来定位。

3. 影像学检查 X线检查须拍摄腰椎正侧位及左右45°斜位片。

（1）正位片在椎弓根处可见斜形裂隙，多为两侧。

（2）侧位片对诊断椎弓峡部裂很重要，在椎弓根后部可见由后上斜向前下的裂隙，椎体前移程度越大，裂隙就越宽。滑脱程度测量根据Meyerding四分法，即将第1骶椎上缘分为四等份，正常时第5腰椎与第1骶椎的后缘构成连续的弧线。滑脱时，则第5腰椎前移，根据第5腰椎后缘在骶骨上的位置，分别定为Ⅰ～Ⅳ度（图2-8）。

（3）双斜位即左右45°斜位片，显示椎弓峡部裂隙最清楚。为诊断椎弓峡部裂的最好体位。此位置正常椎弓附件投影像"猎狗"，狗头为同侧横突，狗耳为上关节突，狗眼为椎弓根的纵切面影。狗颈即为峡部，狗身为椎体，前、后腿为同侧和对侧的下关节突，尾巴为对称的横突。当椎弓峡部裂时，则在"狗颈"处可见一带状裂隙，俗称"狗脖子带项链"征（图2-9）。

【鉴别诊断】

1. 退行性脊椎滑脱 亦称为假性脊椎滑脱，好发于50岁以上的老年人，女性多见。主要由椎间盘退行性改变引起。伴神经根受压时，出现根性坐骨神经痛症状。X线侧位片显示椎体移位。测量椎体前缘中点至相应棘突间连线距离，可区分真性脊椎滑脱与退行性脊椎滑脱。前者因椎弓峡部裂，椎体前移而棘突保持原位，故连线间距增大。后者间距不变。此外，后者可见椎间隙变窄，相邻上、下椎体边缘增生硬化。

2. 腰椎间盘突出症 临床上可出现腰痛及一侧或两侧根性坐骨神经痛症状，与椎弓峡部裂、脊椎滑脱很相似。仅通过症状和体征鉴别有困难，需经X线检查加以明确。有时脊椎滑脱

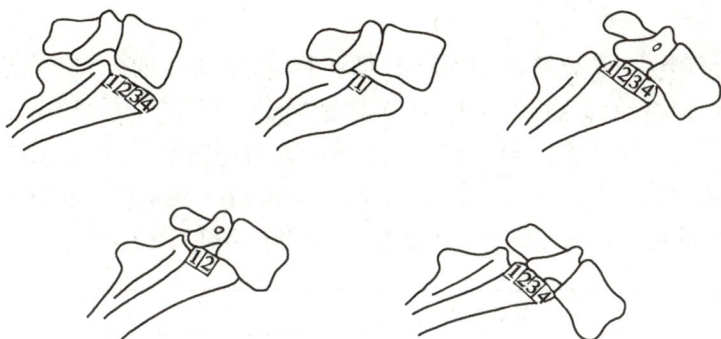

图2-8 滑脱的分度

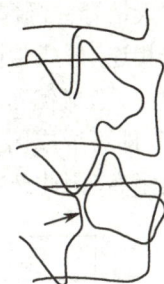

图2-9 椎弓峡部裂

合并坐骨神经痛是由移位椎骨的下位椎体后上缘牵拉引起的,也可能是滑脱椎体邻近的椎间盘突出所致,此时较难区分,需要做脊髓造影或CT以进一步确诊。

【治疗】

（一）保守治疗

临床无症状或症状轻微者,即使伴有轻度椎体向前滑脱,仍可采用保守疗法。如短期使用腰围,在软腰围低位保护下,加强腰腹肌锻炼。牵引疗法、推拿按摩可以松解肌肉痉挛。可配合用针灸、理疗、中药内服外用,以达到疏通经络、活血止痛、补益肝肾、强筋壮骨之功效。

（二）手术治疗

适用于腰痛较重,经长期非手术治疗症状不缓解者,青壮年椎弓峡部裂伴椎体滑脱有加重趋势者及有脊髓和神经根明显受压的脊椎滑脱者,或出现下肢瘫痪及二便功能障碍者。手术的方法为轻者椎体融合,重者椎板减压、钉棒系统固定。

【预防与调护】

避免过劳,加强腰腹肌锻炼,减少腰椎前凸,避免腰部受寒。

四、先天性脊柱侧弯

脊柱侧弯又称脊柱侧凸,是指脊柱的一个或数个节段在冠状面上偏离身体中线,脊柱形成侧向弧形或"S"形,通常还伴有脊柱的旋转和矢状面上生理弯曲的变化同时胸廓、肋骨、骨盆等也会随之变化,严重者会影响呼吸功能、心脏变位。先天性脊柱侧弯的发病率仅次于特发性脊柱侧弯,排在第2位。

脊柱侧弯按其病因可分为非结构性或功能性脊柱侧弯、结构性或器质性脊柱侧弯两类。本节所介绍的先天性脊柱侧弯即属于后一种。

1. 非结构性或功能性脊柱侧弯 分为①姿势性侧弯;②刺激性侧弯;③骨盆倾斜性侧弯;④癔症性侧弯。

2. 结构性或器质性脊柱侧弯 分为①特发性脊柱侧弯;②先天性脊柱侧弯;③神经肌肉型脊柱侧弯;④神经纤维瘤病合并侧弯;⑤间质病变所致脊柱侧弯;⑥后天获得性脊柱侧弯。

【病因病理】

（一）病因

先天性脊柱侧弯的发病原因不完全清楚,常与下列因素有关。

1. 遗传因素 先天性脊柱侧弯多有家族史。

2. 环境因素 与妊娠期间母体受到内外环境变化刺激有关,如高龄产妇、初产难产、孕妇营养不足、妊娠期使用激素等均有引起脊柱侧弯畸形的可能。

（二）病理表现

先天性脊柱侧弯主要分为两类：一是脊椎分节障碍型，即胚胎期脊椎发生的分节不完全，部分脊椎相连，形成骨桥，因相连部位没有骨骺，不能发育，而对侧骨骺发育正常，因此形成椎体的楔形改变，造成侧弯。二是脊椎形成障碍型，虽然分节完成，脊椎发育不完全，造成半椎体或楔形椎等，即可形成侧弯。半椎体可为单发也可为多发，多发者可以相连在一起，也可以隔开几个椎骨的距离，因此产生比较复杂的畸形。混合型畸形就更为复杂，多种多样（图2-10）。

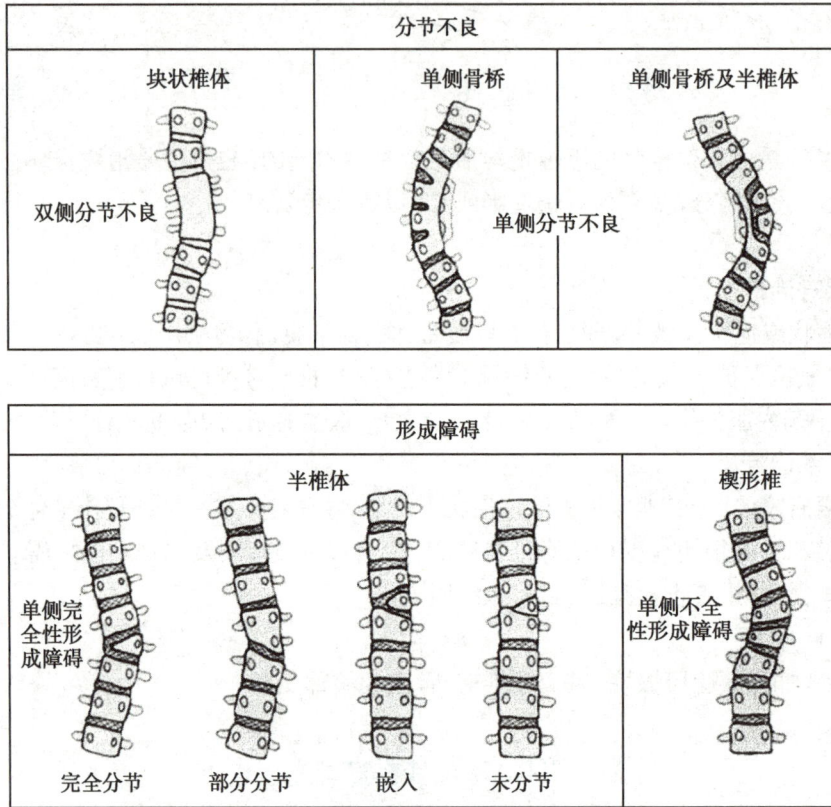

图2-10　胸腰段脊柱先天性畸形的分类

此外，椎板裂合并脊柱侧弯也是一种特殊类型。先天性椎板裂的程度不一，有的合并有脑脊膜膨出。有时脊髓也有畸形，常见如脊髓纵裂。先天性脊柱侧弯也可以合并脊柱以外的畸形，如先天性心脏病、先天性足畸形、先天性泌尿系统畸形等。由于从小就有畸形，到青少年时期，畸形加重，普遍发育不良，影响身高。

【临床表现与诊断】

（一）病史

出生时有下肢畸形或大小便不正常，脊柱区皮肤出现色素沉着或异常毛发，上半身短小与全身不成比例等情况有可能会出现先天性脊柱畸形，详细询问家族史，了解发现畸形的年龄、畸形发展速度。

（二）症状与体征

1. 脊柱外观　侧弯畸形，棘突偏离中线，并出现双肩高低不一，胸廓不对称，多无疼痛不适（图2-11）。严重的脊柱畸形甚至有驼背、剃刀背畸形，可造成胸部扁平，骨盆侧倾，双肩倾斜（图2-12）。

2. 内脏功能障碍　表现为内脏移位或受到挤压时，出现相应的症状。如心肺受到挤压出现呼吸困难，心慌气短；腹部脏器受到挤压，则出现腹痛、腰痛，甚至消化不良、食量不多、形体消瘦等。

3. 部分患者可有其他畸形如下肢畸形、脊柱裂、腭裂、泌尿生殖系统畸形等。

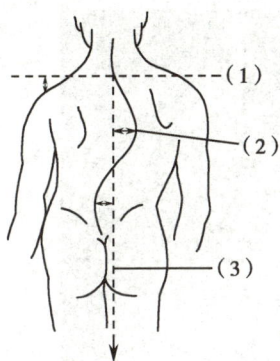

图 2-11 脊柱侧弯
（1）肩部不在一个水平面上；（2）棘突偏离中线；（3）铅垂线偏离臀裂。

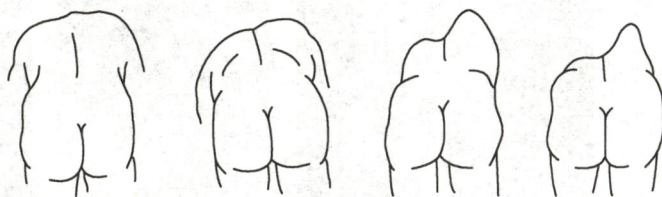

图 2-12 严重畸形脊柱侧弯

（三）影像学检查

1. X 线检查 X 线片应有站、坐、卧及侧向屈曲的正位片，并应包括自胸椎到骨盆全长片。

（1）观察侧弯程度：脊柱侧弯者，脊柱正位片一般显示脊柱呈"S"形，侧弯主曲多在胸腰段，侧凸明显，代偿副凸较小。

（2）测量侧弯度数：测量方法常用 Cobb 法，即首先在 X 线正位片上确定主弯的上端，选取倾斜最大的椎体（上端椎）的椎体上缘及主弯下端同样位置的椎体（下端椎）的下缘分别画线，两条线的夹角就是侧弯角，又叫 Cobb 角。该角度的大小说明脊柱侧弯畸形的严重程度，通常 Cobb 角大于 10° 即为脊柱侧弯（图 2-13～图 2-15）。

（3）脊椎旋转程度：在脊柱侧弯中，病变中心的椎体常有不同程度的旋转畸形。测量旋转角度的方法常用 Nash-Moe 法，将椎体中线至椎体侧方边缘分为三等份，根据正位 X 线片上椎弓根的位置，将其分为 5 度，0 度：椎弓根对称；Ⅰ度：凸侧椎弓根移向中线，但未超出第 1 格，凹侧椎弓根变小；Ⅱ度：凸侧椎弓根已移至第 2 格，凹侧椎弓根消失；Ⅲ度：凸侧椎弓根移至中央，凹侧椎弓根消失；Ⅳ度：凸侧椎弓根越过中央，靠近凹侧。

（4）观察椎体畸形情况，如半椎体、椎体楔形变及先天性融合等。

2. CT 或 MRI 检查 必要时进一步做 CT 或 MRI 检查，明确脊髓受压情况，排除脊髓其他病变，如脊髓纵裂、脊髓空洞症等。三维 CT 可观察脊柱侧弯的立体影像。

【鉴别诊断】

1. 脊柱结核 当椎体有一侧破坏、压缩时，常出现脊柱侧弯畸形或后凸畸形，有低热、盗汗等中毒症状，脊柱活动受限，局部叩击痛等。X 线片表现椎间隙狭窄和椎体骨质破坏，或有寒性

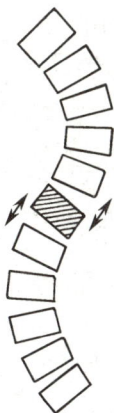

图 2-13 中立位椎体

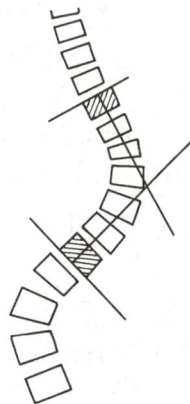

图 2-14 侧弯度数测量

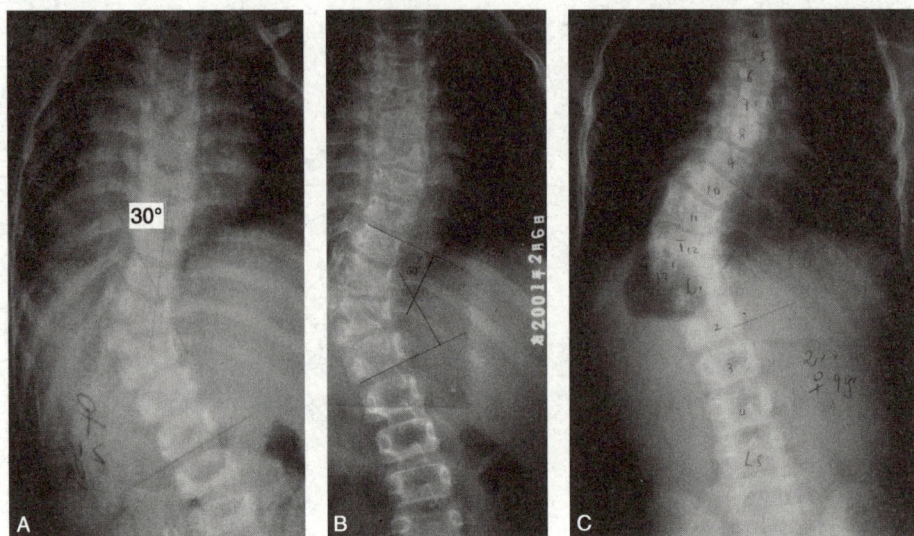

图2-15　女性胸腰段先天性脊柱侧弯

（A.2岁时X线片示T_{12}半椎体，Cobb角30°；B.7岁时Cobb角50°；C.9岁时Cobb角56°）

脓肿等。实验室检查红细胞沉降率升高。

2. 脊髓空洞症　当患者存在脊柱侧弯和神经障碍时，应考虑脊柱侧弯合并本症。通常在脊柱畸形的平面可查出阶段性分离性感觉障碍，在病变范围内，痛觉、温觉消失而触觉与深部感觉相对完好。

【治疗】

根据患者的年龄以及侧凸的类型、程度、部位不同，脊柱侧弯的治疗方法也不同。对于严重的畸形，即使现代治疗技术很发达，一般也不可能完全被矫正。脊柱侧弯的治疗分非手术治疗和手术治疗。一般来讲，12岁以下可行非手术治疗，以便使脊柱生长足够长度增加身高。12岁以后，骨的发育到达一定程度，可以手术矫形，同时进行固定。对先天性脊柱侧弯，应当早做手术，早期固定，以防畸形加重。

（一）非手术治疗

1. 支具固定矫形　适用于年龄小，弯度为20°～40°者。经验表明，支具可防止侧凸进展。常用支具有2种。

（1）Milwaukee支具：用经躯干的伸缩性钢条联结骨盆部皮套或塑料套。钢条上端连一颈圈，在最隆凸部位侧方加一压垫，连接在钢条上。目前使用3根钢条，前方1根，后方2根，目的是避免前方2根钢条压迫女孩双乳。原来的支具有下颌托、后枕托。但下颌受压，致使发育不良，现改用颈圈，对主弯在上胸椎的侧凸矫正更为有效。一般要穿戴至骨发育成熟（图2-16）。

（2）Boston支具：不能延伸，没有牵引力。适用于胸腰段侧凸，用聚丙烯材料制成，轻便而牢固，穿着方便。

2. 石膏固定矫形　适用于3岁以下婴儿、不宜采用支具者。采用Risser定位石膏矫正。患者在牵引矫形下打石膏，包括双肩、骨盆用石膏固定。在胸腹部开窗，以利呼吸，背侧凹侧也开窗，以利于肋骨扩张。每隔3个月更换石膏1次。畸形不再进展后，可改用支具维持固定。

3. 电刺激治疗　从理论上来讲，凸侧肌力增强有利于阻止侧凸

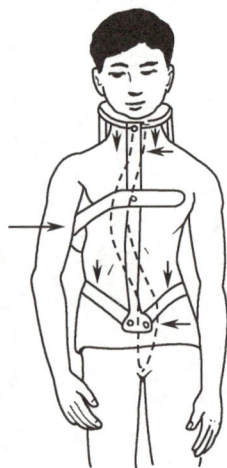

图2-16　Milwaukee支具

的增加。因此，在凸侧皮肤表面安放电极，刺激肌肉按时收缩，增加凸侧肌力，可阻止侧凸的进展。现已被用于治疗年幼轻度的脊柱侧弯。

4. 体育运动法 包括肌力锻炼、医疗体操，适用于轻度的脊柱侧弯，通过有针对性地加强凸侧肌肉的收缩运动，阻止侧凸的进展。体育锻炼有利于全身肌肉的协调，加强腹肌、背部肌肉的力量，锻炼可因地制宜，特别是单杠、双杠、床边等，可以发挥躯干肌牵引力的作用。但必须持之以恒，才会有收益。

（二）手术治疗

手术治疗的目的是矫正部分畸形，防止畸形进一步发展，解除腰背疼痛及患者因畸形造成的心理压力和精神负担，使患者能正常地学习、生活和工作。椎骨严重畸形（如半椎体等）、主弯Cobb角大于45°者考虑采用手术矫形。脊柱侧弯手术方法较多。

1. 半椎体切除术 半椎体畸形造成的脊柱侧弯，一般先行半椎体切除，再进行侧弯矫形，这是治疗先天性脊柱侧弯比较合理且有效的方法。侧弯矫形可用固定支具如Milwaukee支具，严重者可行后路钉棒矫形固定。

2. 椎骨融合术 一般先用定位石膏矫正，然后在石膏的开窗内行融合术，术后休息6个月，拆除石膏后离床活动，不能过早，以免矫正手术失败。若用Harrington棒或C-D手术，矫正作用更大，要掌握好适应证。

3. 脊柱矫形手术 近年来由于对生物力学特征有了进一步认识，出现了很多新的内固定矫形方法，但基本可分为两类手术，即后路矫形术和前路矫形术。

（1）后路矫形术：为最常用的手术方法，目前较常用的有哈氏手术、Inoue手术、三维矫正技术等。

（2）前路矫形术：由于近年对脊柱侧弯手术治疗的概念发生了一些变化，在矫正Cobb角的同时更强调躯干和脊柱的平衡，而通过新的后路去旋转矫形技术常可达到此目的，使单一前路矫形术的指征越来越严格，目前主要用于侧屈位正位片显示下端椎能良好去旋转和水平化的腰椎侧弯和胸腰椎侧弯。有时，前路矫形术又可作为后路矫形的术前补充性手术，以改善纠正效果或节省下腰段融合节段，主要的矫形技术为Zielke手术，即使用椎体钉和棒在凸侧椎骨上对脊柱去旋转和压缩。其他矫形技术还有前路TSRH手术和C-D手术等。

【预防与调护】

1. 本病目前尚无有效的预防措施，但对有家族史者应做好产前教育及产后指导，对正常母亲妊娠期应教育指导需要注意的内外环境，避免发生胎儿的先天性畸形。对脊柱侧弯的发生应做到早发现、早诊断、早治疗。

2. 锻炼及医疗体操对预防和治疗脊柱侧弯有一定效果，要持之以恒。平时要注意行、立、坐、卧的姿态，纠正不良习惯和错误姿势，减少随意性和懒惰表现。户外运动时避免外伤，注意避免从高处往下跳，避免身体撞击，横向的水平外力对脊柱的撞击是非常危险的。

3. 脊柱侧弯的术后调护及康复训练很重要，要听从医师的指导，循序渐进，不要操之过急，贵在持之以恒。

第五节 下肢先天性畸形

一、先天性髋关节脱位

先天性髋关节脱位是由于髋关节发育不良所致的畸形，是较为常见的先天性畸形之一，主要由髋臼、骨盆、股骨头、股骨颈，以及关节囊、韧带和髋关节周围肌肉先天性发育不良或异常所致。根据病情严重程度分为髋关节发育不良、半脱位和全脱位。

【病因病理】

（一）病因

本病的病因至今尚未完全明确，但是多因素影响导致此病的观点已经得到大多数学者的认同，认为本病与地域、生活习惯、民族、遗传、髋关节及其周围组织发育不良、体位与机械等因素有关。本病患者多有家族史，患者的家族中发病率达20%～30%。胚胎期髋臼、关节囊和韧带等结构发育不良或异常也是导致本病的主要原因。另外，由于子宫内压力的影响、孕妇妊娠期患病或外伤等子宫内外环境的改变，以及胎儿臀位，都可能与本病的发生密切有关。出生后婴儿的不良体位习惯也是导致本病的重要因素之一，如在瑞典和美洲印第安人的发病率高的原因与婴儿应用襁褓位有关；在我国南方地区，由于习惯背婴儿，髋关节维持在屈曲外展位，故其发病率低。目前统计欧洲的意大利北部、法国、德国南方地区，美洲的印第安部落，亚洲的日本发病率较高；非洲的发病率很低；在中国，不同地区发病率也不一致，尚缺乏完整统计资料。

（二）发病机制

先天性髋关节脱位的病理变化包括骨质变化及周围软组织改变两部分。

1. 骨与关节变化

（1）髋臼：髋臼变小变浅，臼内充满脂肪纤维组织，髋臼盂唇增厚。髋臼后上方由于股骨头的挤压形成假臼，髋臼前缘内上方也可有缺损，臼内的股骨头韧带由于长期牵拉而增粗。

（2）股骨头：脱位后股骨头失去与髋臼的正常刺激，早期股骨头发育延迟，股骨头变小，骨化中心出现得晚。随着年龄的增长，脱位后由于髋骨的压迫使股骨头受压变形。

（3）股骨颈：股骨颈变粗短，其颈前倾角变大，一般在60°～90°。

（4）骨盆和脊柱：髋关节脱位侧的骨盆往往伴有发育不良情况，髂骨翼倾斜，可伴脊柱侧弯。

2. 髋关节周围软组织变化

（1）盘状软骨：在胚胎期，由于机械刺激等因素的影响，髋臼内出现肥大的盘状软骨，髋臼难以容纳股骨头，这是导致髋关节脱位的主要原因。

（2）关节囊：由于股骨头脱离髋臼向外向上脱位，使关节囊拉长，髂腰肌经过关节囊的前方可使之出现压迹，引起关节囊挛缩，甚而使关节囊形成哑铃状，阻碍股骨头复位。

（3）圆韧带：脱位后的圆韧带改变不一，部分患者拉长、增宽和肥厚，部分圆韧带消失。

（4）肌肉：由于股骨头向上脱位，大腿内收肌群及髂腰肌明显缩短，后侧肌群包括臀肌亦有缩短，肌力减弱，影响关节稳定性，出现摇摆步态。

（5）筋膜：臀筋膜挛缩，髋关节内收受限。

【临床表现与诊断】

根据患儿的年龄不同，其临床表现与诊断方法也不相同。

（一）新生儿和婴儿期

新生儿和婴儿期症状不明显，若有以下体征，则高度怀疑髋关节脱位的可能。

1. 患儿会阴部增宽，双侧脱位者较单侧更为显著。

2. 一侧下肢活动少，常处于屈曲位，不愿伸直，牵拉时可伸直，松手后又呈屈曲状。蹬踩力量低于另一侧。

3. 臀部、大腿内侧皮肤皱褶不对称，患侧皮纹较健侧皱褶增多、加深。

4. 在为患儿更换尿布时，髋关节部位可闻及弹响声。

5. **外展试验（又称蛙式试验）阳性**　患儿仰卧位，检查者位于患儿的臀侧，双手握住患儿双下肢，使其屈膝屈髋90°，两手握住患儿双膝同时外展、外旋，正常膝外侧可触及床面，当外展一定程度受限，而膝外侧不能触及床面，则为外展试验阳性。

6. **弹进试验（Ortolani 试验）及巴洛试验（Barlow 试验）阳性**　患儿仰卧，检查者双手握住患儿双下肢,拇指放于大腿内侧小转子位置,其余四指放于股骨大转子处。首先保持患儿双侧髋关节、膝关节屈至90°,然后轻轻外展双侧髋关节,并用手指向前方推顶股骨大转子,此时,检查者可感同段股骨头滑入髋臼时的弹动声,即为Ortolani试验阳性。Barlow试验与此相反,检查者拇指向外上方推压股骨头,若感到股骨头从髋臼内滑出于髋臼外弹跳,即为Barlow试验阳性。说明髋臼发育不良。一般应用于新生儿期检查髋臼发育不良,超过3个月者,即使检查阴性,也不能排除髋关节脱位。

7. 膝高低征(Allis' sign)阳性 患儿仰卧,双膝屈曲,双足底平放在床面,双足跟对齐,观察双膝高低差,患侧膝平面低于健侧。

8. 望远镜试验阳性 适用于新生儿检查。患儿仰卧,屈髋90°、屈膝90°,医者一手压迫两侧髂前上棘以固定骨盆,一手握住膝关节向下推动,感到股骨头向后脱出,当上提膝部时,股骨头又进入髋臼,称为望远镜试验阳性,提示髋关节周围软组织松弛,容易脱位。

(二)幼儿及儿童期

进入幼儿及儿童期,发育性髋关节脱位的症状较新生儿期明显。此期已开始步行,患儿可有典型症状。

1. 走路较晚,步态异常患肢短缩,行走时呈摇摆状跛行。双侧髋关节脱位,患儿出现典型的臀中肌步态。患儿大约2岁才能站立行走,晚于正常幼儿。本病幼儿站立时臀部向后突出,腰部明显前凸。

2. 臀部扁而宽,股骨大转子突出,如为双侧脱位,表现为会阴增宽,臀部后耸,腰前凸增大。

3. 正常情况下,在患侧屈髋屈膝各90°并旋转小腿时,在腹股沟韧带深面触及活动的股骨头。髋关节脱位时,腹股沟韧带深面空虚,而在臀部触及活动的股骨头。

4. 膝高低征阳性。

5. 单腿独立试验(single leg standing test),适用于能行走后的幼儿检查。正常人单足站立时,臀中肌、臀小肌收缩,对侧骨盆上提,以保持身体平衡。如果站立时对侧骨盆不但不能抬起,反而下降,说明站立侧有先天性髋关节脱位,这是臀中肌、臀小肌松弛所致。

6. Nelaton线是坐骨结节至髂前上棘的连线。患者仰卧位,屈髋45°,在髂前上棘和坐骨结节之间作一连线,正常时此线通过大转子顶端;当股骨颈骨折或髋关节脱位时,大转子顶端即高出此线。

(三)影像学检查

1. 新生儿X线检查

(1)髋臼指数(也称髋臼角)增大:自髋臼髂部斜面所引的斜行线,与两侧"Y"形软骨中点连线所形成的夹角,即髋臼指数。正常新生儿髋臼指数为30°~40°,1岁为23°~28°,3岁为20°~25°。如果髋臼指数超过此范围,提示髋臼发育不全、髋臼窝较浅,即使股骨头的骨化中心在髋臼内,以后仍可能脱位。

(2)Perkin象限(波金方格):自髋臼顶最外侧的骨化边缘,向下画一垂线,与水平的Y线将髋关节分成4个方块。正常股骨头骨化中心应在内下方块内,不在此方块,根据程度分为半脱位或脱位。新生儿和婴儿股骨头骨骺多未出现,可观察股骨近端干骺端的鸟嘴状突起,此突起应在内下方块。

(3)Von-Rosen拍片法:双侧下肢伸直外展45°,髋关节内旋位拍片。正常情况下股骨干中轴线向上延长,此线通过髋臼内侧。半脱位、脱位时此线通过髋臼外侧。

2. 幼儿及儿童期 X线检查股骨头骨骺已骨化,X线片可见股骨头脱出髋臼,向外上方移位,股骨头骨化中心较健侧小,髋臼变浅、变小,髋臼指数增大。其他表现如下。

(1)CE角(也称中心边缘角)减小甚至成负角:波金线与股骨头中心至髋臼外缘(即髋臼顶部外侧上缘)连线相交之角为CE角,正常为20°~40°。髋关节脱位者,CE角减小或成负角。

（2）Shenton 线不连续：Shenton 线为自股骨颈下缘开始与闭孔上缘及内侧画一条连续的弧线，正常为一条连续完整的弧线。若髋关节脱位或髋臼及股骨头有破坏，此线连续性中断。

（3）白头指数减小：股骨头内缘到髋臼外缘的距离与股骨头最大横径之比为白头指数，正常值为85%。白头指数反映髋臼对股骨头的覆盖情况，髋关节脱位时覆盖面积减小，指数降低。

（4）股骨颈前倾角增大：髋关节侧位片可见股骨颈前倾角增大（图2-17）。

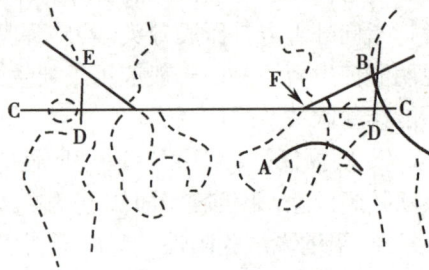

图2-17　先天性髋关节脱位X线片测量方法

【鉴别诊断】

1. 佝偻病　患儿走路时可呈两侧摇摆步态，两下肢向内或向外弯曲畸形，呈"X"形腿或"O"形腿，坐、立和走路都晚于正常幼儿，无跛行，腹部膨隆，常有方颅，肋骨串珠，胸骨前凸呈"鸡胸"。X线片无股骨头脱位或半脱位征。

2. 先天性髋内翻　患儿走路时呈跛行步态或摇摆步态，髋关节外展明显受限，单腿独立试验阳性，望远镜试验阴性。X线片可明确诊断。

3. 小儿股骨头坏死　又称股骨头骨骺骨软骨病。早期行走时呈跛行步态，髋外展、旋内活动受限，发病年龄在3~9岁，多发生于男孩，常伴患髋屈曲内收畸形。X线片显示股骨头骨骺密度增高、囊性变，或骨骺破碎、变扁等，股骨头可稍向外移位，髋关节内侧间隙增宽，但股骨头仍在其中，髋臼指数正常。

【治疗】

先天性髋关节脱位应早诊断、早治疗，患儿年龄越大，髋关节病理损害越重，疗效越差。

（一）1岁以内

1. 手法复位　有髋关节脱位的患儿经轻手法即能复位，忌暴力手法。复位时将患儿双髋屈曲至90°后逐步外展，并将股骨大转子由外向前内方推压即可使其复位。

2. 固定　为了使复位后的髋关节保持在稳定状态，需用支具使髋关节保持在外展10°、屈曲70°位3~4个月，以便髋关节正常发育，促使关节稳定。常用Pavlik挽具、连衣袜套等。

（1）Pavlik挽具：是1957年捷克的Pavlik设计的被动制动支具，由胸带、2个肩带和2个蹬带组成。该挽具使双下肢屈曲90°，由于双下肢本身的重量而自然下垂达到外展位，使髋关节自然复位并维持复位位置，有利于髋关节的发育和塑形，同时髋关节可以做一定范围的活动。

（2）连衣袜套：由无袖衣、袜套和连接带组成，通过连接带调整髋关节的屈曲、外展位，承受压力分散均匀，穿戴舒适，外形美观。

（二）1~3岁

当患儿到达爬行阶段（约6个月），支具逐渐成为束缚患儿活动之物，治疗效果下降。该阶段的治疗应包括术前牵引，内收肌松解，闭合手法整复。若闭合手法整复失败，应做切开复位。

1. 牵引　克服髋关节周围软组织挛缩，使股骨头牵引至髋臼水平。牵引时间一般不超过2周，防止因牵引过久，发生失用性脱钙。对复位前内收肌挛缩者，做经皮内收肌切断术，有利于复位，并减少股骨头缺血性坏死的发生。经牵引准备后，即可行轻柔的手法整复。

2. 闭合手法　整复患儿仰卧位，麻醉后，助手固定骨盆，术者将患侧髋、膝关节各屈曲90°，沿大腿长轴方向牵引，同时压迫大转子部位，使股骨头纳入髋臼内，此时常可触及或听到弹响。复位时手法应轻柔、缓慢。如果手法复位失败，应行切开复位。

3. 石膏外固定

（1）蛙式石膏外固定：患儿尚未能站立前，可采用该固定法。复位成功后，用蛙式石膏固定，即髋关节屈曲 90°、外展 70°、中度旋外位。一般 2～3 个月更换一次石膏，每次更换石膏都适当减小外展度数，更换石膏前均需要拍摄 X 线片以证实股骨头在髋臼内的位置。如发现脱位者，须再行复位。当患儿可以站立后，则采用"人"字石膏外固定，避免股骨头发育受限及产生缺血性改变。

（2）"人"字石膏外固定：复位成功后，采用"人"字位石膏外固定，使髋关节外展 80° 左右，膝关节稍屈曲，石膏固定后患儿可以戴石膏踩地活动。

（三）3 岁以上

3 岁以上的患儿，由于体重的增加，髋关节病理损害严重，手法复位的成功率很低，需要进行切开复位和髋骨截骨术等，以加深髋臼，维持复位后的稳定性。术前采用骨牵引，以松弛挛缩的软组织，使股骨头牵至髋臼水平，利于手术复位，防止因肌肉挛缩而发生再脱位及股骨头缺血性坏死。

1. 切开复位术适应证　影像学表明髋臼发育良好，复位后比较稳定。手术时采用髋前外侧切口，充分清理关节囊周围粘连组织，髂腰肌做 Z 形延长，清理髋臼内充填物，加深和扩大髋臼，然后将髋关节旋内，同时牵引患肢，轻压大转子，使股骨头入臼。术后石膏固定 6 周。

2. 髋臼成形术适应证　①年龄较大，髋臼发育不良，髋臼指数大于 45°，髋臼不能容纳股骨头者；②手法或手术复位后，髋臼仍然发育不良，股骨头仍处于半脱位或全脱位；③年龄大（7 岁以上），耻骨联合软骨已骨化，虽髋臼指数未超过 45°者，也可做该手术。

3. 股骨转子下旋转截骨术适应证　髋臼发育较好，由于股骨颈前倾角过大导致半脱位者。手术矫正后给予钢板内固定，外加髋"人"字石膏固定。

4. 骨盆旋转截骨术适应证　6～12 岁患儿，髋臼发育不良，其方向也过于向前、向外，致使髋关节在内收伸直位即发生脱位者。

5. 骨盆内移截骨术适应证　6～12 岁的半脱位患儿。

6. 成人人工髋关节置换术适应证　有严重髋关节疼痛和跛行，对髋关节功能要求较高的先天性髋关节脱位成年患者。

【预防与调护】

对孕产期妇女及家庭成员进行相关知识教育，是预防本病发生和获得早期诊断的关键。已明确诊断者，对患儿家长进一步教育，使之配合治疗，则是获得最佳疗效的保证。主要包括：

1. 发病的危险因素如臀位胎产史、阳性家族史及不正确的抚育方式等。

2. 下肢可疑情况的观察如下肢活动减少，或双下肢活动能力不一致，或牵拉下肢时出现异常哭闹，或双下肢外观不对称等。

3. 对治疗及疗程的正确认识和心理准备如患儿治疗初期不适应，治疗中发生某些可逆性并发症等，强调不可随意中断治疗。

4. 治疗过程中的观察及护理如并发症的观察，正确的康复训练，严格的定期随诊等。

二、先天性胫骨假关节

先天性胫骨假关节是一种少见的小儿肢体畸形，一侧多发，左侧稍多于右侧。主要特征是出生后即有胫骨向前弯曲，轻微暴力即可造成胫骨骨折并发骨不连；或出生时即有胫骨中下段形成假关节。

【病因病理】

本病病因尚不完全清楚。一般认为此病的发生与神经纤维瘤病、骨纤维结构不良和局部血循环障碍有关。多数学者认为本病的病理改变主要为假关节部位骨膜和纤维组织增厚，其病变位为骨膜。另有人认为本病是一种起源于骨膜，具有较强细胞增生活性和侵蚀性的纤维瘤病所造成的病理性骨折、骨不连，具有肿瘤属性。在病变部位可见骨膜和纤维组织增厚，形如一个厚的纤维组织套筒紧贴骨皮质。这种软组织结构不能形成膜内化骨，同时形成一个屏障限制血管进入骨骼且在小血管周围有许多神经细胞聚集，导致血管痉挛狭窄甚至闭塞，骨皮质缺血萎缩。假关节处的软组织膜状结构再形成的倾向性很强，极易复发。

本病根据病因不同可分为4型：①Ⅰ型：骨前弯并因神经纤维瘤病致假关节；②Ⅱ型：前弯并因外伤或截骨术致假关节；③Ⅲ型：胫骨纤维结构不良并自发骨折致假关节；④Ⅳ型：既无前弯又无神经纤维瘤病或纤维结构不良的胫骨假关节。

【临床表现】

多数患儿出生时并无异常或只有胫骨中下 1/3 处向前弯曲，学步后胫骨弯曲逐渐加重，受到轻微外力即发生胫骨骨折后极难愈合，局部不痛或轻微疼痛，假关节形成后出现异常活动。大约 50% 患儿合并神经纤维瘤病，可出现咖啡牛奶斑、神经纤维瘤、多发皮赘、虹膜错构瘤、脊柱侧弯等神经纤维瘤病的征象。

临床上根据胫骨形态，一般分为 3 型。

1. 弯曲型　多数病例出生后就有胫骨下段向前弯曲，站立行走后加重，但无假关节。胫骨前弓处骨皮质增厚，髓腔闭塞，胫骨硬化。因轻微外伤发生骨折后，经常规处理骨折不愈合，形成假关节。继续发展则两断端骨质硬化吸收，逐渐形成笔尖状缺损。

2. 囊肿型　少数病例出生后小腿外观正常，但较对侧小腿短缩。胫骨中下段呈囊性改变，临床不易发现，多在 5 岁后因轻微外伤造成骨折且不愈合，继而形成假关节。

3. 假关节型　罕见病例出生后即发现有胫骨中下段骨缺损，形成假关节，局部有较坚韧的纤维组织或软骨连接。骨端随年龄增长而逐渐萎缩变细，尤以远端更甚，呈笔尖状，周围软组织也发生萎缩。

【诊断】

1. 病史　患儿多有家族遗传史。

2. 症状和体征　多数患儿出生时只有胫骨中下 1/3 处向前弯曲，学步后胫骨弯曲逐渐加重，局部不痛或轻微疼痛；轻微外力即致胫骨骨折，骨折后极难愈合，假关节形成后出现异常活动。少数病例出生后小腿外观正常，但较对侧小腿短缩。罕见病例出生后即发现有胫骨中下段骨缺损，形成假关节。

3. 影像学检查　X 线检查表现为胫骨中下 1/3 交界处向前或者前外侧成角，形成假关节，骨折端变细、硬化，髓腔部分或全部闭塞，或骨折端呈现囊性变，常累及腓骨，出现腓骨弯曲、变细，或也有假关节。

【鉴别诊断】

1. 成骨不全　该病是全身性疾患，有多次骨折病史，虽易骨折但骨折修复并无障碍。此外，本病有特殊症状如巩膜发蓝、听力障碍、第二性征早期出现，以及家族遗传史。

2. 佝偻病　四肢长管状骨均有变化，下肢因负重引起膝内翻畸形，多为双侧性。X 线表现为骨干变粗，干骺端变宽，骺线增宽且有杯状典型改变，胫骨内侧骨皮质有增厚，但无明显骨质硬化，髓腔通畅。

【治疗】

本病治疗方法的选择主要取决于患者的年龄、假关节的类型和病变严重程度。

1. 保守治疗　仅有胫骨弯曲尚未形成假关节者，切忌行手术矫形。仅有胫骨囊肿形成者，慎行囊肿刮除。以上两种情况，均应长期佩戴膝踝足支具保护直至骨发育成熟。

2. 手术治疗　虽然手术治疗是唯一的治疗方法，但愈合率低，多次手术极易造成大段骨缺损或胫骨短缩、足踝畸形。严重者最后不得不选择截肢。通常手术年龄愈小，术后假关节复发率愈高。一般认为 3 岁以前最好不要施行手术，患肢先用支具保护，在 7 岁以后再行手术治疗。

（1）手术原则

1）切除假关节组织以提供对合端的稳定性。

2）矫正肢体长度的不等、轴向畸形及合并的其他畸形以恢复下肢正常力线。

3）永久放置髓内针固定，维持下肢力线并为愈合提供长期稳定的环境。以获得长期骨愈合，防止肢体不等长，避免力线异常、关节僵硬和病理性骨折。腓骨虽然在负重上不如胫骨重要，但在下胫腓关节处理上需慎重，防止因患儿生长发育而逐渐出现踝外翻畸形。

（2）手术方法为彻底切除硬化端，打通髓腔，切除增厚的骨膜及周围病变的软组织，创建新鲜的骨折断端，建立血供良好的植骨床，植骨以自体松质骨为最好，植入的松质骨要足够多，接触需紧密。有 Peter-Williams 髓内针固定、llizarov 支架外固定，或两者组合应用。带血管蒂的健侧腓骨移植术或吻合血管的腓骨移植技术，已成为治疗该病的常用方法。术后给予坚强外固定，直至骨愈合后才能去除。

三、髋内翻

先天性髋内翻又称发育性髋内翻，是由于股骨颈的颈干角在幼儿时期呈进行性减小，导致跛行日益加重的一种先天性畸形。它是一种较为少见的先天畸形，多为单侧发病。颈干角是由股骨颈与股骨干两者的辅线构成钝角，在儿童期为 135°～145°，成人为 110°～140°。若颈干角 <110°，则称为髋内翻。

【病因病理】

（一）病因

先天性髋内翻的病因尚未有定论，有家族遗传史，与先天性股骨颈骺板发育异常有关。

（二）病理

股骨头内侧与股骨颈交界处见三角形骨缺损区，又称骨发育不全区。由于该区处于股骨颈的主要负重力线径路上，使股骨颈承重能力下降；同时该线之近端为骺软骨板，患儿站立行走负重后，颈干角呈进行性减小，髋内翻日益加重，大转子上移，最后髋内翻畸形呈手杖形（图2-18）。

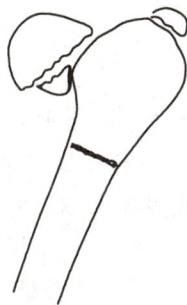

图2-18　髋内翻

【临床表现与诊断】

（一）症状与体征

1. **跛行**　由于髋内翻、大转子向外上突出，导致患肢缩短，患儿在行走后出现臀中肌松弛的跛行，如为双侧病变，步态呈臀中肌步态。

2. 患髋外展、内旋受限。

3. 单腿独立试验阳性。

（二）影像学检查

X 线检查　颈干角减小，股骨颈内侧与股骨头接壤处可见一个三角形骨块。该三角形骨块密度减低，呈倒 V 形，为骨质发育不良区；其边缘与周围骨质有明显的界限，内侧界为股骨头的骺线，外侧界为 X 线透亮增加的发育异常区域；随着年龄的增长、体重的增加，局部薄弱的透亮带更加增宽与变直，髋内翻愈加严重。晚期股骨头呈椭圆形，髋臼变浅，颈干角达 90° 以下。

【鉴别诊断】

1. **先天性髋关节脱位**　先天性髋关节脱位由于股骨头位于髋臼之外，望远镜试验阳性，而后期髋关节功能受限显著，X 线片可明确诊断。

2. **多发性骨软骨发育不良**　多发性骨软骨发育不良也有跛行，但以身材矮小为特征，累及四肢，有家族史。

3. 股骨颈骨折　先天性髋内翻与股骨颈骨折均有跛行步态，但后者有明显的外伤史。

【治疗】

在儿童成长期使股骨头与股骨颈之间的弯曲应力达到或接近正常，并使剪应力变为生理性的压应力。

（一）非手术治疗

轻度髋内翻（颈干角大于 100°）：X 线检查异常透明带较窄，其方向接近水平，而且病情进展较为缓慢者，可先试用非手术疗法，包括用坐骨负重支架减轻髋部负重，小针刀、手法松解髋周软组织挛缩等，如果非手术治疗效果不佳，则应尽早手术治疗。

（二）手术治疗

如果颈干角小于 100° 须手术矫形，加大颈干角，恢复其正常的生理压应力，消除剪应力。手术目的是通过截骨矫形，把原来垂直的骨骺线，变成水平骨骺线。截骨方式主要有股骨转子下斜行截骨术、股骨转子楔形外展截骨术、股骨转子间倒"V"形插改角截骨法。手术时要避免损伤股骨近端骨骺，避免骨骺早期融合；截骨后应充分外展髋部，防止髋内翻复发。

【预防与调护】

进行必要的肌力和关节活动度训练，配合髋周软组织挛缩的手法松解等，以防止肌肉萎缩及关节活动度的受限。术后患者如有石膏固定，应注意外固定并发症。去除外固定后，注意关节功能的康复训练。

四、膝　内　翻

膝内翻是常见的下肢畸形，寒冷地区的发病率高于温热地区。膝内翻俗称"O"形腿、"罗圈腿""弓形腿""箩筐腿"，当两下肢自然伸直时，以膝关节为中心，股骨和胫骨形成一个向内的弧度，双足并拢后，两膝内侧之间有"O"形间隙；如果为单侧小腿畸形，则为"D"形间隙（图 2-19）。

【病因病理】

（一）病因

膝内翻的病因较多，主要与缺钙、遗传、走姿、站姿及坐姿有关，其中前两者是内因，后两者是外因。

（二）发病机制

膝内翻按发病机制可分为先天性膝内翻和发育性膝内翻两种类型。

1. 先天性膝内翻　先天性膝内翻与胚胎发育障碍有关。胚胎发育障碍可引起股骨骨骺发育异常或胫骨近端骨骺发育异常，导致膝内翻。

2. 发育性膝内翻　缺钙是发育性膝内翻的发病基础。佝偻病患儿往往伴膝内翻，这是由于维生素 D 缺乏、日晒不足、腹泻、内分泌紊乱等因素，导致钙

图 2-19　膝内翻

的缺乏，进而骨软化，在负重的影响下，股骨和胫骨向外突出呈弓状，且胫骨向内旋转，导致膝内翻。另外，膝关节化脓性感染、膝关节结核、骨骺损伤、骨折畸形愈合以及半月板损伤等原因，也可引起膝内翻。

【临床表现与诊断】

（一）病史

患者多有佝偻病史，或幼年时长期腹泻史以及股骨、胫骨或膝关节创伤或感染病史。

（二）症状和体征

1. 患者行走时呈左右摇摆步态，两膝内侧无法接触，小腿旋内畸形，甚至足部也呈轻度旋内畸形，膝关节向外侧突起，患侧小腿外侧隆起，肌肉发达。

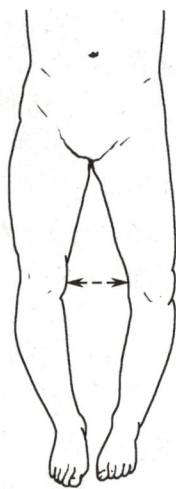

2. 由于内翻导致膝部软组织劳损,所以常伴膝关节疼痛,膝关节内侧压痛。

3. 股骨远端内侧髁间距测量　股骨远端内侧髁间距反映膝内翻的程度,间距越大,膝内翻程度越重。测量时双下肢自然伸直,双足并拢,然后测量股骨远端内侧髁间的距离。

(三)影像学检查

膝内翻主要观察膝关节正位片,以明确畸形部位和严重程度。膝内翻者可见胫骨角加大,膝关节面倾斜,股骨内髁发育小,骨骺线在凸侧增宽,骨干内侧骨皮质较外侧增厚。若有佝偻病者,则骨骺边缘不清,骺板增厚,预备钙化带模糊,呈毛刷状骨质疏松。此外,还可在X线片上确定两股骨远端内侧髁间距离。

【鉴别诊断】

1. 外伤导致的胫骨近端或股骨远端骺板早闭引起的发育畸形　有明显的外伤史,骺板闭合必定偏向一侧且有骨桥形成。

2. 佝偻病　全身骨骺板均受累,病变广泛,骺板增宽、边缘不清,临时钙化带模糊,呈毛刷状改变,骨质稀疏,还有方颅、鸡胸等畸形。

3. 胫骨内翻　为儿童病理性膝内翻畸形的常见原因,胫骨近端内侧骨骺的获得性疾病,可能是遗传因素与发育因素共同作用的结果。本病多有家族史,其特征性的临床表现是胫骨内翻、内旋并膝反屈,60%双侧发病,胫骨内翻进行性加重;X线片表现为胫骨近端向内成角,胫骨近端骨骺内侧半变薄,呈鸟嘴样改变,骨骺形态不规则并内倾。

【治疗】

应及早治疗,防止畸形加重。

1. 病因治疗　如由佝偻病引起的膝内翻,同时应治疗佝偻病。

2. 非手术治疗　当内翻畸形不严重时,可在膝踝间加软垫,双腿用绷带缠绕固定,每日数次,间歇性固定,多在夜间使用,每次1~3h;或用夹板捆绑矫正。内翻矫正后,再用支架长时期维持以防复发。

3. 手术治疗　非手术治疗效果不佳时,在患儿5岁以后,畸形趋于稳定,可通过截骨矫正术来矫正内翻畸形。手术时先将腓骨近段斜行切断,再截断胫骨近段外侧,矫正内翻,截断间隙植入骨块,术后石膏固定。

五、膝 外 翻

膝外翻又称"碰腿症""外八字腿",与膝内翻相反,指双下肢伸直时,以膝关节为中心,股骨和胫骨形成一个向外的弧度,两膝相碰时,双踝不能并拢,下肢呈"X"形,故又称为"X"形腿;如果为单侧畸形,则表现为"K"形畸形。

【病因病理】

先天性膝外翻:先天性膝外翻与胚胎发育障碍有关。当胚胎发育障碍使胫骨向外旋时,则导致膝外翻。

发育性膝外翻:各种因素所致的缺钙,各种因素导致的股骨或胫骨发育异常,相关创伤、骨病导致的股骨、胫骨以及膝关节畸形,形成膝外翻。

【临床表现与诊断】

(一)症状与体征

1. 轻度膝外翻　没有明显的临床表现,若膝外翻明显,小腿明显向外旋转,患者行走不灵活,步态异常,即双膝摩擦(故称碰腿症),两足分开。

2. 常伴膝部、小腿后侧或大腿前部疼痛,可合并有髌骨脱位、扁平足等畸形。

3. 双内踝间距测量　双内踝间距反映膝外翻的严重程度,距离越大,表示外翻程度越严重。测量双内踝间距离时患者仰卧位，双下肢自然伸直，双侧膝关节靠拢，然后测量双内踝间最短距离。

（二）影像学检查

对膝外翻患者，需测量胫骨和股骨纵轴所成的夹角（即胫股角），以判断膝外翻及外翻程度，所以要拍摄两侧股骨和胫骨全长，并进行两侧对比。正常膝关节有 5°～15° 外翻角，大于此角应考虑膝外翻。

【治疗】

1. 外治法　早期使用推拿手法。重点是股内侧肌群，包括股四头肌、缝匠肌等，同时结合使用矫形支架、石膏夹板或管形石膏，以矫正畸形，控制畸形发展。

2. 手术治疗　需考虑患者年龄、畸形程度、局部肌肉、韧带等软组织情况，对年龄大的成年人，要考虑患者的生活习惯、职业等。手术以截骨矫形为主。一般认为踝间距达 7cm 者，且软组织无挛缩，肌力正常，为手术指征，年龄不得小于 6 岁。

手术方法多采用股骨髁上截骨术，为"V"形截骨术或楔形截骨术，前者更方便可靠。术后管形石膏固定 6～8 周，拆除外固定后行康复治疗（图 2-20）。

对膝关节不稳定者，截骨矫形同时，还应做膝关节内侧副韧带的修补和加强，以稳定膝关节。

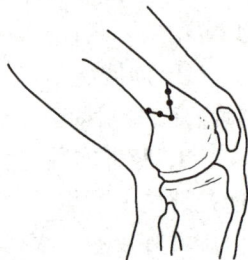

图 2-20　"V"形截骨术

六、踇　外　翻

踇外翻是踇趾向外偏斜超过正常生理角度的一种足部畸形，是前足最常见的足部畸形之一，多呈双足对称性发病，也有单侧者。外翻大多有家族史，女性发病多于男性。

【病因病理】

本病的确切病因还不太清楚，目前认为主要与遗传和穿鞋不当有关。与遗传相关的外翻出生时即有外翻畸形，或出生后逐渐出现畸形。

【临床表现与诊断】

（一）病史

患者可有家族史或者长期穿高跟鞋、尖头鞋史。

（二）症状与体征

踇趾外翻，第 2 趾因受踇挤压常骑在趾背侧或形成锤状趾。第 1 跖骨头内侧隆起，由于鞋的挤压和摩擦，局部软组织增厚，容易发生滑囊炎。急性滑囊炎可引发跖趾关节内侧红肿、疼痛、滑囊积液。

（三）影像学检查

X 线检查：第 1 跖骨内翻，第 1、2 跖骨间隙增宽，两骨夹角大于 10°，踇趾向外偏移，跖趾关节外翻角大于 20°（图 2-21、图 2-22）。

【鉴别诊断】

痛风性关节炎：多发生于第 1 跖趾关节，常在夜间急性发作，关节剧痛，夜间痛醒。常因酗酒、暴饮暴食、着凉、过劳、精神紧张及手术刺激等诱发，血尿酸水平增高。

【治疗】

（一）非手术治疗

1. 中药外敷　如消肿痛、双柏膏等，以清热解毒、消肿止痛。

2. 手法矫正　患者自己将踇趾向内侧掰动，可以有效防止踇趾外翻畸形加剧。

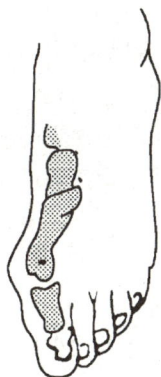

图 2-21　跗趾外翻

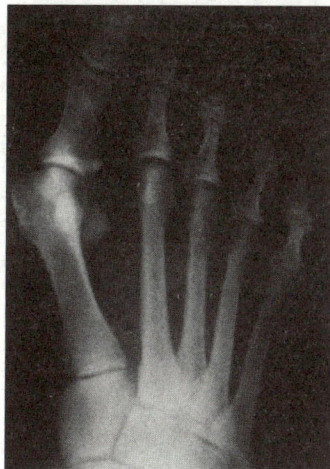

图 2-22　跗外翻畸形 X 线片

3. 选择合适的鞋子　穿合适的鞋子，鞋前部宜宽松，鞋内侧部平直，使跗趾可内收，消除对跗趾的外翻压力，减少前足的挤压和摩擦。对合并扁平足的患者应穿配有纵弓垫的矫形鞋，将足弓托起防止外翻进一步发展。

4. 使用矫形支具　对于轻度畸形者，可用硅胶制作的顺趾垫放置于跗趾和第 2 趾之间，减轻跗趾外翻，缓解疼痛，但也有可能对第 2 趾形成挤压。此方法只能延缓畸形的发展，缓解疼痛。

（二）手术治疗

手术治疗适合年龄较大，畸形严重，非手术治疗不能矫正畸形和减轻足部疼痛者。手术方式包括第一跖骨截骨术、跗趾内侧关节囊紧缩术、软组织松解术及肌腱移位等。术后应避免穿尖头高跟皮鞋，平日穿鞋应尽量选用前部较宽松的鞋，尤其是在运动或者长距离行走的时候。

七、先天性马蹄内翻足

先天性马蹄内翻足是指先天性足下垂、内翻、内收畸形，形似马蹄状。本病是最多见的足部先天性畸形，男性发病多于女性，可为单侧发病，也可双侧发病，单侧略多于双侧，偶尔伴有并趾、多趾等其他先天性畸形。

【病因病理】

（一）病因

本病的病因至今尚未明确，目前主要倾向于与胚胎早期发育异常和胎儿足在子宫内位置不正有关。

（二）病理

在发病初期主要以软组织异常和骨的排列改变为主，后期则出现明显的骨关节畸形。随着年龄增长，先天性马蹄内翻足畸形日趋严重。先天性马蹄内翻足的主要畸形为三部分，即足跟内翻、前足内翻和距小腿关节与距下关节跖屈，呈马蹄状畸形。构成这些畸形有软组织和骨组织的病理变化。

1. 骨关节畸形　骨关节畸形随着年龄的增长呈进行性加重，早期主要表现为骨的排列的改变。随着年龄的增长，尤其是站立行走后，跗骨及距骨的形态变异和关节位移逐步加重，主要表现为：

（1）距小腿关节跖屈畸形，距骨前移，距骨滑车几乎从踝穴脱出。

（2）跟骨跖屈内翻，跟骨结节上提变小。

（3）足舟骨向内下方移位，距舟关节呈半脱位。

（4）距骨呈明显内收畸形。

（5）由于足中、前外侧缘成为负重区，骰骨和第4、第5距骨和趾骨代偿性粗大。

（6）严重者小腿胫骨远段也呈轻度旋内畸形。

伴随着以上骨关节的变化，患者足外形表现为足跟内翻、前足内翻以及距小腿关节与距下关节跖屈等畸形越来越明显，呈马蹄状畸形。

2. 软组织改变　随着骨的形态结构变化，患足软组织也出现相应的改变，主要是足内侧和足底的软组织短缩，跟腱、跖腱膜以及胫骨后肌、趾长屈肌、踇长屈肌等肌腱极度挛缩，足部外侧软组织及肌肉持续被牵拉而延伸。

【临床表现与诊断】

（一）症状与体征

1. 轻型　大多为1岁以内患儿，足轻度内翻下垂，足前部内收，足跟大小正常，腓肠肌轻度萎缩，足被动背屈、外翻时有弹性阻力，但可以矫正其内翻、内收畸形。足距面出现皱褶。

2. 重型　畸形较严重，足部跖屈内翻畸形，足前部内收、内翻，足跟变窄小，小腿后肌群萎缩。行走时足外侧部着地，若为单侧畸形，行走时跛行步态，若为双侧畸形，则行走时呈摇摆步态。

（二）影像学检查

X线检查　距骨与第1距骨纵轴线交叉成角大于15°，跟骨距面和距骨纵轴线夹角小于30°。

【鉴别诊断】

1. 先天性多发性关节挛缩症　四肢多关节畸形，发病初期即有明显的骨关节改变。

2. 脑性瘫痪　肌张力增强，腱反射亢进，有病理反射，以及其他脑受累的表现。

3. 脊髓灰质炎后遗症　有脊髓灰质炎病史，部分肌肉肌力下降或完全丧失，肌电图或体感诱发电位检查可明确诊断。

【治疗】

治疗原则为越早越好，治疗方法依年龄和畸形类型加以选择。

（一）非手术治疗

适用于轻型患儿。

1. 中药外洗　如舒筋活血汤足浴，每日1次，每次20分钟。

2. 手法治疗　由母亲进行矫正。患儿仰卧、屈膝，用手掌握住足底部，用另一手将前足推向外，矫正前足内收，握住足跟部的手使足跟外翻，然后在足跟外翻基础上背伸足跟部，以矫正其马蹄内翻足畸形（图2-23）。在矫正下垂时，切忌将前足强力背伸，应先将后跟向下拉然后背伸。否则单纯将足前部背伸，将造成"摇椅足"畸形。每日2次。手法时宜轻柔，免致骨伤，逐步加大矫正角度，忌暴力手法。畸形矫正后，用可调矫形支具固定。

（二）手术治疗

适用于经非手术治疗无效的重型患儿。

1. 软组织松解术　适用于6岁以上、12岁以下患儿，因为此阶段足部骨发育尚未成熟，不宜行截骨矫正。软组织松解术主要有跟腱延长术、足底腱膜松解术。

2. 截骨矫正关节融合术　适用于12岁以上的足部骨关节畸形基本定型的患者。手术时将距舟关节、跟骰关节、跟距关节3个跗骨间关节融合以及跟骨截骨，以矫正内收、内翻及跖屈畸形，同时做足底腱膜松解术和跟腱延长术或肌腱移位术等，以保持矫正后足骨关节正常的力学平衡。

【预防与调护】

由于该病与母体条件、胚胎发育、宫腔环境等因素有关，因此应注意妊娠期卫生，避免使用不必要的药物，预防病毒和细菌感染。孕妇宜穿宽松的衣服，给胎儿发育创造良好环境。婴儿出

（1）

（2）

（3）

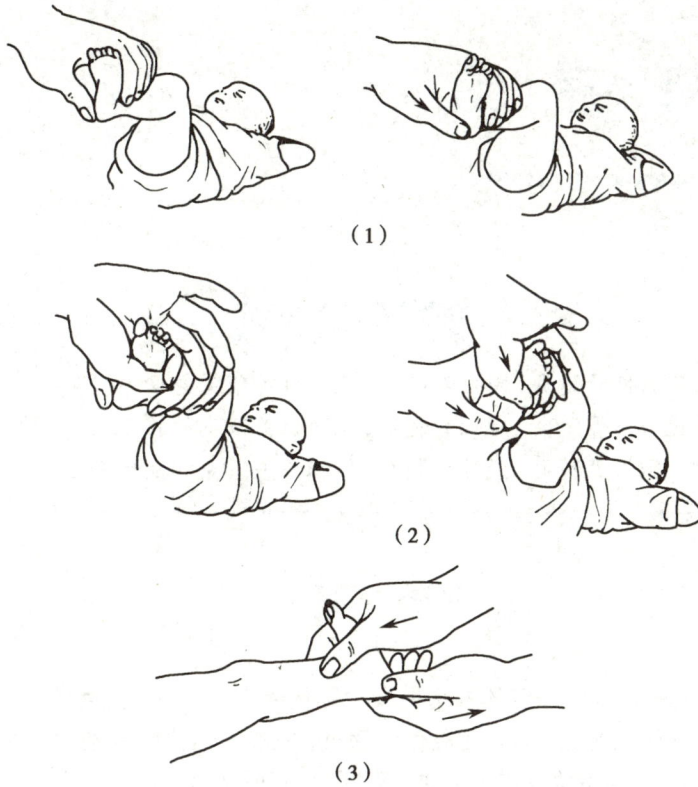

图 2-23　先天性马蹄内翻足手法矫形

生后一旦出现马蹄内翻足，应指导家长掌握按摩手法技巧。

（卿培东）

? 复习思考题

1. 什么是成骨不全？请简述它的临床表现与诊断标准。
2. 简述斜颈的病因、病理。
3. 先天性脊柱侧弯的度数测量方法是什么？
4. 详述先天性髋关节脱位的临床表现、诊断和治疗。
5. 简述膝内、外翻的测量方法。

ER-2-3

扫一扫，测一测

第三章 骨痈疽

第一节　概　　述

骨痈疽是由化脓性细菌、螺旋体等病原微生物侵入骨骼、关节引起的急、慢性骨、关节感染的疾病。骨组织的化脓性感染，称为化脓性骨髓炎；关节的化脓性感染，称为化脓性关节炎。中医对该疾病很早就有描述，例如《灵枢·刺节真邪》："有所结，深中骨，气因于骨，骨与气并，日以益大，则为骨疽。"在历代文献中也会见到对该疾病的描述。

【病因病机】

（一）中医病因病机

1. 正气虚弱　正气虚弱为骨痈疽发生的内因。患者全身正气虚弱，不能抑制邪毒，邪毒炽盛，热毒流注筋骨或关节，或局部正气虚弱，毒邪留注局部而发病。

2. 热毒流注　疗疮疖肿或感染性疾病的后期，余毒未清，滞留体内，经久不解；因正不胜邪，热毒流注筋骨、关节而发病。

3. 外感六淫　外感六淫，客于肌腠，内入筋骨、关节，阻塞经络，郁而化热，蕴热成毒，腐筋烂骨。

4. 筋骨开放性损伤　筋骨开放性损伤，邪毒直入创口，蕴热化脓，腐蚀筋骨。

5. 七情内伤　七情内伤、情志逆乱，脏腑功能失调，正气内虚，邪毒不能外散，蕴热化脓，直窜入骨。

6. 饮食不节　饮食膏粱厚味、辛辣刺激，内伤脾胃，湿热内蕴，流注筋骨、关节而发病。

7. 房事不节　房劳过度，肝肾亏虚，筋骨不健，正虚不能抵御，邪毒乘虚入筋注骨。

综上所述，骨痈疽发生的病理变化与机体的正气、脏腑、经络等功能的强弱有密切的关系。以上各个因素可单独发病也可联合发病，整个疾病发展演变过程始终存在着正气与邪气之间的抗争。

（二）西医病因病理

本病常见的致病菌有金黄色葡萄球菌、乙型溶血性链球菌、白色葡萄球菌，偶有大肠杆菌、铜绿假单胞菌、肠球菌等。本病感染途径主要有以下几方面：①身体其他部位感染的细菌经血液循环播散至骨骼致病，为血源性感染；②开放性外伤例如开放骨折致病，为外伤性感染；③邻近软组织感染可以直接蔓延至骨与关节致病，称为蔓延性感染；④近年来的医源性感染逐渐被人们重视。骨髓炎的发生，与细菌数量多少、毒力大小等外在因素，患者全身状况、局部骨骼抵抗力等内在因素相关。疾病病理演变过程大致为：感染开始 48 小时内细菌毒素可在干骺端生成脓液，经过哈弗斯系统和福尔克曼管进入骨膜下，使骨膜剥离，产生的骨坏死和由此诱发的骨修复同时存在。感染灶形成，脓液产生的量较大时，根据局部解剖结构的不同，脓液向阻力小的方向扩散(关节腔或骨髓腔),出现脓肿的蔓延、扩散甚至溃破,窦道形成,继而坏死组织、脓液排出体外,疾病逐渐转入慢性阶段。

【临床表现、诊断与鉴别诊断】

（一）临床表现

1. 发热　起病急骤,恶寒发热,体温可高达39～41℃,持续数日不退或伴有寒战,烦躁不安,汗出,口渴,脉洪数等症状。脓肿破溃后,体温开始下降。慢性骨髓炎时一般体温不高或伴有轻度增高。

2. 疼痛　患肢局部疼痛或压痛,多局限于骨端、关节处,呈进行性加剧状态。成脓时肢端或关节内疼痛剧烈,当脓肿破溃时,疼痛可暂时减轻。慢性附骨疽非急性发作时,患肢仅有隐痛。

3. 肿胀　病变处多呈环形、弥漫性肿胀,边界不清,皮温增高。脓液形成或关节内积液后,按压有波动感。起病初期皮色不变,脓肿溃破时中心表皮透红。慢性骨髓炎时一般患肢较健肢粗大。

4. 功能障碍　急性患者发病后患肢功能活动因疼痛受限。后期患肢呈屈曲挛缩畸形或僵硬强直。

5. 死骨及窦道　骨、关节感染后骨质破坏,血循环障碍,导致部分骨质发生坏死。脓肿外溃形成窦道,窦道外口时流脓水或夹杂小块死骨。慢性附骨疽,可出现数个窦道,疮口凹陷,瘘管周围皮肤色素沉着及有瘀斑,边缘常有少量肉芽形成。

6. 体弱　疾病日久出现局部肌肉萎缩,全身形体瘦弱,神疲乏力,畏寒肢冷,身体倦怠,舌质淡,苔白,脉细弱等症状。

（二）诊断

1. 症状体征　同前。

2. 实验室检查　急性化脓性骨髓炎早期血常规白细胞计数增高,在$20×10^9$/L以上,甚至明显核左移;红细胞沉降率增快;血培养常为阳性。慢性附骨疽非急性发作时,白细胞计数、红细胞沉降率可在正常范围。

3. 影像学检查

（1）X线检查:早期X线检查无异常发现。发病2～3周后,X线摄片可见骨质疏松,在干骺端有一模糊区和阴影,骨膜反应或骨质破坏;发病4周或更长的时间后,X线片见骨质不规则增生或硬化,有残留的骨吸收区及空洞。

（2）CT检查:CT检查对于判断骨髓腔内的密度增高、骨质破坏、骨质硬化、死骨、关节积液很有帮助。

（3）MRI检查:MRI具有很好的软组织对比度和多平面成像功能,对急性骨感染的早期诊断具有较大的帮助。

4. 病理学检查为炎性坏死组织。早期骨髓组织高度充血,出现炎症性水肿,进而形成脓肿和死骨。

（三）鉴别诊断

1. 骨关节结核　骨关节结核发病缓慢,早期全身、局部症状不明显,伴有午后低热等结核分枝杆菌中毒表现,结核菌素试验阳性,晚期呈全身慢性、消耗性状态,溃后脓液清稀,败絮样(干酪样坏死)物质流出。骨髓炎发病急促,全身症状明显,高热,细菌培养阳性,X线片显示骨破坏与骨增生并存。

2. 风湿性关节炎　风湿性关节炎常为多个关节受累,关节肿痛呈对称性、游走性,一般不溃破。

【治疗】

骨痈疽的治疗应局部与全身兼顾,标本同治,内外结合,祛邪与扶正兼施。急性期以祛邪为主,慢性期以扶正祛邪为主。

（一）内治法

1. 中医内治法　根据骨痈疽疾病演变过程,分为初期、中期(成脓)、后期(溃破)三个不同的阶段,辨证分别运用消、托、补三法。

（1）消法:在疾病尚未成脓之际,治以祛邪为主,运用清热解毒、活血通络的方法,可选用黄连解毒汤、仙方活命饮等临证加减化裁。

（2）托法:痈疽酿脓尚未成熟或脓成不溃,或溃而脓出不畅时,治以托毒外出为主。毒盛正不虚者,方用透脓散,正虚毒盛者,方用托里消毒饮等。

（3）补法:正气不足,气血亏虚,治以扶正为主,宜用补法。辨证论治用八珍汤或十全大补汤等临证加减。

2. 西药治疗　早期可大剂量应用广谱抗生素,如氨基糖苷类、头孢菌素类、喹诺酮类抗生素,遵循"早期、足量、联合"的原则,多采取两种或两种以上抗生素联合应用。细菌培养确定致病菌及其对药物敏感性后,即改用针对性更强的抗生素治疗。临床上常常待病情痊愈,血常规、红细胞沉降率恢复正常后,仍继续应用2～3周,方可考虑停药。积极补充营养,必要时可少量多次输血、人血白蛋白、氨基酸制剂等进行支持治疗,提高机体抗病能力。

（二）外治法

1. 中医外治法

（1）药物治疗:中医外治法的药物应用也要进行辨证施治。根据病情适当选择箍毒消肿、祛腐生肌类方药。具有箍毒消肿作用的药物常选用蒲公英、紫花地丁、野菊花、七叶一枝花、金黄散、双柏散等。具有祛腐生肌作用的药物常选用白降丹、红升丹、八宝丹、生肌散等。

（2）固定疗法:早期即可应用持续皮牵引或石膏托、夹板将患肢固定于功能位,以利患肢休息,促使炎症消退,防止发生畸形和病理性骨折。感染性骨缺损可行外固定器固定。在持续牵引或夹板、石膏托固定期间,应鼓励患者积极进行肌肉舒缩及未固定关节的屈伸活动,防止肌萎缩等并发症的发生。

2. 手术治疗

骨痈疽在早期髓腔脓液较多时可行钻孔开窗引流术、闭式吸引冲洗术。中、后期若有大块死骨、死腔,窦道流脓,包壳形成已牢固,可进行清创死骨摘除术、刮除术及带蒂肌瓣填塞术。对于多年不愈,周围软组织有恶变者须行截肢术。附骨疽关节感染、抽取脓液时,可先行关节穿刺抽液(图3-1),再关节内注入抗生素治疗。附骨疽后期,若关节强直于非功能位或陈旧性病理脱位未复位,严重影响功能者,在炎症完全消退6个月以后,可行矫形手术。术前、

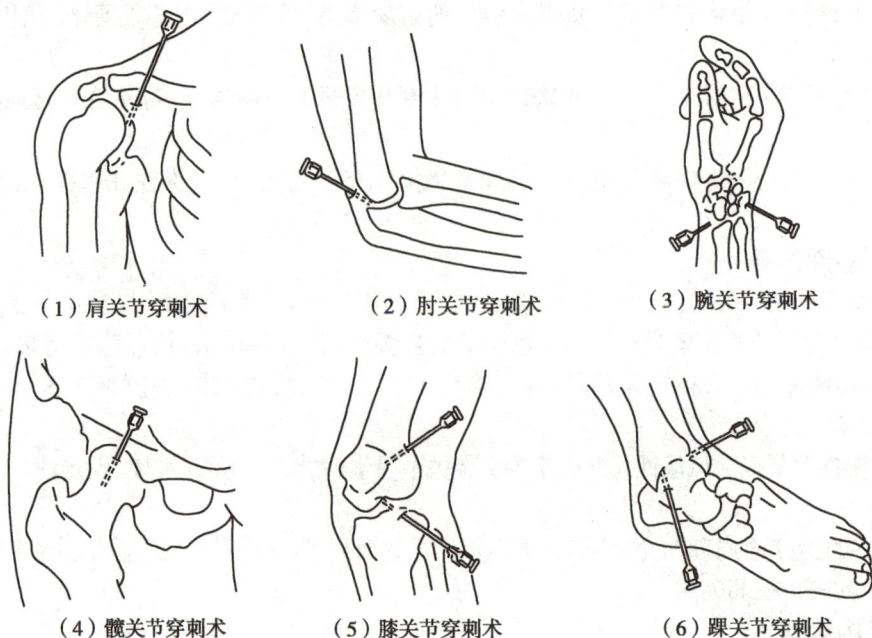

（1）肩关节穿刺术　　（2）肘关节穿刺术　　（3）腕关节穿刺术

（4）髋关节穿刺术　　（5）膝关节穿刺术　　（6）踝关节穿刺术

图3-1　关节穿刺术

术中、术后，仍须使用大量抗生素，以预防感染的复发。

【预防与调护】

预防外伤感染，正确处理软组织损伤及开放性骨折，发现感染并及时控制感染灶。提高机体免疫力，保持身心健康，饮食有节，劳逸适度，增强体育锻炼，都能够有效预防骨关节感染的发生。

第二节 急性化脓性骨髓炎

急性化脓性骨髓炎是由于骨与周围组织受到细菌感染引起的急性化脓性疾病，可累及的结构包括骨膜、骨质、骨髓及周围软组织。本病好发于3～15岁人群，男性多于女性，多见于四肢长骨的干骺端，以胫骨近端、股骨远端最多见，其次是肱骨近端。

【病因病理】

（一）中医病因病机

热毒是急性化脓性骨髓炎的致病因素，正虚是本病的发病基础，损伤是本病的常见诱发条件。

1. 热毒入骨 余邪热毒循经脉流注入骨，致络脉阻塞，气血壅结，蕴而化热，腐骨化脓。

2. 损伤感染 开放性损伤，邪毒从创口侵入，深达入骨，附骨成痈。局部闭合性损伤，气血凝滞，壅塞经络，积瘀成痈，热毒流注筋骨而发病。

3. 正虚邪入 患者正气虚弱，外邪易侵，邪毒入里，流注筋骨，聚而发病。

（二）西医病因病理

急性化脓性骨髓炎最常见的致病菌是金黄色葡萄球菌，好发于长管状骨的干骺端。因干骺端内血管管径细小，血流速度慢，病原菌易于停留、繁殖。另外，细菌停留易形成菌栓，血管堵塞，组织缺血坏死，更有利于疾病发展。急性化脓性骨髓炎的病理特点是骨质破坏、组织坏死、反应性骨增生同时存在。早期以破坏、坏死为主，后期以增生修复为主。病理发展过程主要经历以下四个阶段。

1. 脓肿形成 脓肿形成有两个途径：一是病灶区的脓毒向外蔓延，可穿破骨皮质达骨膜下，形成骨膜下脓肿，骨膜下脓肿逐渐增大，压力增高，脓毒又经骨小管穿入髓腔，可形成广泛性骨髓炎；二是病灶区的脓毒，向内蔓延，先进入髓腔，髓腔内脓液逐渐增多，压力增高，又经骨小管向外延伸，穿破骨皮质到骨膜下，形成骨膜下脓肿。骨膜下脓肿，可穿破骨膜，形成软组织脓肿或皮下脓肿，最后穿破皮肤，形成窦道，脓肿由窦道排出体外。感染灶脓肿穿破骺板，可进入关节腔，并发化脓性关节炎（图3-2）。儿童关节附近的骺板是一道屏障，脓毒穿破骺板进入关节腔的机会较少。

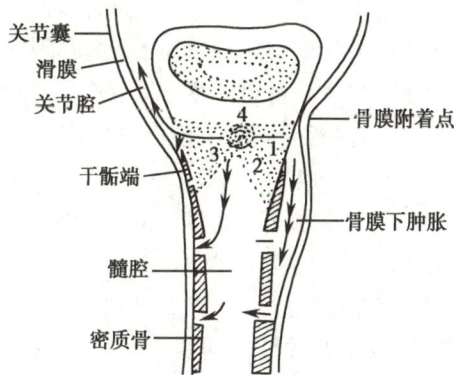

图3-2 急性化脓性骨髓炎感染扩散途径

2. 形成包壳骨 骨膜下脓肿形成时，被掀起的骨膜因膜内化骨，产生一层反应性新生骨，逐渐增厚形成包壳，即称包壳骨。包壳骨虽是一种病理性产物，但却是维持骨干连续替代原骨负重的重要保证。

3. 死骨形成 感染的骨骼失去来自骨膜的血液供应，骨骼本身的营养血管也因感染而栓塞，导致骨缺血继而形成广泛的骨坏死。坏死骨如与周围活骨未完全分离，待炎症控制，侧支循环重新建立，尚有转为活骨的可能。如果炎症不能控制，且坏死骨与周围活骨完全分离，即称为死骨。死骨形成后,病灶区的肉芽组织或脓腐物将其包围,形成游离的死骨。小的死骨可被吸收或排出,大的死骨只能通过手术摘除(图3-3)。

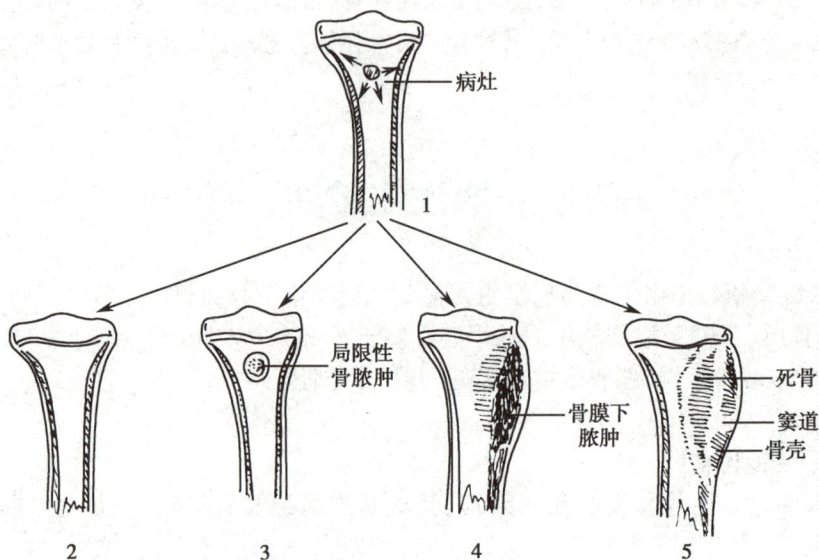

图3-3　化脓性骨髓炎演变过程

4. 组织修复　游离死骨出现死腔,伤口长期不愈合,疾病转变为慢性骨髓炎。反复的炎性水肿、渗出液的刺激,周围组织形成大量瘢痕,失去弹性,色素沉着,有癌变的可能。

【临床表现、诊断与鉴别诊断】

(一)临床表现

起病急骤,有寒战继而高热至39℃以上,有明显的全身中毒症状。

1. 初期　起病急,全身不适,倦怠,食欲减退。很快转入高热寒战,体温可达39~40℃,甚至神昏谵语,局部剧烈疼痛,肢体半屈曲状态,周围肌肉痉挛,关节主、被动活动受限。局部皮温增高,局限性压痛,肿胀并不明显。

2. 成脓期　发病3~4天后,壮热不退,全身虚弱,局部肿痛剧烈,压痛更为明显。脓肿穿破骨骼后成为软组织深部脓肿,此时因髓腔内压力释放,疼痛感可减轻,但局部红、肿、热、压痛仍存在。如果病灶邻近关节,可有反应性关节积液。脓液沿髓腔播散,则疼痛与肿胀范围更为严重,有病理性骨折的可能。

3. 破溃期　发病后3~4周。全身表现为无力、神疲,形体消瘦,面色白,舌淡苔少,脉细数。局部脓肿穿破后疼痛即刻缓解,体温逐渐下降,脓肿穿破后可形成窦道,病变转入慢性阶段。

(二)诊断

1. 症状体征　同前。

2. 实验室检查　白细胞计数增高,可达$30×10^9/L$以上,红细胞沉降率增快;局部穿刺液培养或血培养可获致病菌并行药敏试验,结果指导抗生素应用。

3. 影像学检查　见本章第一节。

4. 病理学检查　见本章第一节。

(三)鉴别诊断

1. 软组织感染　急性化脓性骨髓炎早期与蜂窝织炎、丹毒早期症状类似,不易鉴别。急性化脓性骨髓炎早期全身中毒症状严重,局部剧烈疼痛,红肿较轻,压痛部位深,常发生在干骺端。软组织的急性感染则全身中毒症状不显著,局部红肿,压痛局限于某个平面,病变多偏于肢体一侧。

2. 骨肉瘤 恶性骨肿瘤也可以有肿瘤性发热。但起病不会急骤，部位以骨干居多数，早期不会妨碍邻近关节活动，表面有曲张的血管并可摸到肿块。部分病例与不典型的急性化脓性骨髓炎混淆不清，必要时需做活体组织检查。

【治疗】

本病起病急，发展快，症状重，若失治误治，可危及生命。早期诊断及时有效治疗是关键，并且在治疗中强调中西医结合，内外并治，可以取得不错的效果。

（一）中医辨证论治

1. 初期 症见恶寒发热，肢体疼痛不剧烈，苔薄白，脉浮数。严重可见高热神昏，身现出血点、烦躁。内治法可选用仙方活命饮加黄连解毒汤或五味消毒饮临证加减，如果出现神昏、烦躁，配服安宫牛黄丸、紫雪丹等。外治法可选用拔毒生肌散、金黄膏、双柏散、玉露膏等外敷患肢肿痛处。配合患肢制动，缓解肌肉痉挛，减轻疼痛。为防止畸形和病理性骨折及脱位的发生，可选用夹板、石膏托等。

2. 成脓期 症见高热、肢端疼痛加剧，舌红、苔黄、脉数。内治法可选用五味消毒饮、黄连解毒汤合透脓散临证加减。外治法采用局部患肢制动，外敷拔毒消疽散，还可根据情况选择穿刺吸引术和局部注射抗生素、切开引流或钻孔开窗引流术。患肢剧烈胀痛，是骨髓腔内炎性渗出液或脓液形成髓内高压、动脉血流受阻、静脉回流障碍的表现，此时应采取闭合性持续冲洗吸引疗法。

3. 溃后期 脓毒已溃，此期病机为虚实夹杂，以虚为主。此时要扶正托毒，祛腐生新，恢复机体正气，助养新骨生长，促进疮口早日修复。根据脓液性状、气味的不同，可选取托里消毒饮、八珍汤临证加减。外治法可选用九一丹、八二丹、白降丹等治疗。

（二）西药治疗

抗生素治疗 对疑有骨髓炎的患者应立即开始足量抗生素治疗，往往可以迅速控制炎症，及时进行病原微生物的药敏试验，根据结果指导临床抗生素的应用，提高疗效。抗生素的使用至少应持续至体温下降、症状消失后2～3周。近年来，由于耐药菌株日渐增多，因此选择合适时期进行手术治疗很有必要。

（三）手术治疗

1. 手术的目的 ①引流脓液，减少毒血症症状；②阻止急性化脓性骨髓炎转变为慢性骨髓炎。手术治疗宜早，最好在抗生素治疗后48～72小时仍不能控制局部症状时进行手术，也有主张提前为36小时的。延迟手术只能达到引流的目的，不能阻止急性化脓性骨髓炎向慢性骨髓炎转变。

2. 手术方式 有钻孔引流及开窗减压两种。在干骺端以4mm口径的钻头钻孔数个。如有脓液溢出，可将各钻孔连成一片，用骨刀去除一部分骨密质，称为"骨开窗"。一般有骨膜下脓肿存在时，必然还有骨内脓肿。即使钻孔后未发现骨内脓肿，损伤亦不大。不论有无骨内脓肿，不要用探针去探髓腔，亦不要用刮匙插入髓腔内，防止髓内感染扩散。

3. 伤口处理 术后的伤口不做缝合，填充碘仿纱条，感染控制后再延迟缝合。也可以行闭式灌洗引流术。在骨髓腔内放置两根引流管做连续冲洗与吸引，关闭切口。置于高处的引流管以1 500～2 000ml抗生素溶液连续24小时滴注；置于低位的引流管接负压吸收瓶。引流管留置3周，或体温下降，或引流液连续3次培养阴性即可拔除引流管。

（四）全身治疗

高热时降温，补液，补充热量。化脓性感染时往往会存在贫血，根据情况给予成分输血，以增加患者的抵抗力。也可用清热解毒的中药治疗。

（五）局部制动

肢体可做皮肤牵引或石膏托固定，可以起到下列作用：①止痛；②防止关节挛缩畸形；

③防止病理性骨折。

第三节　慢性化脓性骨髓炎

慢性化脓性骨髓炎，属于中医"附骨疽"范畴，多是因急性化脓性骨髓炎治疗不当或不及时，病情发展的结果。如致病菌毒力较低，或病人抵抗力较强，也可能在疾病伊始即为慢性化脓性骨髓炎。本病的特点是感染的骨组织增生、硬化、坏死、死腔、包壳、瘘孔、窦道、脓肿并存，反复化脓，缠绵难愈，病程可长达数月、数年，甚至数十年。

【病因病理】

慢性化脓性骨髓炎的致病菌常为多种细菌，但金黄色葡萄球菌仍是主要的病原体，此外革兰氏阴性杆菌也占很大比例。近年也有真菌引起感染的报道。慢性化脓性骨髓炎绝大多数由急性化脓性骨髓炎演变而来，即在其急性期症状消退或手术治疗伤口封闭后，因仍有病灶未完全消灭，每当机体抵抗力降低时疾病就急性发作，少数为开放性骨折合并感染所致。从急性化脓性骨髓炎到慢性化脓性骨髓炎是一个逐渐发展变化的过程，一般认为在发病4周后为慢性化脓性骨髓炎，急性炎症消退后，如有死骨、窦道、死腔存者，即为慢性化脓性骨髓炎。从急性化脓性骨髓炎发展到慢性化脓性骨髓炎，在病理上是一个连续的过程，即由以显著的骨破坏为特征的急性期逐渐发展为以修复增生为主的慢性化脓性骨髓炎。

病灶静止以及亚急性发作时，局部和全身可无炎症表现。骨髓炎长期不愈合或多次复发，骨端或其邻近关节易发生畸形，常伴有不同程度肌肉萎缩、关节周围组织挛缩、功能障碍等。复发时全身症状可较轻，但在原患处可出现红、肿、热、痛症状。如炎症继续发展，可自原窦道口破溃，排出脓液及小块死骨，有时窦道口经过一段时间能自行封闭。但当患者抵抗力下降时，炎症又可急性发作，待脓液重新穿破皮肤流出后，炎症又消退，如此反复发作。

由于病灶中的致病菌始终不能被彻底消灭，反复化脓，炎症刺激，造成新生骨增厚和钙化，形成包壳、死腔、死骨、炎性肉芽组织、脓肿、窦道并存，邻近软组织大量瘢痕形成，是慢性化脓性骨髓炎病理改变的基本特点。在长期炎症刺激下窦道附近的皮肤有癌变的可能。

【临床表现、诊断与鉴别诊断】

（一）临床表现

1. 患肢长期隐痛、酸痛，时轻时重。局部有压痛、叩击痛。皮肤上有长期不愈合或反复发作的窦道口，流出稀薄脓液或有小块死骨流出。窦道口周围常有肉芽组织增生、色素沉着。若脓液排出不畅时，局部肿痛加剧并有发热和全身不适等症状。经过抗生素治疗症状可消失，窦道也可自行愈合；若身体抵抗力下降可复发。

2. 患肢增粗皮肤上留有凹陷窦道瘢痕，紧贴于骨面，可触及病骨表面凹凸不平，轮廓不清，皮下组织变硬。

3. 病变日久全身表现为形体瘦弱，面色㿠白，神疲乏力，舌质淡，苔薄白。

（二）诊断

1. 有急性化脓性骨髓炎或开放性骨折合并感染病史。

2. **症状体征**　见临床表现。

3. **影像学检查**

（1）X线：显示骨干不规则增粗、皮质增厚、密度不均匀，周围有新生包壳骨。髓腔变窄或消失，同时有大小不等的死骨，死骨的密度较周围骨密度为高。有一个或多个空洞透光区。骨质增生和破坏并存且增生大于破坏（图3-4）。

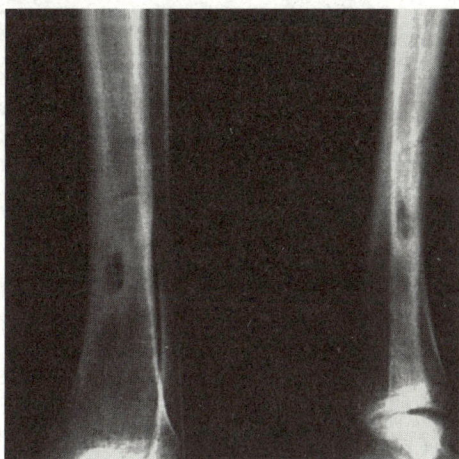

图3-4　慢性化脓性骨髓炎 X 线表现

（2）CT：能清晰显示空洞、气体、死骨、窦道的位置。

4. 实验室检查　实验室检查可正常，急性发作时白细胞计数增高，红细胞沉降率升高。

5. 病理学检查　慢性化脓性骨髓炎手术时可取标本进行检查明确诊断。

（三）鉴别诊断

1. 骨结核　骨干结核临床发病率较低，常合并其他部位的结核，无混合感染时白细胞计数正常，死骨及窦道较少，分泌物多为稀薄脓液或败絮状干酪物。骨松质发生结核病变后，骨组织发生坏死，以溶骨改变为主。慢性化脓性骨髓炎整个病理过程破坏与修复并存，修复为主，易形成大块死骨。

2. 骨样骨瘤　病变比较局限，有广泛的骨皮质增厚，X 线表现与慢性化脓性骨髓炎类似，但骨样骨瘤皮质光滑，髓腔不对称性变窄，X 线表现骨增生中心呈圆形或卵圆形，水杨酸制剂对骨样骨瘤有良好的止痛效果，对骨髓炎无效。

3. 硬化型骨肉瘤　硬化型骨肉瘤与慢性化脓性骨髓炎在临床表现与 X 线表现上类似。但硬化型骨肉瘤无感染病史，发展较快，疼痛剧烈，以夜间痛为主，碱性磷酸酶高于正常值，在 X 线检查方面骨肉瘤会有明显的放射状骨针、Codman 三角征，软组织内可见肿瘤骨。慢性化脓性骨髓炎的骨膜反应由轻到重，由模糊变光滑，一般没有软组织包块，病理学检查是鉴别的重要手段。

【治疗】

由于慢性化脓性骨髓炎病变长年累月不愈，消耗大，导致全身正气虚弱，总的病机是虚中夹实。故在治疗上应局部与整体结合起来，治以扶正祛邪，内外兼治。

（一）内治法

1. 急性发作期

（1）治则：清热解毒，托里排脓。

（2）方药：透脓散合五味消毒饮或用托里金银地丁散临证加减。

2. 非急性发作期

（1）治则：扶正祛邪，托毒生肌。

（2）方药：消炎解毒汤加减。

3. 辅助治疗配合高蛋白饮食，对症支持治疗。

（二）外治法

1. 急性发作期的局部处理　初起局部微红微肿，外敷金黄膏、玉露膏、拔毒消疽散。成脓后，即行切开排脓引流。已溃破或切开的疮口，用冰黄液或三黄液冲洗，黄连液纱条填入疮口内，外用玉露膏或生肌玉红膏敷盖。卧床休息，患肢采用制动固定。

2. 非急性发作期的局部处理　局部皮肤无疮口或窦道，虽有骨坏死但无大块游离死骨者，外敷拔毒消疽散。皮肤窦道经久不愈者，用七三丹或八二丹药线插入疮口内，外贴生肌玉红膏。外有窦道内有死骨难出者，以腐蚀窦道使疮口扩大便于死骨和脓腐排出，宜用千金散或五五丹药线插入疮口。脓尽后改用生肌散。死骨、死腔、窦道并存，脓腐甚多时，可用中药制剂持续冲洗疮口，用冰黄液灌注引流。对经久不愈的瘘管、窦道，宜施行病灶清除手术，目的是彻底摘除死骨，清除瘢痕肉芽组织，切除瘘管窦道，消灭死腔。其他疗法：闭合性持续冲洗引流法（见急性化脓性骨髓炎）。

（三）手术治疗

手术是治疗慢性化脓性骨髓炎的一种重要方法，其目的在于摘除死骨，消灭死腔，切除瘢痕窦道，闭合创口。下列手术可选择或联合应用：死骨摘除术、消灭死腔常用的方法有带蒂肌瓣填充术。还可以根据情况联合选用闭合冲洗吸引术、切除窦道，甚至选用截肢术。

第四节　化脓性关节炎

化脓性关节炎属于中医的"关节流注"范畴，系指关节腔内由化脓性细菌所引起的感染。本病可发生于任何年龄段的人群，好发于儿童、青少年、年老体弱、慢性关节疾患人群，男多于女。发病以膝、髋关节最多见，其次是肘、肩、踝关节，愈合后往往留下不同程度的关节功能障碍。大多数是单个关节发病，个别可见多个关节同时受到侵犯。

【病因病机】

（一）中医病因病机

中医认为该疾病与人体正气不足，邪毒壅滞关节有关。其邪毒来源，可概括为以下四个方面。

1. 暑湿邪毒　暑湿邪毒客于营卫之间，阻于经脉肌肉之内与气血搏结，流注于关节。

2. 热毒余邪　因患疔、疮、疖、痈及切口感染等失治误治或虽治而余毒未尽或因挤压、碰撞，邪毒走散，流注关节。

3. 化热成毒　长期积劳、过累，肢体经络受损或跌仆闪挫，瘀血停滞，郁而化热成毒，恶血热毒凝于关节。

4. 邪毒直入　由于穿刺伤或开放性损伤，邪毒通过创口直接侵入关节。

（二）西医病因病理

西医认为本病是关节内受化脓性细菌感染所致。感染的途径主要有：身体其他部位感染灶内的病原菌通过血液循环播散至关节腔内，或者是关节附近的骨感染灶直接蔓延，或者是关节穿刺导致的内部感染。最常见的致病菌是金黄色葡萄球菌，其次是链球菌、大肠杆菌等。主要病理表现为以下几个阶段。

1. 浆液性渗出期　感染后，关节内的滑膜组织开始充血，水肿，白细胞大量浸润，关节内出现浆液性渗出液，其性状较清稀。此期尚未累及关节软骨，如能及时控制炎症发展，预后较好。

2. 浆液纤维蛋白渗出期　随着炎症反应加剧，渗出液增加，并出现大量的脓细胞和中性粒细胞，渗出液外观黏稠混浊。此期释放大量溶酶类物质，破坏关节软骨基质，使胶原软骨失去支持，在负重状态下破裂，关节内滑膜和关节软骨被一层浆液纤维蛋白覆盖，关节内出现纤维性粘连，治疗后关节功能难以完全恢复正常（图3-5）。

3. 脓液渗出期　关节内渗出液变为脓液，液体量增大，死亡的白细胞释放破坏关节软骨的介质，关节囊和周围软组织发生蜂窝状改变，形成的脓肿穿破皮肤溢出体外。

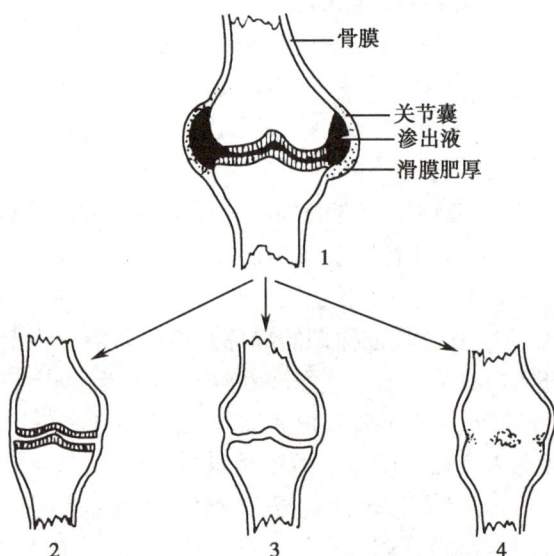

图3-5　化脓性关节可能的病理结果

【临床表现、诊断与鉴别诊断】

（一）临床表现

1. 初期　患者存在全身不适症状，食欲减退,很快出现寒战、高热,舌苔白薄,脉紧数。病变关节肿胀、疼痛,压痛明显,不能伸直,关节主动、被动活动受限,久之关节挛缩甚至半脱位。

2. 中期 上述症状进一步加剧。全身感染中毒性反应明显,寒战、高热、出汗,体温高达40～41℃,口干,苔黄,脉数;局部红、肿、热、痛,拒按。因炎症刺激,肌肉痉挛,使病变关节处于半屈曲位置,不能活动。甚至出现病理性脱位、半脱位或骨骺分离移位。

3. 后期 为持续性全身中毒症状,局部红肿热痛症状加剧,关节穿刺为脓液。如脓肿穿破关节囊到软组织,因关节内压力减低,疼痛可减轻。最后脓肿突破皮肤而形成窦道,经久不愈。全身中毒症状及衰弱症状表现突出,可出现精神疲惫,面白无华,舌淡苔少,脉细而数等。此期因关节结构破坏,周围软组织挛缩而呈现关节脱位畸形,活动受限的特征。

(二)诊断

1. 病史 患者可存在其他部位感染病史。

2. 症状体征 同临床表现。

3. 实验室检查 白细胞计数增高,中性粒细胞百分比上升,红细胞沉降率升高,血培养常为阳性。关节穿刺关节液检查是明确诊断和选择治疗方法的重要依据。化脓性关节炎穿刺液早期呈浆液性,中期呈絮状,后期为脓液。关节液内成分提示白细胞计数＞100×10^9/L,关节液内含糖量比血糖低,两者相差＞2.2mmol/L。关节液的涂片检查发现大量白细胞、脓细胞和细菌即可明确诊断。

4. 影像学检查

(1)X线检查:早期关节周围软组织影增大,关节液增多可导致关节间隙增宽,关节囊肿胀。关节附近还可出现骨质疏松。晚期关节间隙变窄或消失,骨质破坏,周围骨质可出现增生,关节边缘骨赘增生。

(2)CT、MRI检查:CT检查对于发现骨关节软骨面和关节间隙变化和对于及早发现关节腔内渗液有帮助。MRI对于早期诊断有一定帮助。

(三)鉴别诊断

1. 骨关节结核 骨关节结核发病缓慢,早期全身、局部症状不明显,伴有午后低热等结核分枝杆菌中毒表现,结核菌素试验阳性,晚期呈全身慢性、消耗性状态,溃后脓液清稀,败絮样(干酪样坏死)物质流出。化脓性关节炎主要是关节内感染性疾病,两者可以通过关节液的镜下检查鉴别。

2. 风湿性关节炎 风湿性关节炎常为多个关节受累,关节肿痛呈对称性、游走性,一般不溃破,抗链球菌溶血素O增加。化脓性关节炎发病急促,全身症状明显,高热,细菌培养阳性,X线片显示骨破坏与骨增生并存。

【治疗】

根据不同的病理阶段和患者体质状况及其病因,采用中西医结合治疗。

(一)初期

1. 内治法 早期应用抗生素,一般选用广谱抗生素治疗,采用静脉滴注的方式,高效联合。抗生素通常是通过细菌培养和药敏进行筛选。中医药治疗原则:清热解毒,利湿化瘀。方药:黄连解毒汤合五神汤加减。

2. 外治法

(1)局部敷药:选用拔毒生肌散,或玉露膏、金黄膏等。

(2)关节穿刺及冲洗:病变关节肿胀积液,有波动时,行关节腔穿刺,反复冲洗后注入抗生素。每日1次或隔日1次。

(3)患肢制动:采用牵引等方法使患肢固定在功能位,并抬高患肢。局部制动有利于肢体休息,使病变部位减轻负重,减少活动,缓解疼痛,降低感染扩散的可能。防止病理性骨折。

(二)中期

1. 内治法 足量使用有效的抗生素。必要时适当输血。注意保持人体水、电解质和酸碱平衡。全身中毒性反应严重,甚至出现休克表现者,应按感染性休克处理。中医中药治疗原则:清热解毒,凉血利湿。方药:五味消毒饮合黄连解毒汤加减。

2. 外治法

(1)局部敷药:同初期。

(2)关节穿刺及冲洗:如抽出液为脓性或镜检有脓细胞者,应吸净关节内积液,用灭菌生理盐水灌洗后,再注入抗生素。

(3)患肢制动:方法同初期,以牵引为佳。

(三)后期

1. 内治法　继续选择性使用抗生素,适当输液、输血,增加营养摄入。

(1)初溃脓泄不畅:治则应为托里透脓。方药:托里消毒饮或透脓散加减。

(2)溃后正虚:治则应为补益气血。方药:八珍汤或十全大补汤加减。

2. 外治法

(1)局部外用五加皮、白芷、芒硝水煎湿敷,以促患处收敛及早日穿溃。

(2)切开引流是局部治疗的主要手段之一,不仅能减少毒素的吸收,减轻关节腔内压力,而且有利于彻底冲洗,同时可以放置引流管,行闭合性持续药物冲洗吸引疗法,14天后拔管。

(3)患肢继续牵引制动。有病理性脱位者,应通过持续牵引使其复位;若估计关节强直不可避免时,应将患肢固定在功能位。

(四)恢复期

经过治疗,局部炎症消退后可采用促进关节功能恢复的方法,用五加皮汤或海桐皮汤熏洗僵硬关节。还可适当按摩和理疗,以促进局部血液循环,剥离粘连,松解挛缩,增加关节活动。关节已有畸形时,应用牵引逐步矫正。

(五)后遗症的处理原则

本病的后遗症主要为关节强直、病理性脱位和周围软组织瘢痕挛缩。

1. 关节强直

(1)强直在功能位,坚固不痛,位置良好,对工作生活影响不大者,可先行观察。

(2)强直在非功能位,影响生活和工作或纤维性强直伴有疼痛,可视情况选择进行全关节置换术、矫形截骨术或融合关节于功能位。但手术必须在炎症消退1年以后方可进行,否则易导致炎症复发。

2. 陈旧性病理性脱位

(1)关节活动尚好,行走时局部不痛,或疼痛轻微者,无须手术治疗,可选择理疗、中药熏洗及手法按摩等进行治疗,消除疼痛。

(2)脱位严重,功能障碍,影响生活和工作,或行走时疼痛明显者,可做关节融合术或截骨矫形术。

3. 周围软组织瘢痕挛缩　通过恢复期治疗无效,影响关节功能活动者,须做手术松解处理。

(杨永利)

? 复习思考题

1. 急性化脓性骨髓炎的临床表现、诊断和治疗内容是什么?

2. 简述慢性化脓性骨髓炎的成因。

3. 详述化脓性关节炎的治疗。

第四章 骨 痨

FR-4-1
PPT课件

FR-4-2
知识导览

学习目标

掌握骨关节结核的临床表现、诊断以及具体治疗。

熟悉骨痨的病因病理。

了解概述中的文献描述。

第一节 概　　述

骨痨，是由结核分枝杆菌侵入骨或关节而引起的化脓破坏性病变。其病发于骨，消耗气血津液，导致形体虚羸，缠绵难愈，故名骨痨。成脓破溃后，脓液中伴败絮状痰样物，可流窜他处形成寒性脓肿，又名流痰。西医学称为骨关节结核。

本病在早期的中医文献里混杂于"疽"中。《黄帝内经》对"疽"的描述，《诸病源候论》中的"骨瘘疽""缓疽"等，均包括骨痨在内。清代以后，才逐步明确将骨痨从"骨疽""阴疽"中区分出来，并以"痰"命名。中医学早就对骨痨有比较全面的认识。文献中有关骨痨的名称甚多，如生于髋部的叫"环跳痰"，生于膝部的叫"鹤膝痰"，生于脊柱的叫"龟背痰"，生于踝部的叫"穿拐痰"等。

骨痨常继发于肺结核、胸膜结核或其他脏器结核。多见于儿童和青少年。大部分患者年龄在30岁以下，其中10岁以下儿童发病率排第一位，又以3～5岁最多见；30岁以后发病率逐渐降低。骨关节结核多见于脊柱，髋部次之，小儿手部骨结核也较多见。

【病因病理】

中医学认为正气亏虚是引起本病的内因，感染结核分枝杆菌是外因，筋骨损伤为常见诱因。其病机是寒、热、虚、实夹杂，以阴虚为主，其始为寒，久而化热。根据病变发展的不同阶段和表现可分为虚寒型、阴虚火旺型和阴阳两虚型。

本病为结核分枝杆菌所致，主要继发于肺结核或消化道结核。结核分枝杆菌经原发灶到达骨与关节，绝大多数通过血液循环传播。初起，病灶仅局限于骨或关节滑膜。前者称为单纯性骨结核，后者称单纯性滑膜结核。骨关节结核的病程可分为三个阶段。第一阶段为单纯性病变阶段，其病变只限于骨组织或关节滑膜。第二阶段为全关节结核，病变累及全关节组织。第三个阶段为合并感染阶段，后期出现的窦道、瘘管经久不愈，反复流脓，甚则排出死骨，引发混合感染，预后较差（图4-1）。

【临床表现与诊断】

（一）临床表现

1. 全身表现　一般多为单发病灶，起病较缓慢。初期多无明显全身症状。随着病情的发展，出现精神倦怠，少气乏力，食欲减退，形体消瘦。继而午后低热（37.5～38.5℃），夜间盗汗，咽干口燥，两颧发赤，舌红苔少，脉沉细数等阴虚火旺征象。后期气血亏虚，元气不支，可见日渐消瘦，精神委顿，面色无华，舌淡唇白，头晕目眩，心悸怔忡等。如有高热恶寒，全身热毒症状明显者，考虑合并其他化脓菌混合感染的可能。

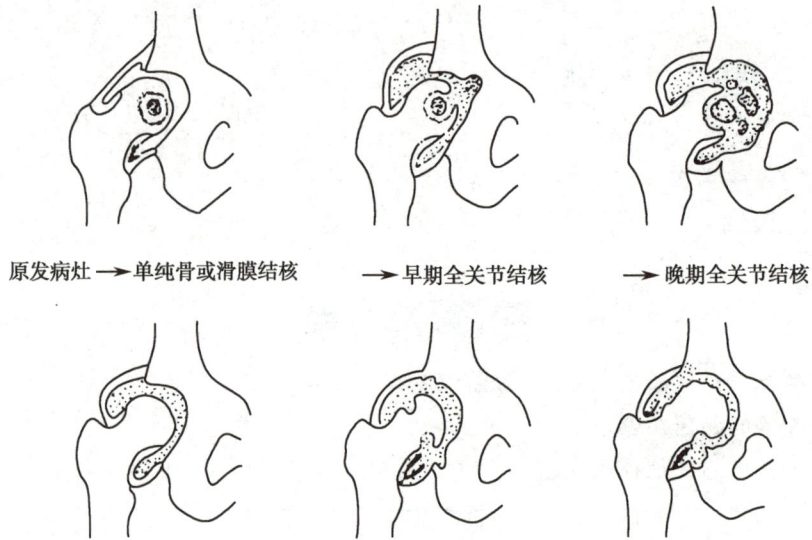

原发病灶 ──→ 单纯骨或滑膜结核   ──→ 早期全关节结核   ──→ 晚期全关节结核

图 4-1   骨关节结核的病理发展过程

2. 局部表现

（1）疼痛：初期仅感患处隐隐酸痛，活动加重，有叩击痛，呈渐进性加重。多于夜间加剧，因熟睡后，患处肌肉松弛，病变关节失去控制，无意中活动该关节可引起剧痛。故成年人常在夜间痛醒，儿童可有夜啼或夜间惊叫现象。某些部位结核因刺激附近神经而出现远处痛。

（2）肌肉痉挛：表现为局部肌肉紧张，使关节拘紧，活动不利。此为保护性肌痉挛，可限制受累关节的活动以减轻疼痛。如腰椎结核，可出现腰部肌肉僵直如木板状，屈伸等活动受到限制。

（3）肿胀：早期局部肿胀不明显。病变关节呈梭形肿胀，皮肤不红不热。主要是滑膜增厚，关节腔内积液和周围组织内渗液所致。

（4）功能障碍：早期因疼痛和肌肉痉挛而呈现屈曲体位，功能受限；后期则因病理性脱位，关节功能丧失；或骨与关节结构破坏，肌肉挛缩而产生功能障碍。关节功能障碍比局部疼痛出现更早，关节内病变，各方向均受限；关节旁病变则仅一方向受限，其他方向不明显。

（5）畸形：畸形的产生，早期是由肌肉痉挛所致，后期是因骨、关节破坏，或病理性脱位、肌肉挛缩而形成。由于患者处于保护性体位，多数表现为屈曲畸形。肢体活动减少，周围肌肉萎陷，局部畸形更加明显。当病变发展为全关节结核则出现固定畸形，如脊柱结核的后突畸形。

（6）寒性脓肿、窦道、瘘管形成：由于病变骨关节及周围组织破坏，形成脓肿，病变的骨、关节脓腐形成，肿胀隆起，局部皮肤可无明显红、热（将溃时中央可有透红），按之柔软，有波动，即为寒性脓肿（亦称冷脓肿）。寒性脓肿穿溃后，即形成窦道，日久不愈，疮口凹陷、苍白，周围皮色紫黯，开始可流出大量稀脓和豆腐渣样腐败物，以后则流出稀水，或夹有碎小死骨。

寒性脓肿穿破肺脏、肠管，则形成内瘘。如合并其他化脓性感染，则脓液明显增多。

（二）诊断

1. 有结核病接触史，病程缓慢，发病隐匿，呈进行性加重。

2. 出现上述全身和局部的症状、体征。

3. X线检查对骨、关节结核的诊断和治疗都有重要的参考价值。X线征象改变往往迟于临床表现，一般在发病 3 个月后才能显示出来，故应定期复查，才能早期发现。

（1）单纯骨结核：骨结核病灶的 X 线征象，主要呈不规则的透光破坏区，其边缘无硬化增密现象，破坏区内，有时可见到较小的密度增高影（死骨）。骨结核分为松质骨结核和密质骨结核两类。各具一些特有的 X 线征象。

1）松质骨结核：①松质骨中心型结核：早期 X 线表现呈磨砂玻璃样密度增加和骨小梁

模糊,继而出现死骨,破坏区内有较少的密度增高阴影(死骨),死骨吸收后出现透光的空洞(图4-2)。②松质骨边缘型结核:早期病变区骨质疏松,继而呈溶骨性破坏,边缘缺损(图4-3)。

2)密质骨结核:髓腔内可见到不同程度的溶骨性破坏区和骨膜反应性新骨形成(图4-4)。

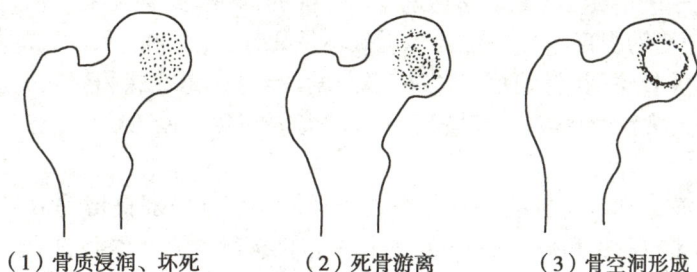

（1）骨质浸润、坏死　　（2）死骨游离　　（3）骨空洞形成

图4-2　松质骨中心型结核的发展过程

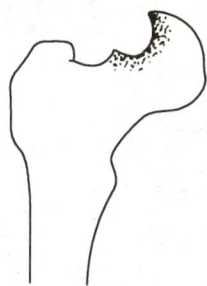

图4-3　松质骨边缘型结核　　　　　　图4-4　密质骨结核

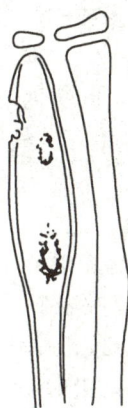

3)干骺端结核:兼有松质骨与密质骨结核的特点,局部既有死骨形成,又有骨膜反应性新骨增生。

（2）单纯滑膜结核:X线表现为关节周围软组织肿胀,附近骨骼骨质疏松,关节间隙呈云雾状模糊不清。如关节腔积液多,可见关节间隙增宽。

（3）全关节结核:X线表现主要为关节边缘局限性破坏凹迹,或边缘不规则。如关节面破坏,关节间隙狭窄或消失,甚至关节僵直畸形,或发生脱位。关节附近骨骺萎缩,但无明显增生征象。寒性脓肿形成时,病灶附近有软组织肿胀阴影。并发混合感染时,病变周围可出现明显骨质硬化密度增高阴影和骨膜反应性新骨形成。

4. 实验室检查

（1）血常规:红细胞和血红蛋白水平可能偏低,白细胞计数正常或稍有升高。如合并混合感染,白细胞计数、中性粒细胞计数均明显上升。

（2）红细胞沉降率:病变活动期,红细胞沉降率增快,高出正常3~4倍,甚至10倍以上;稳定期或恢复期,红细胞沉降率多数正常。但红细胞沉降率不是一个特异性很强的指标。

（3）结核菌素试验:尚未接种过卡介苗的5岁以下儿童可试用。阳性则表示已感染过结核病。

（4）豚鼠接种试验:豚鼠接种试验阳性率高,是一种可靠的诊断依据,但方法复杂,费用较大,需时较长。

（5）病理检查:病理检查阳性率一般在70%~80%,若同时做抗酸染色特异性则会更高。

病理检查与结核分枝杆菌培养可相互核对和补充,两法同时进行,确诊率则更高。

【鉴别诊断】

1. 类风湿关节炎　女性多见,常累及手足小关节,多呈双侧、对称性发病。约70%的患者血清类风湿因子呈阳性。疾病的后期,可累及其他关节,并可出现关节变形及关节强直,但无寒性脓肿或窦道。

2. 强直性脊柱炎　好发于15～30岁男性,病变多由髋关节、骶髂关节开始,沿脊柱向上发展至颈椎,四肢大关节可同时受累。多数患者,脊椎的韧带、软骨发生钙化、骨化,椎间形成骨桥,脊柱由僵硬逐渐变为强直,骨质疏松,但无破坏及死骨、无脓肿,常并发虹膜炎。

3. 化脓性骨、关节感染(骨痈疽)　发病多急剧,全身中毒症状和局部炎症反应明显。X线片可见骨质破坏及大量新骨形成。细菌培养和病理检查可以帮助诊断。

【治疗】

骨痨是全身性感染和局部损害并存的慢性消耗性疾病。祛邪抗痨是治疗本病的基本原则,但正气的强弱对病邪的消长和病灶的好转、恶化有直接影响。因此本病的治疗,必须整体与局部并重,祛邪与扶正兼顾,内治与外治相结合。单纯性骨结核和滑膜结核一般采用全身与局部用抗结核药物为主的非手术疗法,全关节结核早期应尽早进行病灶清除术,晚期则采用病灶清除术、关节融合术、截骨术或成形术。

(一)内治法

1. 祛邪抗痨　此法为消除病因的根本法则。一经确诊,即内服抗痨丸,至痊愈为止。临床常配合西药抗结核治疗。具体用量视患者年龄和体质而定。

2. 辨证施治

(1)阳虚痰凝

临床表现:初起症状不显,病变处隐隐酸痛,全身倦怠,少气乏力,关节活动障碍,动则痛甚,舌质淡红,苔薄白,脉濡细。

治则:温经通络,散寒化痰。

方药:阳和汤、大防风汤加减。

如寒性脓肿形成未溃。

治则:扶正托毒。

方药:托里排脓汤加减。

(2)阴虚火旺

临床表现:病变处渐渐漫肿,皮色微红,形成脓肿。伴有午后潮热,颧红,夜间盗汗,食欲减退,或咳嗽咯血。舌红,苔薄白或少苔,脉细数或沉细。

治则:滋肾养阴清热。

方药:六味地黄丸、大补阴丸、清骨散等加减。

(3)肝肾亏虚

临床表现:溃脓后疮口流稀薄脓液,往往夹有败絮样物,形成窦道。

治则:滋补肝肾,补气养血。

方药:人参养荣汤、先天大造丸等加减。

3. 饮食调养　此乃改善全身状况的一个重要措施,应予重视。应给予可口、易消化、富有营养的食物,如乳类、蛋类、鱼类、新鲜蔬菜、水果等。有选择地补充维生素。贫血明显者应及时予以治疗。

4. 西药抗结核　抗结核药的应用应遵循早期、适量、规律、全程、联合的原则。经常使用的有异烟肼、利福平、乙胺丁醇、链霉素、对氨基水杨酸、卡那霉素。为避免耐药性的产生,以2～3种抗结核药联合应用为佳。在用药过程中应特别注意药物的毒副反应。膝、肘、手、足等中小关节结核可用药1年左右,而髋、骶髂及脊柱等大关节结核则需用药2年左右。开始治疗和手术治疗前后适当集中给药,顿服(一次用药)较分次服用好,而且副作用差别不大。目前临床上多用短程化疗治疗6～9个月,异烟肼、利福平、吡嗪酰胺和链霉素是短期抗结核的主药。

(二)外治法

1. 中医治疗　初期用回阳玉龙膏、阳和解凝膏掺桂麝散,局部外敷。中期寒性脓肿形成,积脓甚多者,可行穿刺抽脓。如脓腐状若黏痰败絮,抽不出脓液时,可行手术清除,置入抗结核药,缝合切口,加压包扎。后期脓肿外溃或窦道形成,可选用五五丹、七三丹、八二丹药线插入引流。如脓水将尽,改掺生肌散,促其收口。如窦道久不愈合,或形成瘘管,或脓腐难脱落者,可用三品一条枪或白降丹药线,插入疮口内以化腐蚀管。或行手术切除窦道或瘘管。

2. 脓肿穿刺 脓肿穿刺不仅是一种重要的诊断手段,还是治疗措施之一。进针处应在脓肿周围正常皮肤和软组织处,不宜在脓肿范围内、皮肤发红或最薄弱处垂直进针,穿刺针不要直接进入脓腔,而应将皮肤稍推开再刺入脓腔(即间接刺入法),以免穿刺后针刺孔流脓,发生混合感染。

3. 局部注射 局部注射具有药物直达患处和全身反应小的优点,常用于单纯滑膜结核和手、足单纯骨结核。常用药物为异烟肼,有时与链霉素合用,每周1~2次,3个月为1个疗程。

(三)手术治疗

骨关节结核患者,大多是气血亏虚,正气不足,应尽量应用非手术治疗。但是有下列手术指征时,亦应及时手术,以免延误病情。

1. 手术指征

(1)病灶内有较大死骨,不能自行吸收者。

(2)病灶内或其周围有较大脓肿,不能自行吸收者。

(3)单纯滑膜结核,经非手术治疗1~2个疗程无效者。

(4)单纯骨结核,有穿破到关节内的可能者。

(5)晚期全关节结核,久治不愈,有严重功能障碍者。

(6)脊柱结核有脊髓压迫,出现截瘫症状者。

(7)有经久不愈合的窦道或瘘管者。

2. 手术禁忌证

(1)活动期骨、关节结核,全身症状明显者。

(2)有活动性肺结核、肠结核、肾结核等及心、肝、肺、肾功能有损害者。

(3)全身情况不良,不能耐受手术者。

此外,当患者年龄过大或过小时,行脊柱、髋关节等较大部位手术应慎重。

3. 手术方法 最常用的是病灶清除术。对于局部病变已静止,但有严重畸形,功能障碍者,可行矫形手术,或植骨融合术,或关节置换术。术前需要抗结核药物治疗2~3周后方可进行手术。

(四)休息和制动

卧床休息,使机体代谢降低,消耗减少,有利于机体的恢复,局部制动,使病变部位活动减少,负重减轻,既可减少疼痛,又能防止病变的扩散,有利于组织的修复。休息以卧板床为主,患肢可用皮肤牵引或骨牵引,或用夹板、石膏托、支架制动,临床上多用于关节结核急性发作期、疼痛和痉挛比较严重的患者。应注意预防压疮的发生,若已发生应积极治疗。

🌐 **知识链接**

骨结核的历史及分型

在埃及掘出的9000年前的"木乃伊"上,发现有骨结核的痕迹。我国湖南长沙马王堆汉墓中出土的女尸(公元前168年下葬),经X线检查发现其肺部有结核钙化病灶,这说明当时的贵族成员已受结核病侵害。骨结核主要继发于肺结核或消化道结核。结核分枝杆菌分为人型、牛型、鼠型及鸟型四种,人型从呼吸道感染,牛型从胃肠道发病。

第二节 骨关节结核

骨关节结核以脊柱结核最为多见,约占40%。四肢关节结核则以髋、膝关节结核最多。

一、脊柱结核

脊柱结核又称脊柱痨、龟背痰。在整个脊柱中，以腰椎发病率最高，其次为胸椎，继之为胸腰段和腰骶段，颈椎、颈胸段、骶尾椎较少。病灶99%在椎体，1%在椎弓。

【病因病理】

由于先天肝肾不足，后天失养，风寒湿邪侵袭，流注脊背而发病。脊柱结核是继发性病变，椎体的松质骨多，营养血管又多为终末动脉，细菌容易滞留，是脊柱结核的发病基础。

结核分枝杆菌一旦侵入脊椎，破坏骨质，其初发病灶99%在椎体（称为椎体结核），1%在椎弓（称为椎弓结核）。椎体结核又可分为中心型、边缘型和韧带下型三种。

中心型结核多见于儿童，以胸椎病变为多。病灶在椎体的中央，以骨质破坏为主，发展较快，常形成游离死骨，死骨吸收后，形成空洞，空洞内充满脓液、死骨、肉芽或干酪样物质，形成广泛的椎旁脓肿。

边缘型结核多见于成人，以腰椎病变为多，病灶在椎体的边缘（多数在椎体前缘和前纵韧带下的椎间盘），以溶骨性破坏为主，无死骨或很少形成大块死骨，椎体的破坏和塌陷不如中心型结核明显。

韧带下型结核少见。病灶主要累及椎旁韧带，早期很少侵犯椎体和椎间盘，但常有椎旁脓肿形成。

椎体结核因骨质破坏、塌陷，脊柱多出现后凸畸形（图4-5）；结核病灶所产生的寒性脓肿，有的在其附近，有的流窜他处，亦可向体外或胸腹腔内脏器（如肺、肠、膀胱等）穿破，形成窦道或瘘管，造成混合感染。脊柱结核，约90%病例的椎体病变仅在一处。约10%的椎体病灶在两处或两处以上，每处病灶之间，由比较健康的椎体或椎间盘隔开，这种情况称为跳跃型病变。

脊柱结核可并发截瘫，其中椎体结核引起截瘫的发生率为10%左右，椎弓结核的发生率约25%。

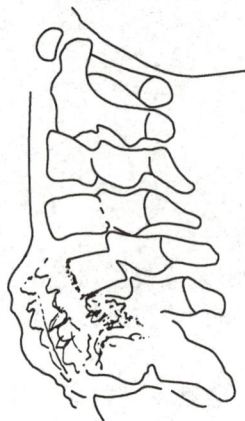

图4-5　椎体破坏

【临床表现与诊断】

（一）疾病分期

本病多见于儿童和中青年。临床上可分三期辨证。

1. 初期　起病缓慢，症状不显著，患处仅有隐隐酸痛，常不引起重视继而出现少气无力，全身倦怠，夜间疼痛明显，脊背肌肉僵硬，脊柱活动不利，动则疼痛加剧，舌质淡红，苔薄白，脉象沉细。

2. 中期　受累部位逐渐肿起，出现寒热交作，潮热盗汗，失眠，纳差，舌质红，少苔或无苔，脉沉细数。

3. 后期　窦道形成，时流稀脓，或夹有豆腐渣样（干酪样）物质，久则疮口陷凹，周围皮色紫黯，经久不愈。全身症状可表现为精神萎靡，面色无华，肌肉萎缩，日渐消瘦，心悸失眠，盗汗日重，舌质淡红，苔少，脉细或虚大。此属元气虚弱，气血两亏；若午后潮热，口燥咽干，食欲减退，咳嗽痰血，舌红少苔，脉象细数，则属阴虚火旺。

（二）各部位临床表现

脊柱不同部位结核病变临床表现不尽相同。

1. 颈椎结核　比较少见（图4-6），以颈5、6的发病率较高，颈部僵直、疼痛和活动受限为主要症状。寒性脓肿常见于咽后壁，椎体破坏严重的，可见后突畸形。咽后壁脓肿大的，可阻碍呼吸道，患者张口喘气，睡眠时鼾声很大。X线显示生理弧度改变，椎体破坏，椎间隙狭窄或消失，椎前软组织阴影增厚。

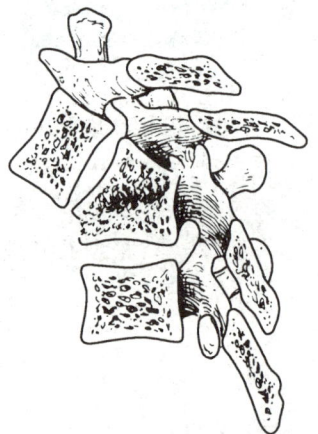

图4-6　颈椎结核合并畸形

2. 胸椎结核 比较常见，背痛和局限性后突是最早的症状和体征。病变刺激神经根则引起肋间神经痛。寒性脓肿多位于椎旁，其后凸畸形状如驼峰、龟背。X 线检查显示胸椎后突增加，椎体破坏，椎间隙狭窄或消失，椎旁可见梭形或球形等阴影（图 4-7）。

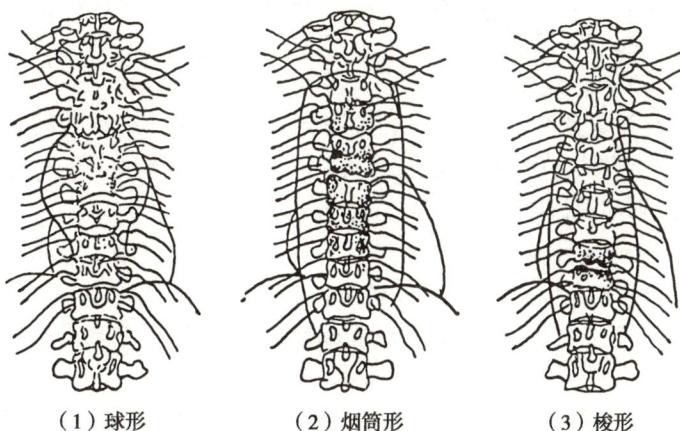

（1）球形　　　（2）烟筒形　　　（3）梭形

图 4-7 胸椎旁脓肿

3. 腰椎结核 发病率最高，最常见的症状是腰痛，腰部强直，俯仰不利，拾物试验阳性。寒性脓肿常见于两侧髂窝、腰三角或大腿上部，脓肿偶可穿入腹腔或肠管。X 线片可见腰大肌阴影增宽；椎体破坏，椎间隙变窄或骨密度不均。

合并截瘫的患者则出现脊髓神经受压的症状与体征，一般先出现运动障碍和感觉异常，后出现括约肌功能障碍。

实验室检查：脊柱结核的活动期，红细胞沉降率多升高。白细胞计数正常或升高。常有轻度贫血。混合感染时，白细胞明显增多。脓培养在未经治疗者，结核分枝杆菌阳性率为 70% 左右。病理检查可发现典型病变。

综合病史、症状、体征、X 线和实验室检查，一般能得出较为正确的诊断，但确诊须靠细菌学和病理学检查。

【治疗】

（一）内治法

1. 休息、营养与对症疗法 病变活动期一般应卧硬板床休息 6～12 个月，避免病变扩散和截瘫发生。病变虽已静止但脊柱尚不够稳定的，应采取制动措施，控制脊柱活动，加强饮食调养，并给予维生素 B、维生素 C 和鱼肝油。贫血者可给予铁剂、叶酸、维生素 B_{12} 等；严重贫血的可间断少量输血，并给予可改善贫血的饮食。对截瘫患者应加强护理，预防压疮和其他并发症出现。

2. 药物治疗 参见本章概述部分。

（二）外治法

局部制动，应采取制动措施，控制脊柱活动，根据部位选用石膏领、颈托、石膏背心、石膏围腰、皮质围腰或支架等保护 6～12 个月。

（三）手术治疗

行病灶清除术，即将病灶部位的死骨、脓肿、干酪样的物质、肉芽组织及坏死的椎间盘彻底清除。术前应用抗结核药物 2～4 周；有混合感染者应给予有效抗生素；积极改善患者的心、肺、肝、肾功能；改善营养状况，提高患者抵抗力。应根据病变部位的局部解剖，采取不同的手术方式、途径。手术过程中应保护脊髓，切勿误伤；甚至轻微震荡亦可加重截瘫程度，应予避免。术后应保持脊柱的稳定性，根据情况选择适当的植骨融合术。

二、髋关节结核

髋关节结核,发病率排全身骨关节结核的第2位,仅次于脊柱结核,一般为单侧发病。患者多数为10岁以下的儿童。男性比女性稍多。

【病因病理】

先天禀赋不足,后天营养不良,导致正气虚弱,是容易感染结核分枝杆菌的内在基础。加之筋骨劳损或风寒客于关节等外因,均为结核分枝杆菌滞留繁衍提供了有利条件。一旦机体在正邪抗争中,正不胜邪,则邪毒日盛而腐筋蚀骨,遂发本病。

临床上以全髋关节结核最多,单纯滑膜结核次之,单纯骨结核最少。单纯滑膜结核很少形成脓肿、窦道,而单纯骨结核易形成脓肿,故单纯骨结核大多数易发展为全关节结核。结核所产生的脓液向邻近组织流注形成脓肿,脓肿破溃后形成窦道,有时因混合感染而形成慢性骨髓炎。

【临床表现与诊断】

1. 初期　常无明显症状,或有轻度低热,开始时局部疼痛比较轻微,以后日渐加重,儿童对疼痛部位的定位能力较差,常诉膝痛,易感疲劳。单纯性结核时跛行较轻,全关节结核时较重。体检时,可发现患髋不能过伸,亦不能完全屈曲,或见患侧下肢略长。早期X线片两侧髋关节对比,可发现患侧滑膜肿胀,髂骨、股骨上端骨质疏松,骨小梁变细,骨质变薄等骨质破坏现象。

2. 中期　午后低热,精神萎靡,消瘦,纳差,盗汗,舌红苔少,脉象细数,出现全身消耗性疾病虚弱症状。体检可见股三角和臀部饱满,有压痛,患髋活动受限,不能完全伸直,托马斯征(Thomas sign)阳性。实验室检查可见红细胞沉降率升高。X线片显示常见髋臼及股骨头的外上方及邻近髋骨破坏。

3. 后期　全身虚弱症状进一步明显。体检时患髋呈屈曲内收挛缩,功能严重障碍,臀部肌肉萎陷,患肢长度缩短,若寒性脓肿穿溃皮肤,可形成窦道。合并病理性脱位时,则出现髋关节后脱位体征。后期X线片显示髋关节完全破坏,或伴有脱位;成人股骨头面与髋臼模糊不清,关节间隙变窄。

本病应与暂时性滑膜炎、股骨头无菌性坏死、化脓性髋关节炎、骨性关节病相鉴别。

【治疗】

（一）初期

1. 内治法　抗结核治疗同时,内服用阳和汤加减,为期4～5周。

2. 外治法　回阳玉龙膏掺桂麝散或阳和解凝膏局部外敷。

3. 卧床休息,患肢做皮肤牵引制动,注意饮食调养。

（二）中期

1. 内治法　继续抗结核治疗,可同时服用清骨散合六味地黄汤。

2. 外治法　如寒性脓肿较大,可行穿刺抽脓,吸尽脓液后,注入链霉素1g,或异烟肼100mg,加压包扎。开始每周1～2次,后视积脓情况,如抽不出脓液,坏死组织败絮黏稠者,可行病灶清除术,行穿刺术时应严格执行无菌操作,以免导致混合感染。

3. 患肢行骨牵引制动,并加强营养。

（三）后期

1. 内治法　以抗结核为主,中西药合用。祛邪与扶正相结合,详见概论。同时施行必要的对症支持治疗。

2. 外治法　可按患者的年龄,关节结核的病理不同情况处理。可行病灶清除或单纯性的滑膜切除术,或在病灶清除后将关节融合在功能位置。

（邓海宁）

? 复习思考题

1. 简述骨关节结核的病因。
2. 举例说明骨关节结核的临床表现和治疗。
3. 对于骨关节结核的外治法有何新的见解?

第五章 痹 证

掌握风湿性关节炎、类风湿关节炎、强直性脊柱炎、痛风性关节炎、创伤性关节炎的病因病理、临床表现与诊断、鉴别诊断与治疗。

熟悉概述中的病因病机和治疗。

了解创伤性滑膜炎、银屑病关节炎、血友病性关节炎的发病原因、临床表现和治疗。

第一节 概 述

痹证是指人体正虚、风寒湿邪稽留经络，而发生肌肉关节疼痛、肿胀、麻木、重着、屈伸不利，甚则畸形、失用为主要表现的一组疾病。有行痹、痛痹、着痹、热痹之分。西医学中的风湿性关节炎、类风湿关节炎、强直性脊柱炎、痛风性关节炎及创伤性关节炎等都可归于此类疾病，属非化脓性关节炎范畴。

【病因病机】

此类疾病病因复杂，有的来自关节病本身，有的伴发于全身性疾病，也有的继发于关节周围组织疾病。

中医认为痹证的发生为风寒湿热之邪乘虚侵袭，引起气血运行不畅，日久形成瘀痰而阻滞经脉，聚于骨节、经络、肌肉所致。主要体现在正虚、邪盛及瘀痰阻滞三个方面；病久气血耗损则引起气血亏虚、肝肾不足；经久不愈则导致脏腑痹证，使病情更为严重而成顽疾。

【临床表现与诊断】

1. 临床表现 这类关节炎发病一般比较缓慢，呈渐进性加重或不规则发作，症状多以关节疼痛、肿胀、活动受限，甚则畸形、失用等为主。部分患者开始可能有发热、出汗、口渴、咽痛等全身不适症状，继之出现骨关节症状。急性发作期间，部分患者可见隐疹或皮下结节等。

2. 实验室检查 主要是血常规、类风湿因子及免疫学检查等，血清及尿中尿酸检查，关节液细菌及生化检查亦可参考。

3. X线检查 排除其他疾病，帮助确诊。

4. 关节镜检查 主要借助它可以直视关节腔内部组织如关节滑膜、软骨、半月板与韧带，另可切取滑膜组织行病理检查。

【治疗】

主要是对症治疗，消除病因，综合处理，防止和矫正畸形。

（一）内治法

因痹证是感受风、寒、湿、热之邪所致，故应遵循祛风、散寒、除湿、清热、舒筋通络等治疗原则，后期还应适当配合滋养肝肾及补益正气之品。

1. 风寒湿痹

（1）行痹

临床表现：肢体关节酸痛，游走不定，痛无定处，关节屈伸不利，或有恶寒发热，舌苔薄腻，脉浮。

治则：祛风通络，散寒除湿。

方药：防风汤加减。酸痛以上肢关节为主者，可选加羌活、白芷、威灵仙、姜黄、川芎等；酸痛以下肢关节为主可选用杜仲、独活、牛膝、防风等；酸痛以腰背关节为主者，可选加杜仲、桑寄生、淫羊藿、巴戟天、续断等；若见关节肿大，苔薄黄，以桂枝芍药知母汤加减。

（2）痛痹

临床表现：肢体关节，疼痛较剧，痛有定处，得热痛减，遇寒痛增，局部皮色不红，触之不热，舌苔白，脉弦紧。

治则：温经散热，祛风除湿。

方药：乌头汤加减。

（3）着痹

临床表现：肌肤麻木，肢体关节酸楚，痛处固定不移，舌苔白腻，脉多浮缓。

治则：除湿通络，祛风散寒。

方药：薏苡仁汤加减。如风寒湿偏盛不明显者，可用蠲痹汤加减；如关节肿痛明显者可加萆薢、木通、姜黄利水通络；如肌肤麻木不仁，可酌加海桐皮。

2. 风湿热痹

临床表现：关节疼痛，局部灼热红肿，得冷稍舒，痛不可触，常可累及一个或数个关节，并兼有发热、恶风、口渴、烦闷等全身症状，苔黄燥，脉滑数。

治则：清热通络，祛风除湿。

方药：白虎桂枝汤加味或宣痹汤施治。皮肤有红斑者，可酌加牡丹皮、生地黄、赤芍；如发热口渴、游走性疼痛，加葛根、连翘；下肢肿甚者加防己、木通；寒热夹杂者加桂枝、白芍等。

3. 气血亏虚

临床表现：骨关节痹证日久，反复发作，骨节酸痛，时轻时重，屈伸不利，稍劳或遇寒则加重，或见骨节畸形，伴面黄少华，心悸乏力，自汗畏风，肌肉瘦削或肢麻，舌淡嫩，苔白或无苔，脉细弱。

治则：益气养血，祛邪通络。

方药：黄芪桂枝五物汤、独活寄生汤或四物汤等加减。

4. 脾肾阳虚

临床表现：骨关节日久不愈，骨节疼痛，关节僵硬或畸形，骨重不举，肌肉萎缩，面色无华，体寒肢冷，腰膝酸软，纳少便溏，舌淡白，脉沉弱。

治则：温阳健脾，益肾通络。

方药：真武汤加减。如脾气虚者，加黄芪、党参；肾阳虚者加桂枝、干姜等；痹痛明显者加制乳香、制没药、五灵脂等。

5. 肝肾阴虚

临床表现：骨关节疼痛，僵硬，关节变形，行走不利，四肢痿软无力，双目干涩，心烦失眠，头晕耳鸣，盗汗遗精，舌红苔少或薄黄，脉弦细数。

治则：滋补肝肾，通络止痛。

方药：六味地黄汤加减。如腰膝酸软明显加当归、白芍、桑寄生、五加皮、怀牛膝等；如骨节畸形者加地龙、蜈蚣等。

6. 痰瘀阻滞

临床表现：骨关节病延日久，疼痛剧烈，痛处不移，强直畸形，肌萎筋缩，关节肿大，屈伸不利,肤色紫黯或有瘀斑,舌暗或有瘀斑,苔白腻,脉弦涩或滑。

治则:活血化瘀,通络止痛。

方药:身痛逐瘀汤或桃红饮加白芥子、胆南星、全蝎等。

7. 瘀血阻络

临床表现:关节疼痛剧烈,痛如针刺刀绞,痛点固定不移,皮肤紫黯,肌肤甲错,日久关节僵硬畸形,舌质紫黯,有瘀斑,苔白或黄,脉涩。

治则:活血化瘀、通络止痛。

方药:化瘀通痹汤加减。如气血虚者加黄芪、白芍、何首乌等;寒凝者加细辛、制川乌、威灵仙等;痰浊者加半夏、桔梗、白芥子等。

(二)外治法

1. 中药　可应用风湿膏、祖师麻膏、狗皮膏、万应膏等敷贴患处。

2. 针灸治疗　以局部取穴为主。下颌关节取下关、合谷、风池穴,脊柱关节取相应夹脊、委中、大椎穴;肩关节取肩髎、肩髃、合谷穴;肘关节取阳池、中泉、大陵、八邪穴。膝关节取阳陵泉、梁丘、鹤顶穴;踝关节取解溪、丘墟、太溪穴;趾关节取八风穴。此外,还可应用皮肤针轻叩、拔火罐、艾灸等方法治疗。

3. 推拿按摩　伴有明显关节功能障碍者,可在躯干上下肢关节行屈伸、旋转(图5-1)、搓揉(图5-2)及捋顺(图5-3)等手法;有轻微关节功能障碍者,可采用骨友灵、按摩乳、茴香油等按揉局部,或配合应用舒筋法(图5-4)。

4. 手术治疗　早期主要行滑膜切除术和关节清理术,减少关节液渗出,预防性保护关节软骨和骨组织,改善关节功能;晚期以矫正畸形为主,主要方法有截骨术、关节融合术、关节成形术或关节置换术。

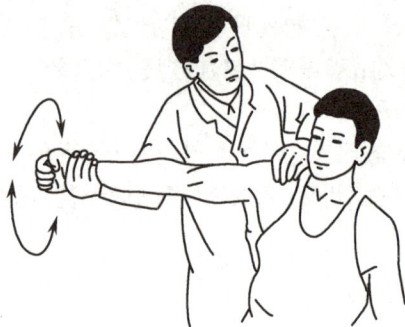

图5-1　旋转

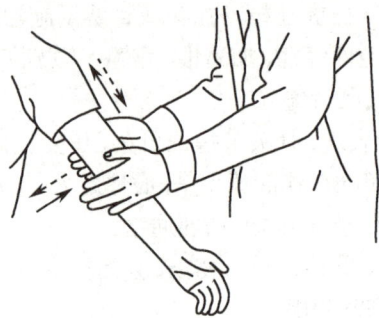

图5-2　搓揉

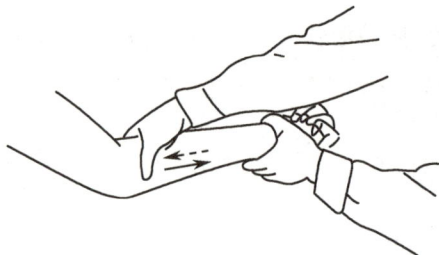

图5-3　捋顺

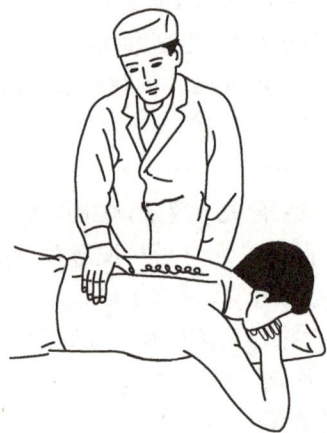

图5-4　舒筋

（三）预防与护理

室内应空气新鲜，光线充足，饮食宜清淡富有营养，注意避风寒，防潮湿，并积极预防感冒。急性期需注意休息，缓解期应加强功能锻炼，达到减轻疼痛和僵硬，防止畸形发生的目的。鼓励患者树立信心，战胜疾病。

第二节　风湿性关节炎

风湿性关节炎是一种因风寒湿邪侵犯关节而发生的、常见的急性或慢性的结缔组织炎症性疾病。其主要特征为关节疼痛（痛无定处）、肿胀、屈伸不利等。主要以心脏和关节受累最为明显，是风湿病的主要表现之一。发病年龄多在 20～45 岁，女性多于男性。

知识链接

《金匮要略》关于风湿的论述

《金匮要略·痉湿暍病脉证》："风湿相搏，骨节疼烦，掣痛不得屈伸，近之则痛剧，汗出短气，小便不利，恶风不欲去衣，或身微肿者，甘草附子汤主之。"

【病因病理】

中医学认为正气不足为发病的内在因素，而感受风、寒、湿之外邪为引起本病的外在因素，主要病机为经络阻滞、气血运行不畅，日久郁而化热。由于外邪侵犯的情况不同，故临床上又有行痹、痛痹、着痹之分。

本病的真正发病原因迄今不明，临床及免疫学等方面都支持溶血性链球菌感染与风湿病的发病有关这一理论。本病的主要病理改变是滑膜及周围组织的水肿，关节液中纤维蛋白渗出，但活动期过后不留有关节畸形。

【临床表现与诊断】

本病是风湿热的一个症状，除具备风湿性关节炎的典型症状外，还应有风湿热的全身多种表现。

1. 关节病变　表现为游走性关节炎，多由一个关节转移至另一个关节，常对称累及膝、踝、肩、腕、肘、髋等大关节，局部呈红、肿、热、痛的炎症表现，但不化脓，无畸形和关节强直，常反复发作。

2. 其他病变　发病前 1～3 周约半数患者有咽峡炎或扁桃体炎等上呼吸道病史。皮肤表现为环形红斑和皮下结节。儿童风湿性关节炎患者有 65%～68% 伴风湿性心肌炎，风湿性心肌炎是最严重的伴发症。

3. 实验室检查　白细胞计数增高，中性粒细胞百分比稍高，常有轻度贫血。尿中有少量蛋白、红细胞和白细胞。活动期咽拭子培养可呈阳性，血清中抗链球菌溶血素 O 抗体多在 500 单位以上。红细胞沉降率多增快，C 反应蛋白阳性。

4. X 线表现　风湿病伴关节受累时，多无阳性 X 线征。部分患者受累关节显示骨质疏松；有些风湿性心脏病患者的手部 X 线出现掌骨头侵蚀而形成钩状畸形。

5. 诊断依据

（1）主要表现：游走性、多发性关节炎，心肌炎，皮下小结及环形红斑。

（2）次要表现：过去有风湿性关节炎病史，发热，关节痛，红细胞沉降率升高或 C 反应蛋白阳性，心电图示 P-R 间期延长。

具备两项主要表现或一项主要表现加两项次要表现并最近有溶血性链球菌感染的证据，即可诊断为风湿热，而其中含有关节症状即可诊断为风湿性关节炎。

【治疗】

本病的治疗方案是：消除炎症，保护心脏，控制风湿活动，预防风湿复发，防止形成慢性心瓣膜病。

（一）内治法

1. 西药

（1）清除链球菌感染：用青霉素（penicillin）800万U/d，静脉滴注。

（2）抗风湿性治疗：阿司匹林：3～5g/d，分3次饭后口服，症状控制后减半用药，维持6～12周。糖皮质激素，在伴心肌炎时使用。

（3）免疫抑制剂：多用环磷酰胺。

2. 中药

（1）热邪偏盛者：治则清热解毒，疏风通络。白虎汤加黄柏、黄芩、栀子、桑枝、秦艽、忍冬藤等。

（2）湿热蕴蒸者：治则清化湿热、疏风通络。宣痹汤加黄柏、知母、生甘草等。

（3）寒湿偏盛者：治则散寒除湿、祛风通络。独活寄生汤或乌头汤加减。

（4）气阴两虚者：治则补气活血、滋阴通络。生脉散加白术、防风、鸡血藤、防己、木瓜、秦艽、当归、丹参、生甘草。

（二）外治法

1. 一般治疗　活动期应卧床休息2～4周，注意保暖，防止寒冷，加强营养和身体锻炼。无风湿性心脏病者，红细胞沉降率正常后即可起床活动；有风湿性心脏病者，急性期症状消失，红细胞沉降率正常后，仍需继续卧床3～4周。预防上呼吸道感染，去除链球菌感染灶，如反复感染的扁桃体应尽早摘除。肿痛的关节应予以适当的保护及固定。

2. 针灸　局部取穴及循经取穴，中强度刺激，每日1次，10次为1个疗程。

3. 中药离子透入　可用雷公藤、乌头等作为导入剂。

第三节　类风湿关节炎

类风湿关节炎（rheumatoid arthritis，RA）是一种以关节病变为主，能引起肢体严重畸形的慢性全身性自身免疫性疾病。本病常为对称发病，呈慢性过程。早期手、足、腕等小关节游走性疼痛、肿胀、功能障碍；晚期出现关节畸形、僵硬，甚至丧失劳动能力，最终致残。据统计，全球患病率约为0.2%～1.0%，北美、西欧、印度等地区发病率相对较高，女性多见，男女比例约为1：2.5，16～55岁多发。本病最终导致的结果以关节强直、功能丧失为主，严重者可导致残疾，危及生命者少见。

> **知识链接**
>
> **类风湿关节炎病名的提出**
>
> "类风湿关节炎"病名于1858年首先由英国医生加罗德使用。1966年，美国风湿病学会把类风湿关节炎跟强直性脊柱炎分为两个独立疾病，并于1987年制订类风湿关节炎分类标准。

【病因病理】

中医学认为，本病早期疼痛剧烈，故属"痛痹"。脾肾不足，元阳营气虚损，是发病的内因；外感寒湿，邪滞骨节，是本病的外因。正虚邪实，毒滞筋骨，骨蚀筋损，骨节肿痛，畸形强直，功能障碍。病邪由浅入深，由经络及脏腑，可导致脏腑的痹证。

西医学认为本病真正原因不明，可能与感染、过敏、内分泌失调、家族遗传或免疫因素有关。本病主要先侵犯关节滑膜，继而引起软骨、关节囊、肌腱和韧带等组织病变，是类风湿肉芽组织在关节周围蔓延腐蚀的结果。最后可导致关节脱位和畸形，在关节外主要为皮下结节、血管炎及眼、心、肺等病变。

【临床表现与诊断】

（一）临床表现

1. 发病情况

（1）发病类型：①隐渐性发病：约70%的患者为此类型，起初，仅少数关节疼痛，无明显肿胀。时轻时重，时好时坏。数周或数月后病情渐重。②急性发病：不超过10%的患者属此型，患者突发高热，全身和局部症状明显。③中间型发病：发病速度和症状轻重介于上述两者之间，约占20%的患者。

（2）发病部位：受累关节常呈对称性，以腕、指、膝、趾等关节最常见，在手指关节中以掌指关节和近侧指间关节最常见，其次为踝、肘、肩等关节，跟骨、颈椎及骶髂关节最少见。

2. 症状　常见的全身主要症状有倦怠、无力、肌肉酸痛、食欲减退等。主要的局部症状有关节疼痛、肿胀、功能障碍、晨僵和胶着等。

3. 体征　受累关节红、肿、热等炎症表现，关节活动受限；常继发或原发累及手足的腱鞘和肌腱，腱鞘炎及肌肉和皮肤萎缩；局部淋巴结肿大；交感神经紊乱，如手掌红斑及手掌、足多汗；典型畸形：腕关节尺偏畸形，手指的尺偏、鹅颈或扣眼畸形、足外翻畸形（图5-5、图5-6、图5-7、图5-8）。握力减弱或行走速度减慢，部分患者可查到皮下结节，血管炎等其他关节外结缔组织病损。

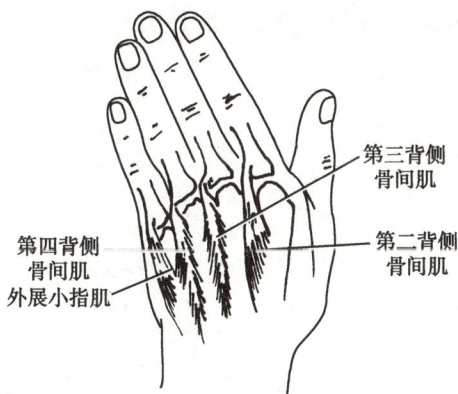

图5-5　引起尺偏畸形的手内在肌

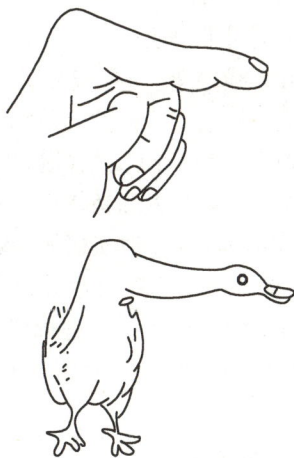

图5-6　鹅颈畸形

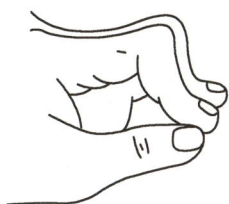

图5-7　扣眼畸形

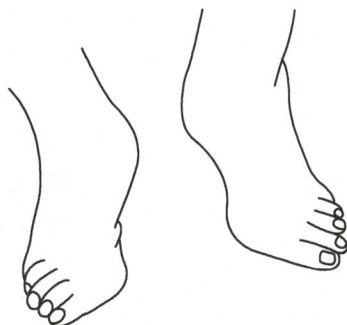

图5-8　晚期足部畸形

4. 实验室检查 血红蛋白减少,白细胞计数正常或降低,但淋巴细胞计数增加,红细胞沉降率在活动期可升高。血清蛋白减少,球蛋白增多,血清蛋白与球蛋白比例倒置(晚期)。约70%的患者类风湿因子(rheumatoid factor,RF)阳性。关节滑液黏稠度降低,黏蛋白凝固力差,滑液含糖量减少。

5. X线检查 主要表现为骨骼和软组织的侵蚀。早期可见关节周围软组织肿胀,关节附近有轻度骨质疏松,骨皮质密度降低,骨小梁排列紊乱,关节间隙增宽;以后软骨面边缘骨质腐蚀,关节软骨下有囊状形成,在手足小骨及尺、桡骨远端可见到骨膜新生骨形成。后期关节间隙因软骨面破坏而变狭窄或关节间隙消失,关节呈纤维性或骨性强直于畸形的位置(图5-9)。

(二)诊断

到目前为止,类风湿关节炎的诊断主要依靠患者的临床表现、受累关节的X线影像、血清类风湿因子和C反应蛋白等测定,对整个病情进行综合判断。国际上普遍以1987年美国风湿病学会(ARA)和2010年美国风湿病学会(ACR)/欧洲抗风湿病联盟(EULAR)所提出的标准为主要依据。

图5-9 类风湿关节炎手部X线表现

1. 美国风湿病学会(ARA)1987年的修订标准

(1)晨僵至少1小时(病程≥6周)。

(2)3个或3个以上关节肿胀(病程≥6)。

(3)腕、掌指关节或近端指间关节肿,至少有1个关节肿胀(病程≥6周)。

(4)对称性关节炎(病程≥6周)。

(5)类风湿结节。

(6)类风湿因子阳性。

(7)手部X线改变,至少有骨质侵蚀或受累关节及其邻近部位有明确的骨质脱钙。

此7条满足4条或4条以上即可诊断为类风湿关节炎。

2. 2010年ACR/EULAR制定的RA分类标准

(1)至少一个关节表现为临床滑膜炎。

(2)滑膜炎不能用其他疾病解释。

(3)X线未见到典型的骨侵蚀改变。

如满足上述3个条件,则进行受累关节、自身抗体、急性期反应物、滑膜炎持续时间4项评分,最高分为10分,当总分≥6分时可诊断为RA,评分标准见表5-1。

表5-1 2010年ACR/EULAR制定的RA评分表

项目	具体表现	分值
受累关节	2个大关节及以上(肩、肘、髋、膝)	1
	1~3个小关节(伴或不伴有大关节受累)	2
	4~10个小关节(伴或不伴有大关节受累)	3
	大于10个关节	5
自身抗体	RF或抗CCP抗体至少一项低滴度阳性	2
	RF或抗CCP抗体至少一项高滴度阳性	3
急性期反应物	CRP或ESR升高	1
滑膜炎持续时间	≥6周	1

注:CCP为环氨酸多肽;CRP为C反应蛋白;ESR为红细胞沉降率。

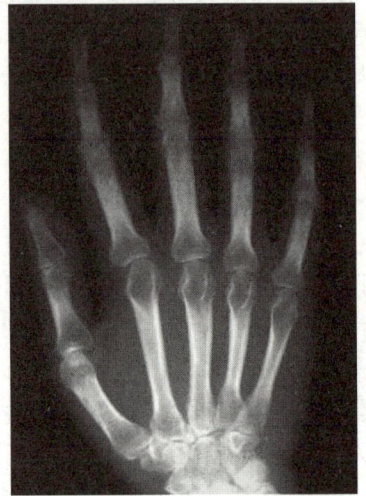

1987年ARA制定的RA分类标准可很好地区分炎性和非炎性关节炎,但不能敏感地识别早期RA。2010年ACR/EULAR制定的RA分类标准能发现更多早期RA,使诊断的准确率由65%提升至85%。

【鉴别诊断】

1. 风湿性关节炎　多见于青少年,起病急骤,伴高热。病变以侵犯大关节为主,游走性关节红肿,反复发作,发作后不遗留关节畸形。心脏损害较常见,应用水杨酸剂后,疗效迅速而显著。

2. 关节结核　发病年龄较轻,起病缓慢,多为单关节发病,类风湿因子阴性,结核分枝杆菌核酸阳性,可伴有其他结核病灶。

3. 痛风性关节炎　多见于中年男性,症状主要为跖趾关节的红肿热痛,也可以趾、跖、踝、膝等单一关节首先发病。初次发作多在夜间,疼痛日轻夜重,血尿酸增高。

【治疗】

目前对类风湿关节炎,尚无根治的良好办法,类风湿关节炎的治疗目的:①让患者了解疾病的性质和病程,增强患者与疾病作斗争的信心,与医生密切配合,主动进行功能锻炼;②缓解疼痛;③抑制炎症反应,消散关节肿胀;④保持关节功能,防止畸形发生;⑤纠正关节畸形,改善肢体功能。

早期以控制症状为主,选用不同药物交替长期使用;对已有明显关节囊破坏者,以关节功能恢复性康复训练为主;晚期关节病变已静止半年以上,畸形不能手法矫正者,可根据情况选择手术矫正畸形。

（一）支持疗法

包括富含蛋白质及维生素的饮食;针对贫血及骨质疏松,可补充铁剂、维生素D和钙剂。关节肿痛严重者还可短暂或间断地使用支架或夹板固定受累关节,既可消肿止痛,又不引起关节强直。慢性期患者,可适当选用物理疗法或中药外敷、按摩、练功、体操、疗养等。

（二）内治法

1. 中药辨证施治　参考本章概述的中医治疗。

2. 雷公藤治疗

适应证:长期使用一线药物,效果不明显,或长期使用皮质类固醇,但效果不佳或已出现不良反应者。

禁忌证:肝肾功能不全、心脏病、高血压、较重贫血、溃疡和过敏体质者。

用法:取雷公藤根,去内外皮,切碎木质15g,加水400ml,文火水煎(不加盖)2小时,取汁150ml,渣再加水煎,取汁100ml,混合后分早晚两次服,每日1剂,7～10天为1个疗程。疗程之间停药2～3天,可用3～4个疗程。

3. 西药

(1)一线药物(即首选药物):①水杨酸制剂:水杨酸钠、阿司匹林;②吲哚类药物:吲哚美辛等;③灭酸类药物:甲芬那酸、氯芬那酸、甲氯芬那酸等;④丙酸类药物:布洛芬等;⑤吡唑酮类药物:保泰松;⑥苯乙酸类药物:双氯芬酸钠等。

(2)二线药物:①金制剂:硫代苹果酸金钠、硫代葡萄糖金钠等;②抗疟类:氯喹、羟氯喹等;③D-青霉胺;④左旋咪唑。

(3)三线药物:该类药物属免疫抑制剂,亦称为细胞毒性药物或细胞稳定药。如硫唑嘌呤、环磷酰胺、甲氨蝶呤等。

(4)肾上腺皮质类固醇和垂体促肾上腺皮质激素:①皮质类固醇:地塞米松、可的松、氢化可的松、泼尼松、泼尼松龙;②促肾上腺皮质激素(adrenocorticotropic hormone, ACTH)。本类药长期服用后,不良反应颇多,而且停药困难,所以该药的临床使用受到一定的限制。

（三）外治法

1. 中药　可用狗皮膏等敷贴,或可用骨科腾洗药、风伤洗剂等熏洗,用活络水等外搽。

2. 针灸治疗　可用皮针按病取穴,经穴相配,循经弹刺,做到远近结合,中、轻弹刺激结合,以皮肤充血为度。每日1次,15次为1个疗程。

3. 理筋疗法　局部肿痛者可选用点穴镇痛及舒筋手法,关节活动不利、功能障碍者选用活节展筋手法。

4. 物理疗法　可在患处用1%雷公藤或2%乌头溶液直流电导入及放射性核素疗法、激光疗法、热水浴等。

(四)手术疗法

1. 适应证

(1)早期疼痛较剧、功能障碍非手术治疗18个月无效者。

(2)晚期严重畸形,功能障碍者。

2. 手术方式

(1)滑膜切除术:适用于活动性滑膜炎非手术治疗关节肿痛仍甚者。

(2)关节清理术:适用于慢性滑膜炎已有软骨和骨质破坏者。

(3)肌腱延长和关节囊切开术及截骨术:适用于关节畸形严重,尚有一定活动功能者。

(4)截骨术:适用于病变已稳定,关节尚有一定活动度但畸形明显者。

(5)关节融合术:适用于关节严重破坏者。

(6)跖趾关节切除术:适用于足趾关节畸形,影响穿鞋、行走者。

(7)人工关节置换术:适用于关节破坏严重,关节僵直者,但并发症多,须慎重。

【预防与调护】

1. 避免寒凉、潮湿的生活、工作环境。劳逸结合,避免过劳,加强体质锻炼。

2. 川乌等辛燥之品需久煎,不宜久服,中病即止。

第四节　强直性脊柱炎

强直性脊柱炎是以侵犯脊柱各关节为主要表现的慢性多关节性炎症。属中医痹证、腰痛范畴。其特征是从骶髂关节开始,逐步上行性蔓延至脊柱关节,造成各关节骨性强直、韧带钙化,很少波及四肢小关节。本病北方较多,南方较少,多见于15~30岁的青、壮年男性,男女比例为10∶1。目前公认该病属于血清阴性反应性结缔组织病。

【病因病理】

(一)病因

中医学认为本病的发生是由于风、寒、湿、热侵袭,先天不足,肾精亏虚,督脉失充,筋骨失养而发病。西医学对本病的发生原因尚未完全清楚。目前认为本病是在遗传基础上,兼受感染、损伤等因素,导致异常的免疫反应而发病。

(二)病理

本病的病理改变早期与类风湿关节炎相似,都是以增殖性肉芽组织为特点的非特异性滑膜炎。但晚期却不同,表现出滑膜肥厚和关节软骨面的腐蚀破坏性较轻,病变倾向于侵袭韧带的附着处,致使骨质明显增生,关节囊和韧带的骨化突出,加之关节软骨的钙化和骨化,极易发生关节骨性强直。强直性脊柱炎病变也可发生在关节外,如心脏、心肌、瓣膜和心脏传导系统及肺、肾等。

【临床表现与诊断】

(一)临床表现

1. 症状　本病约80%为隐渐性发病。患者初期表现为下腰部、臀部疼痛、僵硬、行走不适,可为单侧或双侧；初时为间歇性疼痛，以后发展为持续性、严重性疼痛，患者夜间痛剧。有时骶髂关节疼痛反射到坐骨神经，可出现一侧或两侧坐骨神经痛。早期病变局限于骶髂关节和下腰部，逐渐蔓延至胸椎、颈椎，称为"上行性扩展"。少部分女性患者病变始于胸椎，再下行到腰椎和骶髂关节，称为"下行性扩展"。病变累及胸椎后，可引起胸痛、胸椎活动受限、胸廓呼吸运动减弱、肋间神经痛等症状。为了减少疼痛，患者常采取脊柱前屈姿势，日久可形成固定的驼背畸形。

2. 体征

（1）脊柱僵硬及姿势改变：多数患者早期出现腰椎生理前凸减小，活动受限。晚期脊柱僵硬，活动完全丧失，脊背呈板状固定，严重者驼背畸形。

（2）胸廓呼吸运动减弱：胸廓呼吸运动受限是本病的一个重要体征。一般认为胸廓周径的扩张度小于3cm者为阳性。

（3）骶髂关节检查：挤压或旋转骶髂关节时出现疼痛，是早期骶髂关节炎的可靠体征。常用的检查方法有：骨盆分离试验、骨盆侧压试验、骶骨下压试验、床边试验（Gaenslen检查法）。

（4）周围关节检查：髋关节可单侧或双侧受累，早期疼痛和肌肉痉挛可影响行走，后期可出现关节屈曲挛缩、内收、外展或旋转畸形，活动受限，最后强直；膝关节早期肿胀，浮髌试验阳性，晚期出现屈曲挛缩畸形，也可强直。

（5）肌腱附着点体征：大转子、坐骨结节仅有局限性压痛，跟骨结节除压痛外还有红、肿、热等表现。晚期因骨质增生，可见到或触及局部粗大骨性畸形。

3. 关节外表现　强直性脊柱炎除关节病变外，还可有心脏病变、肺部病变、虹膜炎、神经系统病变和泌尿系统病变等，严重者脊髓损伤或压迫而造成瘫痪。

4. 实验室检查　本病的实验室检查无特异性。在病变的早期和活动期可有红细胞沉降率升高，人类白细胞抗原B27（HLA-B27）多为阳性（阳性率达95%以上）。

5. X线检查

（1）骶髂关节：骶髂关节改变是诊断本病的主要依据之一。早期关节边缘模糊并可致密，关节间隙增宽；中期关节间隙变窄，关节边缘骨质腐蚀与增生并存，呈锯齿状，髂骨侧致密带增宽；晚期关节间隙消失，关节骨性强直。

（2）脊柱：脊柱的X线改变出现在病变的中晚期。可见椎间盘纤维环骨化，可呈竹节样脊柱融合；关节突关节由腐蚀到骨性强直；椎体附近的韧带骨化；脊柱畸形，主要为生理弯曲的改变；椎弓和椎体的疲劳骨折及寰枢椎的半脱位等。（图5-10）

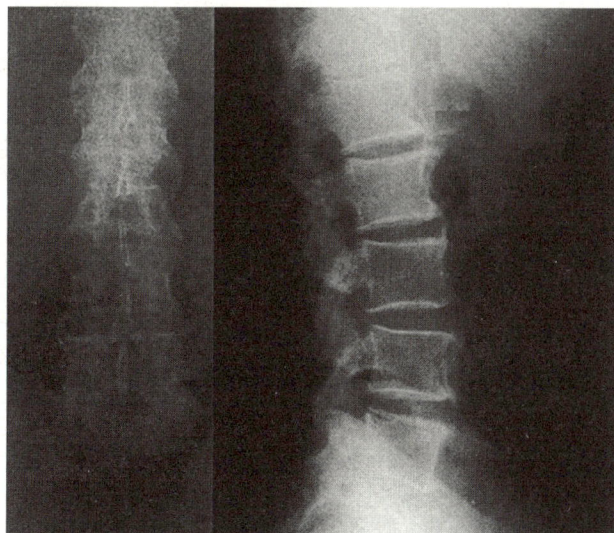

图5-10　强直性脊柱炎腰椎X线表现

（3）髋膝关节：早期骨质疏松，以后关节间隙狭窄、关节面破坏，髋臼外上缘韧带骨化、髋臼内陷、骨盆变形。晚期关节间隙消失、骨性强直于各种畸形位置。

（二）诊断

典型的病史、体征、实验室检查和影像学检查是诊断的重要依据。HLA-B27 试验是诊断的重要检查。骶髂关节炎的体征及 X 线显示的特点对诊断意义重大。

1984 年纽约会议修订的临床诊断标准：

1. 下腰痛至少 3 个月，疼痛随活动改善，休息不会减轻。

2. 腰椎在前后和侧屈方向活动受限。

3. 胸廓扩展范围小于同年龄和性别的正常人。

4. X 线检查双侧骶髂关节炎Ⅱ～Ⅳ级或单侧骶髂关节炎Ⅲ～Ⅳ。

肯定诊断：符合 X 线检查标准和 1 项以上临床指标。

可疑诊断：①符合 3 项临床标准；②符合 X 线检查标准而无临床指标。

【鉴别诊断】

1. 类风湿关节炎　类风湿关节炎在疼痛、晨僵、红细胞沉降率升高等方面表现与强直性脊柱炎相似。类风湿关节炎主要侵犯四肢关节，女性多发，关节红肿，反复发作。X 线检查表现以骨质疏松为主，病变累及骶髂关节时，常为单侧，无强直改变。HLA-B27 阴性，类风湿因子阳性。

2. 致密性骨炎　致密性骨炎常表现骶髂关节、下腰部疼痛，发病者多为青壮年女性、经产妇。仅表现骶部疼痛，症状较轻，无夜间疼痛及晨僵。HLA-B27 阴性。X 线检查可见髂骨一侧改变，骨质致密，硬化带边缘整齐与正常骨质界限清楚，关节间隙正常，脊柱 X 线检查表现正常。

【治疗】

本病目前尚无根治良方，但积极妥善的治疗可以达到减轻疼痛、减少病残、预防畸形和改进功能的目的。

（一）内治法

1. 中药辨证施治　参考本章概述部分。

2. 西药　西药治疗主要是缓解疼痛、减轻症状，目前一线首选药物为阿司匹林，主要用于轻型患者，另外还可选用保泰松、吲哚美辛等。金制剂和抗疟药物对本病无效。抗风湿药不能控制症状的患者可选用皮质类固醇和 ACTH，但不宜常规、长期使用，但肾脏病、心脏病、高血压及溃疡病者禁用。

（二）外治法

1. 保持良好的身体姿势　日常生活中，站立、坐位要腰背挺直，身体重心居中。睡眠时卧硬板床。

2. 关节功能锻炼　以主动运动为主，被动运动为辅地进行颈、胸、骶各节段诸方向运动，以疼痛能忍受的程度为限。

3. 支架　采用适当的支架可预防脊柱和关节畸形。术后患者使用支架可保持矫正后的位置。

4. 按摩疗法　可达到疏通经络，增加关节运动和改善肌肉、皮肤营养状态的作用。

5. 针灸治疗　可选择的穴位有：大椎、身柱、脊中、命门、肾俞、腰俞、阳关等穴。

6. 放射治疗（简称放疗）　脊柱、骶髂关节进行深部 X 线照射，可减轻疼痛，缓解肌肉痉挛。

（三）手术治疗

经保守治疗无效者可配合手术治疗，以保持和改善关节功能。早期可做滑膜切除术；中期可行关节清理；晚期患者可行关节松解术、截骨术、关节融合术、关节成形术或人工关节置换术，严重驼背畸形者可行腰段脊柱截骨成形术。

【转归及预后】

多数患者经恰当治疗后，病变局限、症状缓解，预后良好。少数患者出现脊柱畸形，但经矫正后，获得接近正常人的生活。只有强直性脊柱炎累及髋关节者，预后较差，髋关节功能明显受限，需进行人工关节置换。最严重的后果是颈椎受累后，合并骨折可造成患者死亡。因晚期患者病情难以逆转，故治疗的关键是早诊断、早治疗。

第五节 痛 风

痛风是由于嘌呤代谢紊乱致使尿酸盐沉积在关节囊、滑囊、软骨、骨质、肾脏、皮下及其他组织中引起相应病损及炎症反应的一种全身性疾病。以血中尿酸盐增高和痛风石形成为特点，本病分为原发性痛风和继发性痛风，好发于30～50岁的男性。

知识链接

朱丹溪关于痛风的论述

元代朱丹溪在《格致余论·痛风论》中论述："彼痛风者，大率因血受热已自沸腾，其后或涉冷水，或立湿地，或扇取凉，或卧当风。寒凉外抟，热血得寒，污浊凝涩，所以作痛。夜则痛甚，行于阴也。治法以辛热之剂。"

【病因病理】

中医学认为，痛风是由于先天不足，脾肾功能失调，湿浊瘀阻，流注关节经脉，气血运行不畅而致。

西医学认为痛风是因嘌呤代谢紊乱，引起尿酸盐沉积在组织内而发病。主要病理变化为尿酸盐沉积在关节、滑囊等组织，引起局部组织坏死及纤维组织增生，在关节病变中，尿酸盐首先沉积于骨端松质骨的关节囊附着处，之后在软骨和软骨下骨质中都出现类似的尿酸盐沉积。尿酸盐沉积在关节内，则引起滑膜的急性炎症反应，日久则滑膜增生、肥厚、软骨面变薄消失、骨端吸收破坏、边缘骨质增生，形成纤维性强直。尿酸沉积多的就在局部形成痛风石。

【临床表现与诊断】

（一）临床表现

1. 无症状期 仅有血尿酸增高，又称为高尿酸期，此期可历时数月或数年，有1/3的患者将出现以后的关节症状。

2. 急性关节炎期 发病急骤，多夜间突发，患者因受累关节剧痛而惊醒，常累及踇趾的跖趾关节，其次为足背、足跟、踝、膝等关节。受累关节局部明显红肿、发热、压痛及活动受限，全身出现高热、头痛、心悸、疲乏和厌食等症状。首次发作一般持续3～11天，以后完全恢复正常。引起发作的诱因常为酗酒、暴饮暴食、寒凉、过劳、精神紧张、手术刺激等。

3. 间歇期 无症状，可为数年、数月，以后逐渐缩短。间歇期与急性期的反应交替存在，间歇期逐渐缩短，发作时间逐渐延长。此时受累关节多遗留有关节轻度畸形与轻度活动受限。

4. 慢性关节炎期 约5%患者经数年至数十年可转为慢性。关节明显肥大和活动受限，最后形成关节僵硬和畸形。20%～50%的患者可见痛风石，好发于耳郭、鹰嘴、韧带、胫骨结节、手指、足背等处，痛风石破溃，流出牙膏样或粉末样物质，创口可经久不愈。约1/2患者可有肾脏并发症：尿路结石，慢性肾功能不全等。晚期患者常伴有高血压、动脉硬化、心肌梗死、冠心病和糖尿病。

（二）实验室检查

1. 常规检查　发作期白细胞可增多，红细胞沉降率升高。

2. 血液生化检查　血尿酸增高，女性正常参考值为 140～357μmol/L，男性正常参考值为 200～416μmol/L。

3. 痛风石镜检呈阳性反应。

（三）X 线检查

1. 早期仅见软组织肿胀。

2. 急性期过后则可见骨质疏松、腐蚀或骨质断裂，甚至在关节附近的骨质能见到穿凿样破坏。（图5-11）

3. 晚期可见关节间隙狭窄及边缘性骨质增生，痛风石发生钙化的可见钙化阴影。

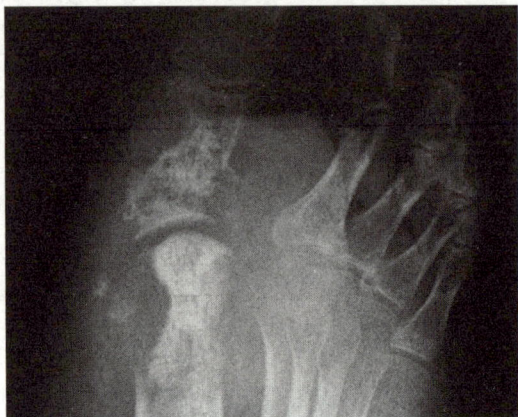

图5-11　痛风性关节炎 X 线下表现（关节破坏）

（四）诊断依据

1. 反复发作病史，初发病灶多为第一跖趾关节，发病疼痛剧烈，关节红、肿、热、痛，晚期可见关节畸形和僵硬。有一定的诱发因素。

2. 血尿酸浓度增高。发作期白细胞可增多，红细胞沉降率升高。

3. 有慢性肾脏病病史。

4. 有尿酸盐类痛风石。

5. 痛风治疗药物有效。

【鉴别诊断】

急性风湿性关节炎　关节病变表现为多关节游走性红、肿、热、痛，病变主要侵犯心脏伴有心肌炎，皮肤可见环形红斑和皮下结节，急性炎症消退后关节功能完全恢复，实验室检查抗链球菌溶血素 O 阳性，水杨酸制剂治疗有效。

【治疗】

治疗痛风须从以下几方面入手：①应随诊有阳性家族史的患者，如有可疑，立即进行预防性治疗；②制止即将复发的痛风；③治疗已复发的急性症状；④必要时处置痛风石；⑤注意间歇期、慢性期的治疗，以及并发症的治疗。

（一）一般处理

饮食方面提倡高碳水化合物、中等量蛋白质和低脂肪的饮食结构。节制饮食，禁食含嘌呤多或热量多的食物，避免酗酒、着凉和精神刺激等，急性期卧床休息，局部适当固定冷敷，大量饮水或多食碱性食物。

（二）西药治疗

急性发作期和间歇期、慢性期的治疗不同。

1. 急性期

（1）首选秋水仙碱：首剂 1mg，1 小时后增加 0.5mg（更新），12 小时后按照 0.5mg，1～3 次 /d。最宜在痛风急性发作 12 小时内开始用药，超过 36 小时效果明显下降。定期监测肝肾功能及血常规。使用强效 P- 糖蛋白和 / 或 CYP3A4 抑制剂（如环孢素 A 或克拉霉素）的患者禁用秋水仙碱。当 eGFR 为 30～60ml/min 时，秋水仙碱最大剂量为 0.5mg/d；eGFR 为 15～30ml/min 时，秋水仙碱最大剂量为每两天 0.5mg；eGFR＜15ml/min 者或透析患者禁用。

（2）保泰松：可在 6～8 小时内控制症状。首次口服剂量为 400mg，以后调整为 200mg/4～6h，症状缓解后减为 100mg/ 次，每日 2～3 次。

（3）吲哚美辛：首次口服剂量为 150mg，以后每次 100mg，连服 3～4 次，第 2～4 日可用

50mg/次,每日 3 次。

(4)上述药物都无效时可用 ACTH 20 单位静脉滴注。

2. 间歇期及慢性期

(1)间断服用秋水仙碱 0.5mg/次,每日 1～3 次。

(2)排泄尿酸药和抑制尿酸合成药。如①别嘌醇(一线治疗药物):成人初始剂量 50～100mg/d,每 4 周左右监测血尿酸水平 1 次,未达标者每次可递增 50～100mg,最大剂量 600mg/d,分 3 次口服;②非布司他:初始剂量 20～40mg/d,每 4 周左右评估血尿酸水平,不达标者可逐渐递增剂量,最大剂量 80mg/d;③苯溴马隆:成人起始剂量 25～50mg/d,每 4 周左右监测血尿酸水平,若不达标,则缓慢递增剂量至 75～100mg/d。

(三)中药

参考本章概述部分。

(四)手术治疗

慢性期患者,痛风石较大,影响功能或久溃不愈者可手术刮除。关节融合术可保持关节于功能位。

【预防与调护】

1. 有痛风家族史的男性要定期检查血尿酸,如有可疑,即给予预防性的治疗。

2. 为了防止复发,可长期服用小剂量的秋水仙碱,也可小剂量服用丙磺舒(0.5mg,每日 2 次)。

3. 若有高血压、肾炎、肾结石等并发症者,均应予以适当的治疗。

4. 局部破溃者,可行外科处理。

5. 减少青霉素、四环素、大剂量利尿剂(噻嗪类)、阿司匹林、胰岛素、维生素 B_1 和维生素 B_{12} 等的使用。

第六节 创伤性关节炎

创伤性关节炎又名损伤性关节炎、外伤性关节炎,是指关节因创伤造成不平整或承重失衡,关节软骨发生退行性改变,出现关节疼痛、功能障碍等症状者。多见于青壮年,好发于下肢的膝、踝及髋关节。

【病因病理】

中医认为本病为外伤、过劳或感染等原因导致筋骨损伤、气滞血瘀,日久则气血不足、肢节失养所致。

西医学认为本病系创伤导致关节面不平整、承重失衡、负重过多过大,或感染等原因引起。基本病理变化是关节软骨的退变及继发的软骨增生和骨化。

【临床表现与诊断】

多有明显外伤史。特别是负重较大,活动频繁的关节最易发病。其中以下肢关节发病最多,症状最明显。该病主要表现为关节疼痛及功能活动受限。过度运动后疼痛往往加重,休息后可减轻,严重者出现肢体肌肉萎缩,关节肿大,功能障碍。X 线检查早期可无明显改变或只有关节间隙变狭窄,以后逐渐可见负重点骨质增生硬化,关节边缘有骨刺形成,骨端松质骨内出现囊性改变。

中医学根据症状的不同特点将该证分为以下三型。

1. 损骨血凝型 患处肿痛,动则加剧,功能受限,身倦乏力,少气,自汗,舌质黯或有瘀斑,脉虚。

2. 体虚劳损型　关节畸形，隐痛酸重，面色苍白，头晕目眩，乏力，自汗，舌质淡，苔白，脉虚。

3. 阳虚寒滞型　年高肾亏，久病伤肾，面色苍白，形寒肢冷，关节剧痛，遇寒痛增，不可屈伸，腰膝酸冷，舌淡苔白，脉沉细无力。

【治疗】

对于该病的治疗，主要在于预防。一切波及关节面的骨折都应及时、准确地予以解剖复位。具体治疗措施如下。

1. 药物治疗　暂无药物能抑制关节退行性病变的发展。在发作期可用消炎止痛和解除肌肉痉挛的药物对症治疗，如吲哚美辛、保泰松、阿司匹林等。

2. 手术治疗　常需进行手术的部位有髋、膝和脊柱。常用的手术方式有关节成形术、关节融合术和人工关节置换术。但须根据患者病变严重程度、年龄、职业、生活习惯以及患者的要求结合全身情况，来确定手术方法。

3. 中药辨证施治

（1）损骨血凝型：治宜活血搜损，通络止痛，方用风伤丸。

（2）体虚劳损型：治宜补虚续损，通脉止痛，方用八珍汤加鹿衔草、怀牛膝、制乳香、制没药。

（3）阳虚寒滞型：治宜补肾壮阳，祛寒镇痛，方用增生汤或乌头汤加减。

此外，针灸、理筋、理疗等外治法对该症均有可靠的疗效。

第七节　创伤性滑膜炎

创伤性滑膜炎是由于关节软骨损伤、关节内骨折、关节脱位、韧带断裂、关节游离体等引起滑膜的损伤性炎症。膝关节在全身关节中滑膜面积最大，且创伤机会多，故其滑膜炎发病率较高。

【病因病理】

本病是由于外伤或慢性劳损两方面因素导致关节滑膜受损，并逐渐形成急性或慢性滑膜炎引起的。

病理改变主要是滑膜血管扩张，产生大量渗出液，血浆和血细胞外渗，同时滑膜细胞活跃，产生大量黏液，形成关节积液，导致关节肿胀、关节活动受限。如未能得到及时处理，可发生滑膜粘连、肥厚，软骨萎缩等，影响关节的功能恢复。

【临床表现与诊断】

1. 急性滑膜炎　多在损伤后出现关节疼痛不适，轻度肿胀，屈伸功能受限，6～7小时后滑膜反应性积液出现。关节积液过多可引起肌肉痉挛，晚期因粘连导致功能障碍。如为髌上滑囊炎，因囊腔大并且与关节相通，故肿胀范围广泛，浮髌试验明显阳性；如为髌前滑囊炎，则肿胀局限于髌骨前方；如为髌下滑囊炎，则见髌韧带两侧正常的凹陷因肿胀而消失。

2. 慢性滑膜炎　此类病变较多见，症见膝关节肿胀持续不退，休息后减轻，劳累则加重，关节虽无明显疼痛，但有胀满不适感，屈伸受限，股四头肌轻度萎缩。病程日久则滑膜囊壁增厚，扪之可有韧厚感。

【鉴别诊断】

1. 创伤性关节积血　关节积液在创伤后立即出现，疼痛明显，常伴全身和局部温度增高，关节穿刺可抽出瘀血。急性滑膜炎积液在伤后数小时后出现，疼痛不明显，关节穿刺抽出为关节液或血性渗出液。

2. 髋关节结核（早期）　临床表现和慢性滑膜炎相似，但慢性滑膜炎经休息、治疗后，症状迅速消失，无后遗症；早期髋关节结核则症状呈进行性加重，X线检查可见骨质疏松和破坏。

【治疗】

（一）内治法

急性滑膜炎治宜散瘀生新，消肿止痛，内服桃红四物汤加三七粉，外敷消瘀止痛膏。

慢性滑膜炎治宜祛风燥湿，强壮肌筋，内服羌活胜湿汤加减，或健步虎潜丸，外贴万应膏，或用熨风散热敷。

（二）外治法

1. 理筋手法　急性期可将关节充分屈曲，自然伸直，使局部肿胀消散、疼痛减轻。慢性期可在肿胀处及其周围先用手指揉按，再用小鱼际反复按摩，最后用掌部推，以上三步手法需 30min。以达疏通气血，温煦筋膜，消散肿胀之目的。

2. 封闭疗法　对关节积液较多者，可无菌穿刺抽出积液后，注入泼尼松龙 25mg 及 1% 普鲁卡因 2ml，然后用弹力绷带加压包扎，可促进肿胀消退。

3. 固定和练功　早期应卧床休息，抬高患肢。治疗期间进行肌肉锻炼，后期可加强关节屈伸锻炼。

4. 手术治疗　患者反复发作，且关节滑膜肥厚、积液较多者，可行滑膜切除术。

（三）预防与护理

1. 急性关节滑膜炎应卧床休息以利炎症消退，疼痛较剧者可用适量的水杨酸制剂，一般不用抗生素或激素。

2. 发病后应正确处理休息和活动的关系。积液未退前尽量避免行走和关节活动，必要时可用石膏托固定。

第八节　银屑病关节炎

据统计有 2.6%～4% 发生银屑病关节炎，常见于 10～30 岁，女性发病率稍高。

【病因病理】

本病的病因至今尚未明了，可能与皮肤病变产生的毒素引起关节炎有关。也有研究者认为是同一病因先后作用于皮肤和关节这两个不同的器官所致。

其病理改变为慢性炎症，有水肿、小圆细胞浸润和纤维变性。炎性组织侵蚀骨端软骨和骨皮质，并向中心发展，使松质骨暴露于关节腔内，最后由稠密的纤维组织充塞于整个关节内。无骨质疏松，亦很少出现骨性强直，但可有全脱位或半脱位。

【临床表现与诊断】

银屑病关节炎多发生于患银屑病多年之后，一般先波及指（趾）甲，后波及关节。远侧指间关节是最早受累的关节。病起时先肿胀，皮肤发亮，很像痛风，时好时坏，反复发作。可有游走性疼痛。之后波及腕关节，最后可波及膝、髋和脊柱。银屑病关节炎多见于红皮病性银屑病。

出现红色丘疹样皮损，之后扩大融合成斑块，表面覆以多层银白色鳞屑，好发于头皮及四肢。80% 的患者伴有指（趾）甲损害；约 1/3 伴有炎症性眼病。

X线检查可见早期指（趾）间关节边缘溃损，之后关节被破坏，逐渐延伸至远侧指（趾）骨基底，形成杯状切迹，而近侧指（趾）骨端形成细尖端，使指（趾）间关节犹如"铅笔放在杯内"。末节指（趾）骨端呈噬咬状。晚期受累关节变形，可见脱位或半脱位。

【鉴别诊断】

类风湿关节炎女性多见，好发于掌指关节及近端指间关节，约 70% 患者类风湿因子检验呈阳性，可伴有类风湿结节，有时类风湿关节炎与银屑病可并存。

【治疗】

对本病的治疗首先要积极治疗银屑病。对关节炎的治疗与类风湿关节炎相似,阿司匹林、保泰松、吲哚美辛均可选用。如无效也可使用类固醇、金制剂等。甲氨蝶呤对皮肤和关节的病损均有效,但毒副作用强,应慎用。对于关节病变,无手术指征。

第九节 血友病性关节炎

血友病为先天性遗传凝血障碍性疾病,由女性基因携带者遗传给男性后代。血友病性关节炎是由于关节内反复出血而导致的关节退行性改变,常见于膝关节,其次为踝、肩、肘等关节。中医学中本病归"血证""血病"的范畴。

【病因病理】

中医学认为本病为先天不足、七情所伤、饮食不节或劳倦过度等原因导致火热熏灼、迫血妄行、气不摄血、血溢脉外引起的。

西医学认为血友病是一种与性别有关的遗传性疾病,主要是缺乏凝血因子Ⅷ、Ⅸ、Ⅺ,其遗传方式为孟德尔隐性伴性遗传。经患病的父亲传给健康的女儿(基因携带者),再传给她所生的男孩。

主要的病理改变为患者的血液中缺乏抗血友病球蛋白。原发的出血部位在滑膜,并向关节腔延伸。关节内的出血可刺激滑膜产生炎症反应,滑膜充血、渗出、增生、淋巴细胞和浆细胞浸润。关节内的反复出血使滑膜和关节囊增厚、纤维化。而红细胞分解,含铁血黄素则沉积于滑膜及软骨,使软骨失去营养而逐渐破坏,进而关节面摩擦,使软骨下骨质硬化,又因出血形成局限性囊肿、骨质疏松和边缘骨刺。关节破坏严重者可发生挛缩畸形或纤维强直。

【临床表现与诊断】

1. 多为男性患儿,有血友病病史。常因轻度外伤诱发反复关节内出血。

2. 出血常发生在膝、踝、肘关节,急性出血后,关节迅速肿胀,压痛明显,皮温升高,关节功能受限。

3. 病变早期,血肿吸收后关节外形和功能可恢复正常;后期反复出血后则出现关节粗大、功能障碍、屈曲挛缩畸形,肌肉萎缩,血友病性囊肿活动时有捻发音等。

4. 实验室检查可见凝血时间延长,可长达1~12小时。凝血酶原消耗时间缩短(<20s)。

5. X线检查可见早期关节囊肿胀、软组织阴影密度增加,关节间隙增宽及骨膜下血肿钙化。晚期关节间隙变窄,软骨下骨质致密、不规则、边缘骨质增生、软骨下囊肿形成。儿童可见骺板增大或骨骺提前闭合。关节间隙狭窄,软骨下骨不规则,软骨下囊肿形成,甚至塌陷,为血友病性关节炎的主要变化。典型表现是髁间切迹增宽和不规则,髌骨下极成方形。

【治疗】

本病的治疗以全身治疗为主,关节炎可局部治疗。治疗原则为止血、止痛、恢复关节功能和预防慢性关节损伤。

(一)内治法

1. 中药辨证治疗

(1)热郁血分

临床表现:出血量多色红,伴有发热、烦躁、小便赤黄、大便干结,舌红苔黄,脉弦数。

治则:清热解毒,凉血止血。

方药:十灰散加减。

(2)阴虚内热

临床表现：出血缓慢、量少、色红，潮热盗汗、咽干、目眩、耳鸣，舌红少苔，脉细数。

治则：滋阴清热，凉血止血。

方药：茜草根散加减。

（3）气虚不摄

临床表现：反复出血不断、色淡，头晕目眩，唇甲不华，神疲体倦，心悸，舌淡脉细数。

治则：益气健脾摄血。

方药：归脾汤加减。

（4）瘀血阻络

临床表现：出血色紫黯，痛有定处，舌暗有瘀点，苔薄白，脉细数。

治则：活血化瘀止血。

方药：桃红四物汤加减。

2. 西药

（1）凝血药物：①皮质类固醇：可减少出血并加快血肿的吸收；②抑制纤维蛋白溶解药物：可保护已形成的凝血块不被溶解，有助于止血；③花生米衣或其制成的助凝药物；④炔诺酮：每次125mg，口服，每日2次。

（2）补充凝血因子：抗血友病球蛋白等。必要时可输全血。

（二）外治法

主要是固定制动。少量出血可用弹力绷带固定并可配合冰袋冷敷，同时要将患肢抬高；出血量大时，可先用细针将关节内的血肿吸出后，再行固定。对关节屈曲挛缩畸形者，可采用手法按摩牵引矫正。

（三）手术治疗

适用于严重畸形和功能丧失影响日常生活者。术前应补充缺乏的凝血因子，将凝血时间纠正至正常。矫正关节畸形、重建关节功能或切除致命的血友病假瘤。

【预防与调护】

1. 避免外伤和剧烈运动。平时要经常服用维生素 C 及芦丁。关节出血后应卧床休息，限制关节活动。

2. 疼痛剧烈也可适当选用布洛芬等药物缓解症状，但禁用阿司匹林等解热镇痛药以防影响血小板凝聚功能。

3. 出血静止后逐步进行功能锻炼，防止和减少关节功能障碍。

（张　峰）

? **复习思考题**

1. 试述类风湿关节炎的临床表现。

2. 叙述痹证的治疗方法。

3. 简述强直性脊柱炎的临床体征。

4. 简述痛风的临床表现。

5. 简述创伤性关节炎发生的病因病理。

FB-5-3

扫一扫，测一测

第六章 筋 挛

ER-6-1 PPT课件

ER-6-2 知识导览

> **学习目标**
>
> 掌握缺血性肌挛缩、髂胫束挛缩症、关节挛缩症的临床表现和治疗。
> 熟悉概述中的病因病理和治疗。
> 了解缺血性肌挛缩、髂胫束挛缩症、关节挛缩症的病因和预防。

第一节 概 述

筋挛是身体的某群筋肉持久收缩，或皮肤、关节囊、韧带失去正常弹性而挛缩，引起的关节运动功能障碍。可由先天发育障碍、损伤、缺血、炎症、瘫痪等而造成。

【病因病理】

1. 先天发育障碍 由于胎位不正、产伤等因素，使患儿出生后就存在软组织或关节挛缩畸形。如先天性斜颈、先天性关节挛缩症等。

2. 损伤缺血 由于损伤后，致使血脉破损受压，导致肢体远端供血不足，发生肌肉变性、坏死，最终瘢痕挛缩。如缺血性肌挛缩。

3. 邪毒侵袭 六淫感染侵入经络、关节而引起挛缩。如化脓性病变引起的关节挛缩。

4. 脑髓疾患 脑部疾患可致关节持续性挛缩，可引起肌肉的痉挛性瘫痪；脊髓病损导致肌肉麻痹出现弛缓性瘫痪。

【临床表现】

本病临床表现主要为身体某部位软组织发生挛缩，常发生于皮肤、筋膜、肌肉、韧带、关节囊等组织。挛缩多发生于四肢，挛缩部位的肌肉张力增强，被动牵拉时有弹性的抵抗感，并可引起疼痛。挛缩部位的关节活动功能障碍，但其关节本身并不强直，一旦解除筋挛，关节功能即可恢复。

【治疗】

（一）内治法

1. 损伤缺血

治则：活血化瘀，疏肝理筋。

方药：圣愈汤加柴胡、木瓜、栀子、麦冬、五味子。

2. 邪毒侵袭

治则：祛风散寒，解毒舒筋。

方药：荆防败毒散加减。气虚加黄芪，筋挛急加蝉蜕、乌梢蛇、地龙。

3. 脑髓疾患

治则：舒筋通络，解痉止挛。

方药：痉挛性瘫痪可用大活络丹，弛缓性瘫痪可用健步虎潜丸。

（二）外治法

1. 理筋手法 此疗法对筋挛组织功能的恢复有一定的效果。病情不同，手法不尽相同，基本手法为：对筋挛部位从远端到近端，用手指或掌根的按摩法，继而用揉捏法，由浅入深，反复施行 3～5 分钟。然后做筋挛关节部位的被动伸展动作，活动幅度由小到大，以患者略感疼痛为度。当伸展到最大限度时，维持 1 分钟左右，根据病情需要可重复实施 4～5 次，并可在其经络循行的穴位，采用点穴、振颤及揉法。最后医者用双手搓揉患肢，并做抖法，以松弛挛缩肌群。

2. 练功活动 做病变受累关节的主动与被动活动。在患者能耐受的情况下，尽力加大活动范围。

3. 手术治疗 对于病情严重的患者可行手术治疗，依据不同情况采用瘢痕松解术、肌腱延长术、矫形术等。

4. 其他治疗 可将患肢放在支架上牵引，并配合中草药熏洗、针灸、理疗等。

第二节 缺血性肌挛缩

缺血性肌挛缩是严重的骨折晚期并发症，是骨筋膜室综合征的严重后果，是指创伤后四肢骨筋膜室内的肌肉和神经因急性严重缺血而出现的早期症状和体征，如不及时诊断和治疗，可因血供不足，迅速引起肌肉变性、坏死，形成瘢痕、挛缩而影响其功能的一种严重病证。

【病因病理】

筋膜间隔区是由骨、肌间隔、深筋膜与骨间膜等构成，几乎闭合而少弹性，血管与神经大多在肌间隔中通过。间隔区的内容物主要是肌肉。在正常情况下，有一定压力，称肌内压，前臂和小腿肌内压分别为 1.2kPa 和 2kPa。如肌间隔的容积突然缩小或内容物突然增大，则肌内压急剧上升，压迫血管、神经及肌肉组织。其中肌肉的微循环最易受压，其次是静脉、小动脉及大动脉。由于局部循环障碍，肌肉因缺血而产生类组胺物质，从而毛细血管床扩张，渗透性大为增加，渗透大量血浆和液体，形成水肿，使间隔区内压更高，形成缺血—水肿恶性循环。除非及时而充分地解压，否则室内压将急剧上升，迅速发展为肌肉和神经的坏死或坏疽。筋膜间隔区压力增高可能由下列因素造成。

1. 骨筋膜室容积骤减 创伤性骨折后，外固定使用过紧、过久；肢体长时间被重物所压等均可使筋膜间隔区空间变小，先引起局部缺血，继而发生缺血—水肿恶性循环。

2. 骨筋膜室的内容物骤增 闭合性骨折严重移位或形成巨大血肿；肢体挫折伤，毒蛇、毒虫咬伤、剧烈的体育运动或长途步行，均可引起肌肉的严重损伤性水肿，继而发生缺血—水肿恶性循环。

3. 大血管受压 损伤、痉挛、梗死、血栓形成等，可引起筋膜间隔区内缺血，继而水肿，压力逐渐增高。如止血带使用时间过长等。

本病的病理变化主要局限于部分组织坏死，经修复后遗留肌肉挛缩和神经功能缺陷。缺血严重者可导致大量组织和肢体坏疽。若病变发生在几个肌间隔区，则大量肌组织坏死，释放出大量肌红蛋白和钾离子，引起急性肾衰竭，全身不良反应严重，称为挤压综合征。

【临床表现与诊断】

1. 早期 肢体广泛而剧烈的进行性灼痛，受累的间隔区有明显的肿胀、发红和压痛。肌肉因缺血，在被动活动时疼痛。远侧神经分布区的两点分辨觉消失，轻触觉异常。受累肢体的远端动脉搏动减弱，皮温下降，皮色苍白。

2. 晚期 受累肢体感觉丧失，肌肉瘫痪，挛缩，手足出现"爪状"畸形（图 6-1），活动功能障碍。

【治疗】

本病为创伤的并发症，故创伤后积极预防本病的发

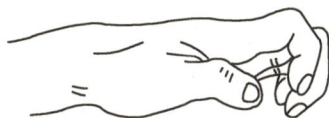

图 6-1 缺血性肌挛缩典型手"爪状"畸形

生,对固定后的患者要密切观察末梢血液循环,如有早期症状,应立即拆除固定。

(一)中药治疗

1. 瘀阻脉络型(早期) 活血化瘀、疏通经络,圣愈汤加减。

2. 肝肾亏虚型(后期) 补益肝肾、滋阴清热,虎潜丸加减。

(二)手术治疗

1. 减压术 适用于早期患肢疼痛严重,肌张力增强,肌内压增高者。手术切开受累的筋膜间隔区。

2. 矫形术 适用于晚期挛缩畸形形成者。可选择的术式有:挛缩部分切除术、肌腱延长术、肌腱移位术或关节融合术等。

【预防与调护】

本病以预防为主,尤其是创伤骨折后,要密切注意患肢末梢血液循环。一旦怀疑有本症发生,必须立即将患肢置于心脏水平,放松外敷料,立即拆除一切外固定物。完整整复骨折,调整固定骨折复位角度,用骨牵引维持复位,继续密切观察,必要时,立即行血管探查术。

第三节 其他挛缩症

临床常见的挛缩症还有手内在肌挛缩症、掌腱膜挛缩症、髂胫束挛缩症和关节挛缩症等。其发生主要与粘连及瘢痕挛缩等有关,治疗方法基本同概述所述。其病变的一般性特征见下表所述(表6-1)。

表6-1 常见挛缩症一览表

病名	概念	病变部位	临床特征
手内在肌挛缩症	由于损伤或缺血使手内在肌发生瘢痕挛缩	鱼际肌、小鱼际肌、骨间肌、蚓状肌	鱼际肌、小鱼际肌挛缩则拇(小)指掌关节屈曲、内收畸形,不能外展、伸直;骨间肌、蚓状肌挛缩则出现掌指关节屈伸、指间关节过伸畸形,掌横弓变大
掌腱膜挛缩症	掌腱膜部分或全部因瘢痕化而致手部挛缩畸形	多见于环指、示指	掌指关节、近侧指间关节及邻近手指发生屈指挛缩畸形,远侧指间关节呈过伸状,局部皮肤失去弹性,变粗韧,与掌腱膜相连
髂胫束挛缩症	由于各种原因引起髂胫束挛缩而造成髂关节屈曲、外展、外旋畸形的一种疾病	髂胫束	患侧髋关节屈曲、外展、外旋畸形,膝关节屈曲挛缩和膝外翻与外旋畸形。大转子部有滑动性弹响并可触及滑动性索状物
关节挛缩症	由于关节外软组织痉挛、收缩而出现关节活动受限	四肢各关节	先天性者,出生后就存在四肢多发性关节挛缩畸形。后天可因软组织痉挛而引起关节挛缩畸形。也可因神经系统原因而致关节挛缩畸形

(乔 野)

? 复习思考题

1. 简述筋挛的病因病理。

2. 试述筋挛的治疗方法。

3. 叙述缺血性肌挛缩的临床表现。

第七章 退行性骨关节病

学习目标

掌握脊柱骨性关节病中的颈椎退行性疾病、腰椎退行性疾病、膝关节骨关节病的病因病理、临床表现与诊断以及治疗。

熟悉概述中的病因病理和治疗。

了解胸椎退变的病因病理、临床表现与诊断以及治疗。

第一节 概　　述

退行性骨关节病简称骨关节病，又称肥大性关节炎。是由于关节退化，引起关节软骨被破坏的慢性关节炎。

骨关节病可分原发性和继发性两类，凡正常的关节无明显原因而逐渐发生退行性变者，称为原发性骨关节病；若因某种已知原因导致软骨破坏或关节结构改变，日后因关节面摩擦或承受压力不平衡等因素，造成退行性改变者称继发性骨关节病。

【病因病理】

（一）病因

1. 先天性关节解剖结构异常，如韧带松弛，活动过度，关节面位置或形状异常。

2. 儿童时期发生的关节结构改变，如扁平髋，股骨上端骨骺滑脱。

3. 损伤或机械性磨损，如关节内损伤或骨折，骨折后对位不良，习惯性脱位，职业病引起的关节长期损伤。

4. 结晶体沉积性关节内病变，如痛风等。

5. 代谢异常使软骨变性，如褐黄病。

6. 关节内的骨缺血性坏死。

7. 其他促使软骨磨损的原因，如关节感染、血友病性关节炎、神经源性关节病。

（二）病理

最早的病损是关节软骨的显微改变，表现为异染性物质的减少、软骨细胞减少、脂肪变性、胶原的原纤维改变呈关节面不规则。以后的形态改变为在软骨的局限性软化，表面呈片块状和原纤维形成。在 X 线片上表现为骨赘或骨刺。

滑膜的变化是后期现象，包括纤维变性、肥厚和炎症。它很少会发生类风湿关节炎那样的炎性病理变化。滑膜绒毛可以增大，并有新的绒毛生长。这些绒毛可形成软骨。

关节囊的纤维组织可变得较稠密。与关节缘连接处的关节囊可变为纤维软骨或透明软骨。在滑膜下有时可出现骨性结节，突入关节腔，这些结节日后可突入关节内，形成"关节鼠"，使关节交锁，但不会引起骨性强直。

【临床表现与诊断】

患者多为 45 岁以上的中老年人。起病缓慢，无全身症状。通常为多关节发病。受累关节可有持续性隐痛,活动增加时加重,休息后好转,常与气候变化有关。有时可有急性疼痛发作,同时有关节僵硬、关节内摩擦音等症状。久坐后关节僵硬加重,稍活动后好转。晨起时僵硬及疼痛,活动后减轻,称为"休息痛"。后期关节肿胀、增大、运动受限,但很少完全强直。

实验室检查可见关节液常清晰、微黄、黏稠度高,白细胞计数在 $10×10^9$/L 以内。

X 线表现为关节间隙狭窄,软骨下骨质硬化,关节边缘变尖,有骨赘形成,负重处软骨碎裂、边缘不整,软骨下囊性变,形成骨关节病的典型征象。

根据临床表现及 X 线所见,一般可做出诊断。

【治疗】

最重要最基本的治疗方法是减少关节的活动幅度和强度,减轻关节的负重。

1. 药物治疗 暂无药物能抑制关节退行性变的发展。一般疼痛较轻,不需使用止痛药物。骨性关节病的常见问题是间歇性剧痛发作。在发作期间可用消炎止痛和解除肌肉痉挛的药物。常用的消炎镇痛药物为阿司匹林类药物。此外还包括保泰松、吲哚美辛、甲芬那酸、布洛芬、双氯芬酸等。但此类药物对胃肠道有刺激作用,使其应用受到一定限制。

2. 手术治疗 常须进行手术的部位有髋、膝和脊柱。根据病变严重性、年龄、职业、生活习惯以及患者的要求,结合全身情况,来确定手术方法。常用的术式有关节成形术、截骨术和关节置换术。

3. 物理治疗 治疗的目的是减少受累关节的应力和承重,保持关节的正常结构和活动。

4. 中医药治疗 中医药治疗有较好的治疗作用。

第二节 脊柱骨关节病

脊椎的两组关节,即椎间盘和后关节突都可发生骨性关节病。包括脊柱的肥大性关节炎,以及由颈胸腰段脊柱退变为基础引起的临床综合征。

【病因病理】

1. 肾元亏虚,肝血不足 肾为先天之本,主骨,生髓。肝为藏血之脏,肝血足则筋脉强劲。若肾元亏虚,肝血不足,那么骨骼的发育会出现异常,产生外形及内部结构上的异常,在脊柱可表现为椎体发育不良,峡部不连,隐性脊柱裂等,稍经劳累或外伤,便气血瘀滞,疼痛大作。一经频繁活动,便磨损严重,损伤明显,导致脊柱过早过快地出现退行性病变。

2. 外力损伤 脊柱在正常状态下可以在一定时间内承受一定强度的力而不受损伤,但超过一定的强度或时间,则必然引起损伤。一时性超强度的外力可以造成扭伤、挫伤、撞伤、跌伤等;长时间承受非超强度的外力则可以造成劳损,通常由于姿势不正确、特定状态的持续紧张等引起,劳损易发生在颈、腰段脊柱。这些外力作用于脊柱以后,可以引起受力最集中的局部发生气血逆乱,严重的导致筋损骨伤,血流不循常道而溢于脉外,形成瘀血凝滞,必然引起脊柱骨骼结构受损,失去正常滋养,随着时间的推延,则出现脊柱的退行性病变。

3. 外感风寒湿邪 在气候发生剧变而机体防御能力下降时,风寒湿邪可单独或同时侵犯脊柱而发病。引起颈项酸痛、肢体疼痛酸麻、腰臀胀痛等。这是因为外邪经过肌表经络,客于脊柱及其周围筋骨,导致脊柱的全部或局部气机阻滞。或由风邪束于肌表,或由寒邪收引血脉,或由湿邪浸淫经络,气不能贯,血不能行,乃生成邪瘀痹阻之证。

【临床表现与诊断】

（一）中医临床表现与诊断

脊柱退行性疾病的症状十分复杂,体征也因其病变部位而异,各部位病变的共同表现是疼痛麻木等神经反射或神经根受压征象,或椎间关节失稳、僵硬所致的功能紊乱。

1. 肾元亏虚，肝血不足　此型患者发病年龄较轻，偶受外伤或略感风寒湿邪，便引起颈肩腰腿的疼痛，病情发展缓慢而持久。可有腰膝酸软，肢体渐痿，头晕目眩，舌质淡，脉细弦。X线片可见关节突和椎体缘的骨质增生，椎间隙变窄，或有骨性椎管狭小，或有腰骶椎的隐性裂，椎体发育不良、横突变异或棘突游离等。

2. 外力损伤　此型患者多有外伤史。突发颈肩腰腿疼痛，多先发于躯干，数日或数月后向肢体放射，以后躯干痛减而肢体痛增。经休息和治疗后可缓解，但反复发作，病程可达数年或数十年之久。X线片可见脊柱侧弯，脊椎失稳，骨缝相错，或胸椎紊乱，关节模糊，或腰椎间隙异常，关节间隙不清，甚至有椎体旋转等。

3. 外感风寒湿邪　此型患者可因气候变化起病，发病可急可缓，疼痛部位可在颈肩、胸胁或在腰部。风邪致病者，痛无定处，且有恶风、颈项强、头痛、关节酸胀等。寒邪致病者，疼痛剧烈，关节拘急，屈伸活动不利，得热稍缓。湿邪为主者，疼痛绵绵，头重如裹，身体困乏，四肢酸楚，颈项强痛，肌肤麻木。X线片可见脊柱各部多有骨质增生，骨赘出现。

（二）西医临床表现与诊断

西医学认为，脊柱退行性疾病是椎骨、椎间盘以及周围软组织的一系列退行性和增生性变化的结果（图7-1～图7-4）。

1. 椎间盘的退变　椎间盘的退变从20岁开始，30岁以后大多数椎间盘都已发生变性。退变过程首先是椎间盘发生脱水、干燥，继而出现松弛、裂隙、碎裂、褐色素沉着，以致椎间隙变窄，上下椎体间发生异常运动，出现脊椎的不稳定或脊柱弯曲异常。

2. 骨刺的发生　由于椎间盘尤其是髓核的褐色软化与耗损，致使弹性降低，并使附着于椎体边缘的韧带断裂和耗损，反应性形成骨刺。

3. 椎间关节的变化　椎间盘变性导致椎间隙失稳，椎间盘间隙狭窄，椎体间的异常活动以及脊柱生理弯曲改变，可致后方椎间关节歪斜，从而引起关节面对合不良，关节囊肥厚或陷入、滑膜增生、骨刺形成等退变性变化。在退行性变化的多发部位，棘间、棘上和黄韧带多发生肥厚、断裂、空泡和钙化等。

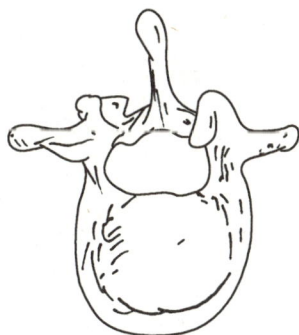

图7-1　正常腰椎

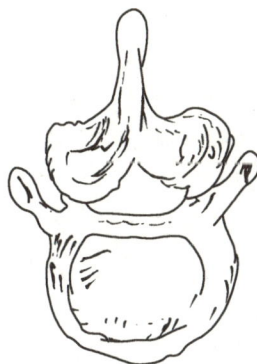

图7-2　椎间关节增生肥大继发椎管狭窄

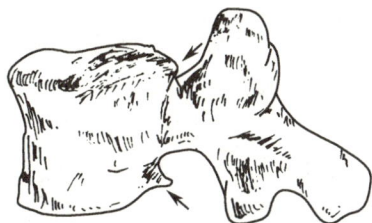

图7-3　椎体边缘骨赘形成

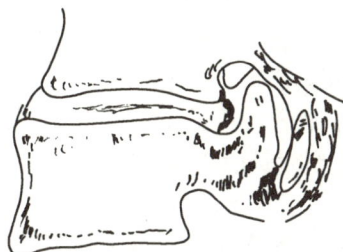

图7-4　椎体滑脱、椎间盘膨出而挤压神经根

【治疗】

脊柱退行性疾病辨证时须把握本病"邪实正虚"的病机要点。

（一）内治法

对于脊柱退行性疾病的内服药治疗，可以贯彻"同病异治，异病同治"的原则。

1. 病程初期　疼痛剧烈者，以活血化瘀，祛风散寒，理气止痛为主，常用身痛逐瘀汤加减。常用药物有麻黄、羌活、独活、桂枝、秦艽、威灵仙、当归、赤芍、乳香、没药、制川乌、香附、郁金、五灵脂、泽泻、甘草等。

2. 病程中期　以活血理气，祛邪通络，补益肝肾为主，常用复元活血汤加四物汤治疗。常用药物有羌活、独活、秦艽、威灵仙、当归、川芎、桃仁、红花、柴胡、鸡血藤、丹参、桑寄生、川续断、穿山甲、瓜蒌、甘草等。

3. 病程后期　以固护气血，大补肝肾，益气通络为主，一般用十全大补汤加减。常用药物有党参、黄芪、白术、白芍、当归、川芎、生地黄、熟地黄、桑寄生、川续断、怀牛膝、怀山药、枸杞子、秦艽、威灵仙等。

（二）外治法

1. 推拿治疗法　病程初期实证为主之际，运用泻法。病程中期及后期，运用补法。

2. 针灸拔罐疗法　选用督脉和足太阳膀胱经穴进行针灸、拔罐等刺激，引起经络系统的反应，既可活血行气、通络止痛，又可益肾养血、强筋壮骨。

（三）手术治疗

常用的手术方法有椎管扩大减压术、骨赘摘除减压术和椎间盘摘除术等。一般颈部的手术多采用侧前方入路，要求做到暴露清楚、减压彻底，同时行椎间融合。腰部的手术多采用全椎板或半椎板切除、部分关节突切除；合并椎间盘突出者，要求同时摘除椎间盘，对马尾及神经根进行充分减压。

第三节　四肢关节骨关节病

四肢关节骨关节病是一种常见的慢性关节疾病。其主要病变是关节软骨的退行性变性和继发性骨质增生。多见于中老年人，女性多于男性。好发在负重较大的膝关节、髋关节及手指关节等部位，该病亦称为退行性骨关节病、增生性关节炎和肥大性关节炎。属中医"骨痹"范畴。

【病因病理】

中医学认为，本病为"邪实正虚"之证。邪实是外力所伤，瘀血内滞或外邪侵袭，经脉痹阻，关节失利。正虚是肾元亏虚，髓空骨虚，关节不利；肝血不足，筋失所润而见节涩、筋急，邪实正虚最终发为骨痹。

四肢关节骨关节病可分原发性和继发性两种。原发性是指发病原因不明的骨关节炎（无创伤、感染、先天性畸形病史，无遗传缺陷、全身代谢和内分泌异常），多见于 50 岁以上的肥胖者；继发性指有先天畸形、创伤，致关节面后天性不平整，关节不稳，关节畸形及医源性等因素（如长期不恰当使用皮质激素等引起的骨关节炎）。

成人骨关节软骨内无神经血管，营养物质首先由滑膜血管丛弥散到滑液，再通过软骨基质到软骨细胞。软骨基质由胶原和糖蛋白组成框架，其中嵌镶软骨细胞，含有 80% 的水分，关节活动时，关节透明软骨面之间产生相互挤压和放松作用，基质内的水分随着挤压，进出基质。如此反复交替，保持了关节软骨的营养供应。若这种渠道遭到破坏，即可产生软骨基质的改变，进而使软骨细胞破坏和坏死，导致骨关节病变的一系列变化。四肢关节骨关节病的原因是多方面的，其中年龄是发病的重要因素，55～65 岁的人群约 85% 具有本病的 X 线改变，但不一定发病；关节内创伤、炎症、异常代谢产物沉着、反复出血后大量铁质沉积，以及在关节内反复注射皮质类激素等，均可导致关节内软骨基质破坏；内分泌异常，可使软骨细胞异常，这些因素都可导致继发性骨关节病的出现。继发于创伤后的四肢关节骨关节病称为创伤性关节炎。

　　四肢关节骨关节病最早的病理改变发生在关节软骨，首先关节软骨局部发生软化、糜烂，最后软骨下骨外露，形成骨赘、关节内游离体。继发骨膜、关节囊及关节周围肌肉的炎症、纤维化和增厚，使关节面上生物应力失调，病变不断加重。

【临床表现与诊断】

（一）临床表现

　　四肢关节骨关节病的主要症状是疼痛，初期轻微钝痛，以后逐步加重。有的患者在静止或晨起时感到疼痛，稍微活动后减轻，称为"休息痛"，为软骨下充血所致。如活动过量，关节摩擦也可产生疼痛，休息后好转。疼痛有时与天气变化、潮湿受凉有关。继之患者常感到关节活动不灵活、僵硬，晨起或休息后不能立即活动，需经过一定时间后始能解除僵硬状态，关节活动时有各种不同响声，如关节摩擦声等。有时可出现关节交锁。

　　关节炎发展到一定程度，关节肿胀明显，特别是伴有滑膜炎时，关节内可有积液，浮髌试验阳性，主动和被动活动都受限。查体可见关节肿胀，中度以下积液膝关节浮髌试验阳性；髋关节增大内旋时疼痛加重。关节周围肌肉萎缩，活动时可有不同程度的活动受限和肌痉挛，或关节内有摩擦音。严重时可见关节畸形，如膝内翻。髋关节托马斯征阳性，有时可触及关节内游离体。手指远侧指间关节侧方增粗，形成赫伯登结节。

　　X线片显示关节间隙狭窄及不等宽，关节边缘有骨赘形成。后期骨端变形，关节表面不平整，边缘骨质增生明显。软骨下骨有硬化和囊腔形成，伴滑膜炎时髌下脂肪垫模糊或消失（图7-5）。

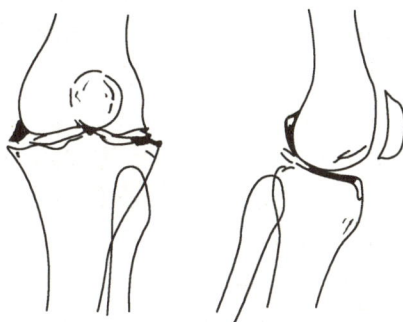

图7-5　膝关节退行性骨关节病关节改变示意图

　　实验室检查：关节液检查可见白细胞计数增高，偶可见红细胞。

（二）诊断

　　1. 起病隐匿，发病缓慢，多见中老年。

　　2. 初起腰腿、腰背、膝关节隐隐作痛，活动不利，晨起、静止时为甚，稍动缓解，气候变化亦可加重。

　　3. 局部关节可轻度肿胀，活动时关节内常有摩擦声。严重者可见肌肉萎缩，关节畸形，弯腰驼背。

　　4. X线片检查可见骨质疏松，关节面不规则，关节间隙狭窄，软骨下骨质硬化以及边缘唇样改变，骨赘形成。

　　5. 关节液检查可见白细胞计数增高，偶见红细胞。

　　结合以上病史及临床表现可做出诊断。

【鉴别诊断】

　　1. **腰椎间盘突出症**　可见腰腿窜痛、麻木，咳时加重。腰部活动受限。下肢前或后外侧感觉迟钝，直腿抬高试验阳性，椎旁有压痛并向下肢放射，可有肌力及腱反射异常。CT检查有助于诊断。

　　2. **类风湿关节炎**　可见关节疼痛、肿胀、畸形，活动受限，与骨关节炎相似，但类风湿因子检测阳性，抗链球菌溶血素O试验阳性。X线检查可见特有征象（见类风湿关节炎）。

　　3. **风湿性关节炎**　可发生于任何年龄，好发于20~45岁，起病急骤，主要表现为全身大关节疼痛、红肿,呈游走性,伴全身症状。

【治疗】

关节软骨破坏程度与关节负重有直接关系。故在治疗中除辨证施治外,最重要的是减少关节活动度和负重,对患病关节要"爱惜",以延缓病变的进程。

（一）内治法

1. 中药治疗

（1）肾虚髓空

临床表现:关节隐痛,腰膝酸软,活动不利,伴头晕、耳鸣、目眩,苔薄白。

治则:补肾益髓,强筋壮骨。

方剂:左归丸。

（2）阳虚寒凝

临床表现:关节疼痛、重着,屈伸不利,天气变化加重,昼轻夜重,遇寒痛增、得热稍减,舌淡苔白、脉沉细缓。

治则:补肾壮阳,散寒通痹。

方药:右归丸合蠲痹汤。

（3）瘀血阻滞

临床表现:关节刺痛,痛有定处,关节畸形,活动不利,面色晦暗,脉沉细。

治则:行气活血,祛瘀通络。

方药:桃红四物汤。

另可服壮骨关节丸,6g/次,2次/d。

2. 西药治疗　双氯芬酸钠缓释胶囊口服 50mg/次,2次/d,或口服保泰松、吲哚美辛、布洛芬等抗炎止痛药。

（二）外治法

1. 中药熏洗　羌活 30g,当归 30g,五加皮 30g,川花椒 20g,透骨草 20g,用纱布包裹后用水煎煮,趁热熏蒸患处,稍冷后用药液浴洗患处,并轻揉患部,1～2次/d。

2. 敷贴法　乳香 10g,没药 30g,生川乌 10g,白芥子 10g,花椒 20g,公丁香 10g 等药研末,以食醋调湿装小布袋蒸热后敷患处,1次/周。此外可用狗皮膏、天和骨通等局部敷贴。

3. 离子透入法　用熏洗剂患处导入。

4. 理疗　可选用热疗、离子透入。

（三）手术治疗

1. 适应证

（1）骨刺较大,关节内有游离体。

（2）关节畸形,部分关节面完好。

（3）疼痛严重,关节面广泛破坏。

2. 手术方式

（1）关节清理术。适用于关节内有游离体之患者。

（2）截骨术和关节成形术。适用于关节畸形,关节面未破坏。

（3）关节融合术或人工关节置换术。适用于关节面破坏严重的患者。

【预防与调护】

1. 中、老年人应节制饮食,适当运动,控制体重,以推迟或避免骨关节病的发生。

2. 对各种畸形,应早期矫正。

3. 对关节外伤应力争解剖复位,可减少继发病变的发生。

4. 对于受过外伤的关节,治疗后期应延迟关节负重时间,在不负重情况下进行功能锻炼,使关节面得以很好地修复,治疗后的日常生活和工作中也要尽量减少负重,或改换工种,以推迟本病的发生。

5. 对运动员、舞蹈演员等应加强体育保护,并定期做关节的保健性检查。

附:四肢常见部位骨关节病

1. 膝关节　原发性骨关节病膝关节最常见,继发也比较常见。多继发于膝内、外翻畸形,半月板破裂,侧副韧带损伤,髌骨软化症,剥脱性骨软骨炎,髌骨骨折等。主要表现为疼痛、关节交锁和运动受限。主动或被动活动时常可听到或触到摩擦音,偶有关节积液,此时浮髌试验阳性,X线片可见胫骨尖锐,其他所见同一般骨关节病。

2. 髋关节　原发性骨关节病较少见,继发者较常见。常继发于先天性髋臼发育不良、股骨头坏死、骨折脱臼或炎症。主要表现为疼痛、跛行和功能障碍,疼痛常放射到膝关节的内侧。患髋常有轻度屈曲内旋畸形。X线片可见关节间隙狭窄,关节边缘骨刺形成、软骨下骨板致密及软骨下囊性改变。

3. 指间关节　多为原发性。常见于远侧指间关节,受累关节呈骨性粗大,压痛不明显,活动轻度受限,晚期常有轻度屈曲畸形,在病变指间关节的背侧常可看到两个隆起。X线可见指间关节间隙狭窄、指骨底明显粗大。

（乔　野）

? 复习思考题

1. 简述退行性骨关节病的治疗方法。
2. 叙述脊柱退行性骨关节病的临床表现。
3. 简述膝关节退行性骨关节病的临床表现。

ER-7-3

扫一扫,测一测

第八章　骨坏死性疾病

学习目标

掌握股骨头无菌性坏死的临床表现、诊断以及治疗。
熟悉骨坏死性疾病的病因病理和治疗。
了解股骨头无菌性坏死的病因。

第一节　概　　述

骨坏死是指骨的有活力成分（骨细胞、骨髓造血细胞及脂肪细胞）的死亡。骨坏死性疾病包括儿童的骨软骨病和成人的缺血性骨坏死。骨软骨病是指在骨骼发育时期，各骨化中心由于各种原因干扰而出现的软骨内化骨的紊乱，又称为骨骺炎或骨软骨炎。成人骨坏死多发生在股骨头、腕舟骨、足距骨等。骨坏死性疾病中医称"骨蚀"。

【病因病理】

（一）病因

创伤性骨坏死由于创伤破坏了骨的血供，导致骨发生缺血性坏死。非创伤性骨坏死的病因尚不明确，可能与下列因素有关。

1. 血运改变　许多学者认为，局部缺血是导致本病的主要原因。

2. 遗传和环境　部分患者有家族史；黑色人种中患股骨头骨软骨病者很少，而白色人种则较多，因此有学者认为遗传和环境也是骨软骨病的发病原因之一。

（二）病理

疾病初期，骨骺发生部分性坏死，坏死的骨骼被肉芽组织侵袭。在坏死部分较少时，骨骺尚能承受正常的外力，保持其正常的外形。随着病变进展，坏死增加，坏死区骨小梁断裂、塌陷，使整个骨骺呈碎裂状态，丧失了正常的结构，呈现扁平的、不规则的外形。到了恢复阶段，坏死的骨组织被破骨细胞清除，死骨逐渐被新生的骨组织爬行代替，重新组成新的骨小梁，骨的结构逐渐恢复到完全正常，但是已经变形的骨骼外形将不能完全恢复。整个病理过程需要 2 年左右。

【临床表现与诊断】

本病初起时，多无明显症状，多数患者在就诊时，病程已很长，有的骨骼已发生变形。有的患者在成人后才发现幼年时患过骨软骨病。病变累及四肢关节时，关节轻微疼痛、肿胀，局部压痛。随着病情发展，疼痛加重，关节活动范围减小，下肢跛行。累及大关节可见肌肉萎缩。病变侵袭骨突时，初起在肌腱附着处出现疼痛，肌肉收缩时疼痛加重，以后在患部逐渐出现一隆起，有压痛，到骨骺成熟时，局部形成无症状的骨性隆突。

X 线表现为早期关节间隙稍增宽，病变部位出现斑点状的密度增高区，周围骨质稀疏。以后出现一些不规则的透亮区，整个骨骺成碎裂状，骺板增宽。骨骺可呈扁平或不规则状。晚期则密度逐渐恢复正常，"碎块"融合，出现正常的骨小梁结构，变形的骨骺可以有所改善，但一般都不能完全恢复正常。

【治疗】

治疗的关键是防止骨骺变形,避免以后出现关节畸形。

早期,局部适当保护,避免损伤,并可根据中医辨证施治,内服中药,以改善循环,减轻症状。中、后期的主要治疗是减少骨骺承受的压力。定期进行 X 线检查,观察病程发展情况,在骨小梁恢复正常前,应防止患者过度活动。

中医认为,骨坏死早期主要为"痹证",后期则痹证日久,发为痿痹。治疗原则为通痹化瘀,补肾健骨。对于早期出现僵痛、活动不适者,应以通痹化瘀为主;对于痿弱失用者,应以补肾健骨为主。

（一）内治法

1. 湿痹型

临床表现:症见骨关节部位轻度肿胀,疼痛或压痛较轻,关节活动受限,肌肉轻度萎缩。舌质淡,苔白或白腻,脉弦滑。

治则:以化湿健脾为主。

方药:桂枝芍药知母汤加减。

2. 血瘀型

临床表现:症见患部僵硬疼痛,压痛拒按,痛有定处,跛行。舌质紫黯或舌有瘀斑,脉弦涩。

治则:活血化瘀,强筋壮骨。

方药:身痛逐瘀汤加减。

3. 肾虚型

临床表现:症见发病隐匿、四肢酸软、疼痛绵绵、神疲乏力。舌淡,苔白,脉沉细。

治则:补肾壮骨。

方药:健步虎潜丸、左归丸等。

4. 劳损型

临床表现:劳损日久引起筋骨损伤,患部疼痛、肿胀,压痛明显,功能受限。舌质白或暗,苔白,脉弦紧。

治则:行气活血。

方药:顺气活血汤加减。

（二）外治法

1. 外用药　可选用消瘀止痛药膏或消肿止痛膏外敷,也可采用化瘀通络洗剂、舒筋活血洗剂、骨科腾洗药等熏洗,正骨水、茴香酒等外搽。

2. 封闭疗法　胫骨结节、足舟骨、距骨头等部位可采用当归注射液、丹参注射液 2～4ml 注射。

3. 局部注射　可应用 2% 利多卡因 2～5ml 加曲安奈德注射液 40mg 局部注射。

4. 针灸疗法　根据发病或疼痛的部位,循经取穴或取阿是穴,可以起到减轻疼痛,解除痉挛的效果。

5. 手法治疗　早期可使用各种较轻柔的软组织松解手法,以舒筋、理筋为主,可起到增加局部血运、缓解症状的作用。晚期有关节功能障碍者则可使用各种活节展筋的手法,促进关节功能的恢复。

（三）手术治疗

保守治疗无效,疼痛严重,或关节功能明显受损者应采取手术治疗。手术方法包括滑膜切除术、各种截骨术、钻孔术、矫形术等。

第二节　骨骺骨软骨病

骨骺骨软骨病是指发生在骨端的骨骺、干骺端的骨骺、骨凸部的骨骺的骨软骨病。有的位于关节内，有的在关节外。

骨骺骨软骨病又称骨骺炎，是指生长活跃的骨骺所发生的疾病。可发生于单一骨骺，偶可同时或相继累及两个或更多的骨骺。确切的病因尚不清楚，但可能与创伤、感染或先天性畸形所致的继发性供血不足有关。有些骨骺的骨软骨病具有明显的特征，容易确诊为明确的临床疾病。而有些关节内骨骺的骨软骨病表现则与其他疾病很相似，需要仔细鉴别，例如多发性骨骺发育不良与股骨头骨骺骨软骨病临床表现很相似。多发性骨骺发育不良的影像学特征是胫骨下端骨骺外侧狭窄或楔形变。患者的骨龄通常正常，但股骨头骨骺骨软骨病的儿童，骨龄常比实际年龄延迟1～2年。

一、股骨头骨骺骨软骨病

股骨头骨骺骨软骨病又称扁平髋、儿童股骨头缺血性坏死，是一种累及股骨头骨骺的疾病，在无明显可察觉的原因下发生股骨头骨骺无菌性坏死。由于缺血，股骨头骨化中心发生坏死、吸收、新骨形成等一系列变化。骨质最后能完全恢复正常。虽然本病常能自限，但其可致股骨头、股骨颈、髋臼不同程度的畸形。

本病好发年龄在4～10岁。男孩多见，通常只累及一侧，双侧患病约占10%。

【病因病理】

（一）病因

本病原因不明确，目前大多学者认为，股骨头的局部缺血以及外伤可能是引起本病的两个主要原因。

1. 缺血　3岁以前，儿童股骨头的血供来自干骺动脉。3～8岁的儿童，由于骺板的阻挡，干骺动脉的血运不能继续上升，故股骨近端骨骺的血液供应主要来源于外侧外骺动脉。由于血供来源单一，当关节囊内压增高时，外骺动脉就有可能受压甚至栓塞，致使股骨头骨骺发生缺血坏死。

2. 创伤　髋关节是个负重关节，很容易遭受创伤。本病的发病率男孩明显高于女孩，因此有学者提出了创伤学说，但此学说目前为止尚不能得到完全证实。

近年来，髋关节炎症性改变与股骨头骨骺骨软骨病之间的关系已引起很多学者重视，其中以髋关节暂时性滑膜炎最为重要。他能引起关节囊内压力增高，静脉淤滞，回流受阻，可能系本病的重要原因。

（二）病理

本病的病理改变可以分为软组织反应、骨坏死、骨吸收、骨修复四个阶段。整个病理过程需2～4年。

1. 滑膜炎期　关节囊和滑膜肿胀、充血、水肿，关节滑膜增厚。此期持续1～3周。

2. 缺血性坏死期　由于缺血程度的不同，股骨头的骨化中心出现部分或全部坏死。此时骨结构保持正常，但骨陷窝多空虚，骨小梁结构丧失。而关节面深层软骨由于关节滑液的营养，仍可生长。此时若能恢复血供，则病变消退，不遗留畸形。

3. 再生期　随着骨坏死的进行，血管逐渐长入，坏死区被肉芽组织侵袭，破骨细胞进入，逐渐清除坏死的组织，死骨逐渐被吸收。此过程需2～3年。

4. 愈合期　骨修复从骨骺的外周开始，在破骨细胞吸收死骨的同时，成骨细胞产生新骨。新骨不断沉积、堆积，逐渐塑成新的骨小梁。股骨头变为离心的扁平状股骨头。

在骨质完全愈合前，股骨头会由于不适当的压力而出现扁平或其他畸形，股骨颈和髋臼也出现相应的改变。这些形态上的改变，即使在骨骼愈合后也不可能恢复正常。

【临床表现与诊断】

临床上可通过病史、患儿的年龄、性别及患髋活动受限等诊断。疾病初起时，症状很轻，个别病例甚至完全没有症状，只是由于其他原因进行 X 线检查时才发现患有本病。跛行和患髋疼痛是本病的主要症状。跛行为不典型的疼痛性跛行；疼痛多局限在髋部前方，有时向下牵涉到膝关节和有僵硬感，剧痛罕见。劳累后加重，休息后减轻或消失。

查体可见固定性外展畸形和内旋受限伴髋屈曲畸形，腹股沟中点压痛，患髋各方向的活动均受限，以内旋和外展为主，被动强迫活动，特别是外展和旋转活动时，出现髋部疼痛和肌肉痉挛。大腿和臀肌萎缩多见。

X 线表现是诊断本病的主要手段和依据。定期投照正位和蛙位片可动态观察股骨头的形态变化。影像学的改变一般是在出现症状一段时间才明显。

X 线表现最早是关节囊呈球形肿胀、骺线加宽，与颈相连区域有不规则的骨质疏松。股骨头轻度外移约数毫米。头臼距离增宽。骨骺内缺血坏死部分密度增高，使周围存活骨显得相对疏松。随着缺血程度和范围的增加，骨化中心变小，骨纹理消失，如果股骨头受到压力，则骨骺变平、变宽，干骺端增宽（图 8-1）。

在修复期，坏死区周围逐渐出现新骨，使得该部的密度增高。骨的吸收与生骨交替进行，出现密度增高与减低同时存在，整个骨骺呈现出一种"碎裂"的形状，骨化中心开始发育、增大，但一般都已失去其正常的形态，呈不规则状，且向外侧突出。最后骨质完全愈合、骨小梁结构完全恢复。多数患者的股骨头扁平、宽大，半脱位，股骨颈短而粗，颈干角变小，髋臼也出现相应的改变。

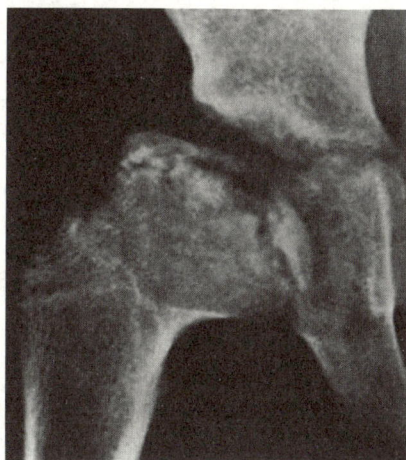

图 8-1　股骨头骨骺骨软骨病 X 线表现

1980 年，Ficat 和 Arlet 根据 X 线片和骨功能检查提出股骨头坏死四期分类法（Ficat 分期法）。这种方法简单，临床应用最为广泛。

Ⅰ期　X 线片表现正常，但有髋关节僵硬和疼痛，且伴随髋关节部分功能受限。可进行血液动力学、核素和组织病理学检查以确诊。

Ⅱ期　X 线片上有骨重建的迹象而股骨头外形及关节间隙无改变。表现为坏死区骨质疏松、骨硬化和囊性变。临床症状明显，髓芯活检肯定有组织病理学改变。

Ⅲ期　X 线片上骨的连续性遭到破坏，股骨头顶端可有塌陷或变扁，尤以与髋臼接触处明显。死骨局限于相应受压部位，可有断裂和嵌压，并可见呈圆锥状下陷。出现新月征，关节间隙正常。临床症状加重。

Ⅳ期　X 线片示股骨头进一步塌陷，关节间隙变窄，呈典型的骨关节炎表现。臼顶变形以与扁头相对应，圆形关节变为椭圆形状。临床疼痛明显，关节功能障碍，只保留伸展功能，外展和旋转功能完全丧失。

【鉴别诊断】

1. 暂时性滑膜炎　症状与早期的股骨头骨骺骨软骨病相似，也有髋痛、跛行，但多无明显诱因，偶见外伤、上呼吸道感染或过敏反应之后。好发于 3～9 岁儿童。临床检查可见患髋压痛，活动轻度受限。近年来有人认为暂时性滑膜炎与股骨头骨骺骨软骨病有关，约有 50% 的患者在反复发作后发展成为股骨头骨骺骨软骨病。

2. 骨骺发育不良 是一种遗传性疾病,表现为髋、膝疼痛,僵硬,行走不便。X线表现有些类似股骨头骨骺骨软骨病。比较明显的区别是骨骺发育不良为多发性,四肢骨骺都可受累,肢体长度发育受限,病儿手指粗短,握拳困难。

3. 髋关节滑膜结核 早期的髋关节滑膜结核与股骨头骨骺骨软骨病症状相似,不同点是结核伴有全身的症状,如低热、盗汗、红细胞沉降率增高等,关节活动受限比较明显。而股骨头骨骺骨软骨病全身情况良好,髋关节疼痛、活动受限都很轻微。X线检查显示关节间隙变窄并有骨质破坏。

4. 股骨头骨骺滑移 多见于10～17岁的男孩。有明确外伤史。病变发生在干骺端的骺板软骨,股骨头向后向下滑移而骨骺本身无改变。X线表现为骨骺结构完全正常。

【治疗】

本病是一种自限性疾病,其病程2～4年。病愈后常遗留不同程度的畸形和关节功能障碍。治疗目的是消除影响骨骺发育和塑形的不利因素,防止和减轻股骨头继发畸形,使坏死的股骨头顺利完成其自限性过程。

（一）内治法

详见本章概述。

（二）外治法

目的是避免对坏死股骨头的压迫以预防畸形发生。

1. 卧床休息和牵引 一般采用外展、内旋位牵引或单纯卧床休息3～4周。一旦疼痛消失、活动恢复,即改用保护性支架治疗。

2. 行走石膏和行走支架 采用支具治疗,增加股骨头的包容,要求把下肢固定在外展和轻度内旋位。使用支架的时间不少于1～2年。

3. 手术治疗

（1）单纯滑膜切除术:适用于骨骺有坏死,但无明显塌陷,干骺端无改变者。可将滑膜或关节囊大部切除,从而改善股骨头的血供,促进新骨形成。

（2）截骨术:包括股骨近端截骨术和骨盆截骨术。

（3）其他术式:股骨颈开窗钻孔术、带蒂血管植入术、带蒂肌肉植入术等。

二、胫骨结节骨骺炎

胫骨结节骨骺炎,又称胫骨结节骨软骨病,发于胫骨结节处,主要表现为膝关节下方明显凸起,感觉酸痛。登楼梯、上台阶时疼痛更加厉害,以致出现跛行。此病主要与活动及损伤有关,又是以男性青少年中喜好剧烈运动者多见为特点的一种常见病。

【病因病理】

本病病因主要为慢性劳损引起气血凝滞、营卫不通,致胫骨结节处骨骺失去正常的气血温煦和濡养而生本病。

【临床表现与诊断】

胫骨结节处高突隆起,局部疼痛,有压痛,膝关节用力活动时疼痛加重,严重者跛行,休息后可减轻,局部无波动感,压之较硬,无全身症状。

X线检查可见X线侧位片显示髌韧带及其周围软组织有肿胀阴影,胫骨结节与韧带之间的锐角消失,胫骨结节骨骺可见碎裂。

【鉴别诊断】

须与胫骨结节骨骺撕脱骨折相鉴别。撕脱骨折,损伤时受力较大,伤后即不能行走,局部可见青紫瘀斑，疼痛剧烈，肿胀、压痛明显，X线片显示胫骨结节骨骺分离。

【治疗】

避免膝关节剧烈运动。疼痛重者可用长腿石膏托或夹板固定膝关节于伸直位。可内服桃红四物汤，外用消肿止痛膏敷贴；配合理疗，也可局部封闭。

【预防和调护】

避免运动量过大，尤其是剧烈的田径运动、球类运动，要有正确的指导。局部热敷，消除疲劳，促进血液循环。

【转归及预后】

本病是一种常见病，大多采用非手术治疗，有些患者休息后即可自愈。如非手术治疗无效，疼痛持续加重者，可行手术治疗。

知识链接

骨骺的发育

全身骨骼发育要到25岁才完全停止，到16岁左右，胫骨结节骨化中心就和胫骨融合在一起，发育完毕。此时骨骺不再存在，骨骺炎症状也会自然消失。

三、脊椎骨骺骨软骨病

脊椎骨骺骨软骨病又名"少年驼背症"，是因多个椎体前侧部分纵向生长迟缓，于青春期发生楔形变从而引起脊柱弓状固定性后凸畸形，形成"圆背"。本病由Scheuermann于1920年首先描述，故又名Scheuermann病。多在10岁以上发病，以13～17岁的青春期多见。病变主要累及中下段胸椎椎体。

【病因病理】

本病的确切病因尚未肯定，有学者提出系椎间盘的原发性病变所引起，也有学者认为本病是由于脊椎的负载能力与它承受的负荷平衡失调引起的。

椎体有3个骨化中心，原发骨化中心和上、下两端的继发骨化中心。后者称为环形骨骺。当过度负重时，椎间盘髓核突入椎体，破坏了椎体软骨板而造成生长的不均衡；同时椎间盘也失去了缓冲作用，使椎体前缘受到过度的压力，造成生长迟缓、椎体楔形变以及碎裂。使胸椎后突增加，椎体前缘所承受的压力加大。增大的压力使椎体前缘骨骺环的骨质压缩，髓内压力升高，影响骨骺环的血运，使其缺血而坏死。

【临床表现与诊断】

患者以腰背部不适和疼痛为主要症状，站立久疼痛加重，卧床休息后减轻。查体见脊柱胸段后凸加大，伸直困难，被动及主动活动均不能改变后凸畸形，局部可有轻压痛。颈、腰椎的前凸代偿性加大，但腰部的活动度正常。疾病后期，症状消失，胸椎的后凸畸形永远存在，形成固定的驼背畸形。

X线表现检查是诊断的主要手段。侧位片可见受累椎体呈楔形改变，一般多是3个以上椎体受累。椎间隙初期正常，晚期狭窄。侧位片有时还可见到一个或数个许莫氏结节（Schmorl结节），即在椎体的上或下缘，由于软骨板的破裂，致髓核陷入椎体内，在X线片上可见到椎体边缘有一内陷的切迹。正位片上有时可见脊柱侧弯。个别病例出现椎体前方的血管沟征象。

【鉴别诊断】

1. 活动性驼背　常见姿势性驼背由于姿势不良引起，多见于青少年；麻痹性驼背由于某种疾病使躯干肌无力而致驼背；代偿性驼背常继发于腰椎的过度前凸。这些驼背的特点是背部较柔软，通过医生的被动活动或患者的主动活动，驼背能够被纠正。X线无骨骺的改变。

2. 固定性驼背 有些疾患可以继发固定性驼背，如强直性脊柱炎、脊柱结核和脊椎骨折等引起驼背。可从病史和其他症状加以鉴别。

【治疗】

本病的治疗目的是缓解疼痛，矫正脊柱后凸畸形，防止畸形发展和加重。

1. 一般治疗 患者卧硬板床，在站立和端坐时应尽量伸展胸背，保持良好姿势。避免过多弯腰或负重活动，同时加强背肌锻炼，通过增强背肌力量，限制后凸加重。适当调整桌椅高度。

2. 支架或石膏固定 不仅有矫正后凸畸形的作用，还可缓解脊柱前方的压力，有助于椎体前方的纵向生长。但使用支架或石膏固定时间不能少于一年。在应用支架时应定期进行 X 线检查。

3. 手术治疗 很少采用，只有在畸形严重并伴发神经症状或者伴有剧烈疼痛、对症治疗无效时才考虑采用。常用的方法是脊椎融合术，或使用器械矫形术，可获得满意的矫形效果。

第三节　股骨头无菌性坏死

股骨头无菌性坏死又称非创伤性股骨头缺血性坏死，是指股骨头血供中断或受损，引起骨细胞及骨髓成分死亡及随后的修复，继而导致股骨头结构改变，股骨头塌陷，引起患者关节疼痛、关节功能障碍的疾病，是骨科领域常见的难治性疾病。本病有很高的致残率，是威胁人类健康的一种严重疾患。

【病因病理】

成人股骨头血液供应来源有：①来源于旋股内、外侧动脉的支持带动脉；②股骨干髓腔内的股骨滋养动脉；③圆韧带动脉。其中旋股内、外侧动脉为其主要来源。

（一）病因

引起股骨头坏死的原因尚不十分清楚，但有许多因素与本病的发生有关，故而将这些因素视为病因，从临床的角度将其分为创伤性和非创伤性两类。

1. 创伤性因素 包括股骨颈囊内型骨折、股骨头骨折、髋关节脱位、髋关节积累性损伤等。均可损伤供应股骨头血液的血管，阻断股骨头血供而导致股骨头坏死。

2. 非创伤性因素 包括内容较多，肾上腺皮质激素、大量饮酒、减压病、放射线等因素与股骨头坏死的发生有密切关系。

（二）病理

骨坏死的病理改变分为两个阶段：第一阶段是骨组织和骨髓内细胞的坏死，随后是细胞、毛细血管和骨髓基质的溶解；第二阶段是修复过程，表现为修复与破坏交替进行。而死骨修复的细胞不能来自死骨本身，必须是周围邻近的活骨、结缔组织和血液携带的细胞，通过"爬行替代"完成坏死骨质的重建。重建的时间和程度与患者的病情、年龄、体质、坏死范围的大小等多种因素有关。

中医认为，本病的发生与先天不足、后天失养、跌仆损伤、气血瘀滞、饮食不节、痰湿瘀塞、营卫不和、风寒湿邪侵入、脾肾阳虚、水湿内停、肝肾阴亏、髋关节失养有关。根据本病的发生、发展及证候特征来看，当属"痹证"范畴。

【临床表现与诊断】

1. 病史

（1）外伤史：本病的发生与外伤相关，部分患者有外伤史，股骨颈骨折患者1～2年内容易发生股骨头坏死。

（2）原发病史：可导致股骨头坏死的原发疾病有系统性红斑狼疮、类风湿关节炎、强直性脊柱炎、血液系统疾病等。这些疾病的患者如有髋关节症状，应怀疑有合并股骨头坏死的可能。

（3）服用激素史：对每一位股骨头坏死的患者都要询问有无服用激素史，使用药物的名称、剂量、时间和给药途径。

（4）饮酒史：对疑似患股骨头坏死者，应询问其是否有饮酒史，饮酒的时间长短及每日饮酒量。

2. 临床表现　股骨头无菌性坏死的主要症状是疼痛、跛行和髋关节功能障碍。早期症状和体征均不明显，检查多无明显异常；中期髋关节出现疼痛并逐渐加重，关节功能多明显受限，可出现跛行，腹股沟压痛明显，大转子叩击痛，髋关节活动受限，"4"字试验阳性，托马斯征阳性。晚期可见髋关节持续性疼痛，可向膝部放射，持续性跛行，关节活动范围减小。重者关节强直，不能负重。"4"字试验阳性，托马斯征阳性。

3. 辅助检查

（1）X线检查：虽然 X 线检查难以发现早期股骨头坏死，但仍是中、晚期患者确定病期、评价治疗效果的重要手段，也是最常用的检查方法。临床上可将 X 线表现分为四期。

Ⅰ期：软骨下溶解期。股骨头外形正常，仅在某些区域（如负重区）软骨下出现囊性变或"新月征"（图 8-2）。

Ⅱ期：股骨头坏死期。股骨头外形尚正常，在股骨头外方或外上方及中部可见密度增高区，周围有时出现硬化带。

Ⅲ期：股骨头塌陷期。头部出现阶梯状塌陷或双峰征，软骨下有细微骨折线，负重区变扁，并有周围骨质疏松现象。

Ⅳ期：股骨头脱位期。坏死区继续向内下方发展，出现头扁平、增生、肥大，可向外上方脱位，关节间隙狭窄，髋臼边缘增生硬化。

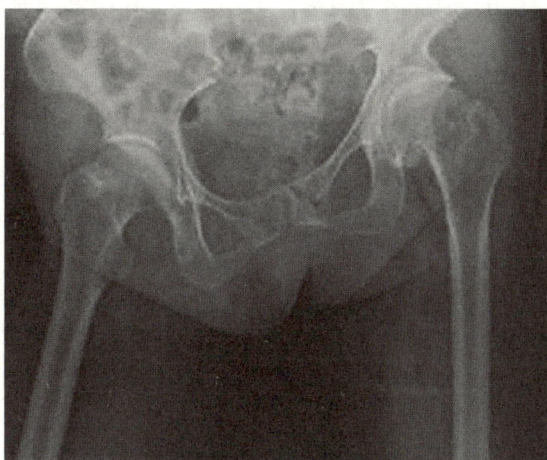

图 8-2　Ⅰ期股骨头无菌性骨坏死 X 线检查表现

知识链接

Ficat 股骨头坏死分期

Ⅰ期：关节间隙正常，股骨头轮廓正常，骨小梁正常或轻度骨质疏松，X 线无法确诊，血流动力学测定可能确诊。

Ⅱ期：关节间隙正常，股骨头轮廓正常，骨质疏松合并骨硬化或单纯骨质疏松，X 线表现不明显，组织学诊断确诊。

Ⅲ期：关节间隙正常，股骨头轮廓变扁平，骨下梗死下陷，骨小梁形成死骨，X 线诊断肯定，功能性诊断确定。

Ⅳ期：关节间隙变窄，股骨头轮廓塌陷，骨小梁上极破坏，X 线诊断与骨关节病、炎性关节炎难鉴别，必须结合血流动力学检查与活体组织检查才能诊断。

（2）同位素骨扫描：有助于早期诊断股骨头坏死。

（3）CT 扫描：对早期诊断股骨头坏死和确定股骨头坏死灶的位置和范围有极大价值。正常股骨头表现外形光滑完整，骨小梁于股骨头中央稍粗，向股骨头周围呈放射状分支排列，称为星状结构。骨坏死时可见星状结构周围星芒挤在一起或相互融合,晚期星状征消失,头外形改变、碎裂、硬化等。

(4) 磁共振成像(magnetic resonance imaging,MRI):可早期诊断股骨头坏死。股骨头坏死早期因脂肪细胞死亡、减少,于关节面下方可见一带状低信号,均匀一致,边界清楚,有时可延伸至股骨颈。随着病情的发展,股骨头内出现不规则的信号,坏死组织呈低信号,修复组织呈高信号。

4. 诊断标准 2019 年国际骨微循环研究协会(ARCO)将股骨头坏死分为四期:

Ⅰ期:X 线正常,MRI 显示带状低信号包绕坏死区,骨扫描中有冷区。

Ⅱ期:X 线和 MRI 均异常,影像显示骨硬化、局灶性骨质疏松或股骨头囊性改变等细微表现,无软骨下骨折、坏死区骨折或股骨头塌陷。

Ⅲ期:X 线或 CT 示软骨下骨折、坏死区骨折和/或股骨头塌陷;股骨头塌陷≤2mm 为早期,股骨头塌陷>2mm 为晚期。

Ⅳ期:X 线显示关节间隙变窄,髋臼改变和关节破坏。

【鉴别诊断】

1. 类风湿关节炎 早期疼痛,晚期关节僵直和畸形均与股骨头坏死相似。其发病特点是多发性、对称性,以关节滑膜病变为主,实验室检查可见红细胞沉降率升高和类风湿因子阳性,X线检查可见变化从关节间隙开始,早期因滑膜水肿、充血而使间隙变宽,以后则出现间隙狭窄等变化,与股骨头坏死病变始发于股骨头有明显区别。

2. 髋关节退行性骨关节病 疼痛,关节活动受限,X 线表现髋关节间隙变窄,边缘增生、硬化与股骨头坏死相似。但退行性骨关节病多发于中老年,起病缓慢,X 线检查可见改变以关节间隙为主,股骨头无塌陷。

3. 髋关节结核 疼痛、肢体活动受限、骨质破坏等与股骨头坏死有相似之处,但结核全身症状明显,低热、盗汗、疲倦、消瘦是其发病特点。

【治疗】

股骨头坏死的治疗方法较多,制订合理的治疗方案应综合考虑分期、坏死体积、关节功能以及患者年龄、职业及对治疗的依从性等因素。

(一)内治法

1. 气滞血瘀型

临床表现:多有外伤史,症状以髋部疼痛、轻度跛行为主,舌紫黯,脉沉涩。

治则:活血行气、通络止痛。

方药:桃红四物汤、加味三妙散等加减。

2. 肝肾亏虚型

临床表现:髋关节隐隐作痛伴功能障碍,并有下肢乏力、疲软等症,舌淡苔薄,脉沉细弦。

治则:补益肝肾、养血通络。

方药:八珍汤、补阳还五汤加减。

3. 心脾两虚,肝肾俱亏

临床表现:以髋部间歇性疼痛,绵绵不休,下肢乏力,关节屈伸不利为主症,伴有神疲气短等虚象,舌苔薄白,脉细滑。

治则:固本培元、气血双补。

方药:六味地黄丸、十全大补汤加减。

(二)外治法

1. 制动 目的在于减轻或消除股骨头表面塌陷、变形,有利于血液供应的重建,股骨头骨质恢复正常结构。应卧床休息,亦可用皮肤牵引或用外展夹板、支架或石膏将双下肢固定外展内旋位。

2. 外用药　可选用消瘀止痛膏、双柏散外敷，亦可用中药熏洗。

3. 理疗　包括体外震波、高频电场、磁疗等，对缓解疼痛和促进骨修复有益。

4. 高压氧治疗　通过提高含氧量，增加局部代谢，促进坏死组织的吸收及正常组织的再生。

（三）西医学治疗

1. 非手术治疗　非甾体抗炎药、低分子量肝素、阿仑膦酸钠等有一定疗效，扩血管药物也有一定疗效；保护性负重，使用双拐可有效减少疼痛，但不提倡使用轮椅。

2. 手术治疗

（1）钻孔减压术：适用于Ⅰ期患者，目的是为早期患者降低骨内压，使股骨头重新获得血液灌注，改善血液供应。

（2）植骨术：适用于Ⅱ、Ⅲ期患者。包括游离植骨和带蒂植骨，不仅提供机械支撑作用，防止股骨头塌陷，还能增加股骨头血供，可根据病情选择带肌蒂或血管蒂植骨。

（3）血管移植术：适用于Ⅱ、Ⅲ期患者。该类手术对重建股骨头血液循环有一定的作用。

（4）截骨术：适用于Ⅲ期患者。畸形残存期，治疗目的是改变力线和改善负重面。

（5）人工关节置换术：为治疗晚期患者的常用方法，包括股骨头置换和全髋关节置换，近期疗效较好，属于不可逆手术，因此要严格按照适应证进行手术，对年轻患者慎用。

（6）闭孔神经切断术：适用于年老、多病，不能做关节大手术的晚期患者，为一种姑息疗法，起到减轻疼痛、缓解症状的作用。

（四）中西医结合治疗

股骨头坏死早期采用中药治疗及减压术同时进行，可以互相促进疗效，在手术治疗恢复期，配合中药等治疗，能加速新生骨的生成和新的血供重建，阻止病变发展，促进功能恢复。人工关节置换术后配合中药外洗、物理治疗等可缓解疼痛症状，增加髋关节活动度，具有促进坏死修复、预防塌陷的作用；配合保髋手术使用，可提高保髋手术效果。Ⅲ～Ⅳ期的患者多数进展迅速，非手术治疗往往效果不佳，常需要手术治疗。

（五）康复锻炼

康复锻炼可防止股骨头坏死患者失用性肌肉萎缩，是促使早日恢复功能的一种有效手段。功能锻炼应以主动为主，被动为辅，由小到大，由少到多，逐步增加，并根据股骨头坏死的分期、治疗方式、髋关节功能评分及步态分析资料，选择适宜的锻炼方法。

1. 卧位抬腿法　仰卧，抬患腿，屈髋屈膝90°，动作反复。每日200次，分3～4次进行。应用于股骨头坏死保守治疗以及外科治疗术后卧床期。

2. 坐位分合法　坐在椅子上，双手扶膝，双脚与肩等宽，左腿向左，右腿向右，同时充分外展、内收。每日300次，分3～4次进行。应用于股骨头坏死保守治疗及外科治疗术后可部分负重期。

3. 立位抬腿法　手扶固定物，身体保持竖直，抬患腿，使身体与大腿成直角，屈髋屈膝90°，动作反复。每日300次，分3～4次进行。应用于股骨头坏死保守治疗及外科治疗术后可部分负重期。

4. 扶物下蹲法　手扶固定物，身体直立，双脚与肩等宽，下蹲后再起立，动作反复。每日300次，分3～4次进行。应用于股骨头坏死保守治疗及外科治疗术后可完全负重期。

5. 内旋外展法　手扶固定物，双腿分别做充分的内旋、外展、划圈运动。每日300次，分3～4次进行。应用于股骨头坏死保守治疗及外科治疗术后可完全负重期。

6. 其他　坚持扶拐步行训练或骑自行车锻炼。应用于股骨头坏死保守治疗及外科治疗术后可完全负重期。

国家级非物质文化遗产代表性项目——平乐郭氏正骨法

平乐郭氏正骨法起源于河南省洛阳市孟津县平乐镇,始于清嘉庆元年(1796年),迄今已有二百余年。河南郭氏正骨世代相传,至今已八代,郭氏后人遍布河南、陕西、甘肃、青海、广东等地。新中国成立后,在党和政府大力支持下,开办第一所骨伤专科大学河南省平乐正骨学院,培养的学生遍及全国各地,他们中的大多数后来成为当地骨伤科的学术带头人与技术骨干。

平乐郭氏正骨几代传人在收治骨伤患者的过程中,一直秉承"医者父母心"的祖训,不断在诊疗手法和用药配方上总结创新,使得正骨理论逐渐丰富成熟,由民间医术上升为独特的学科体系。2002年,79岁高龄的第五代传人郭春园响应党和国家号召,无偿捐献了13种祖上传下来的秘方。

【转归及预后】

成人股骨头坏死是一种致残率很高的疾病。目前尚无方法根治,治疗成功的关键在于早期发现,合理治疗。在Ⅰ期和Ⅱ期之初,如治疗合理,病变多能控制,最终不致残或仅导致轻度功能障碍,预后良好。Ⅲ~Ⅳ期的患者采用人工关节置换后可恢复行走能力。

病案分析

患者,男,36岁。因"左髋部疼痛、活动受限3个月余,加重1个月"就诊。患者自诉3个月前在无明显诱因出现左髋部疼痛,呈间歇性压榨样疼痛,左髋关节活动受限,久立久行后疼痛加剧,未经系统治疗,1个月前患者感左髋疼痛加剧,活动受限明显。求诊我院。予相关检查后拟以"左股骨头无菌性坏死"诊断收住入院。经X线及CT检查确诊为"股骨头坏死Ficat分期Ⅳ期"。请制定相应的治疗措施。

(邓海宁)

? 复习思考题

1. 简述骨坏死性疾病的治疗。
2. 试述股骨头骨骺骨软骨病的临床表现。
3. 叙述股骨头无菌性坏死的临床表现。

扫一扫,测一测

第九章 代谢性骨病

学习目标

掌握佝偻病、骨质疏松的临床表现与诊断。
熟悉佝偻病、骨质疏松的病因病理和治疗。
了解内分泌紊乱性骨病的治疗。

第一节 概 述

骨骼系统除了为人体提供坚固的支架、保护机体的一些重要脏器外，还是体内矿物质的储存所，对体内许多矿物质的平衡起着调节作用。当机体缺少这些矿物质时，骨组织就释放出这些物质，以供急需，而当这些矿物质充足或过多时，就在骨内储存起来。故体内钙、磷等矿物质的代谢与骨骼的健康有着密切的关系，当其代谢异常时，骨骼也出现了相应的病理变化。

【病因病理】

代谢性骨病是指各种原因引起的骨矿物质或骨基础代谢紊乱，及由此引起的骨组织、生物、化学和形态学变化及伴随而出现的一系列症状。

在中医学中，代谢性骨病属"骨蚀""骨痿""五迟"范畴，其发病原因可为先天不足，禀赋虚弱；烦劳过度，纵欲妄为；饮食不节，饮食失调等。

1. 先天禀赋不足 胎儿肾精不足，致出生后齿发难长，骨痿筋弱。

2. 烦劳纵欲过度 形神过耗，则损及五脏。如思则伤脾、色欲过度伤肾。

3. 饮食营养失调 脾胃损伤，则不能生化气血，充养筋骨。

代谢性疾病大多属于虚劳范畴，主要有先天和后天两方面因素。先天因素为肝肾不足，后天因素为脾胃虚弱。骨骼失去温煦及濡养，而发生"骨蚀"等病，使肌肉、筋骨失养，发生骨质疏松等。

【临床表现与诊断】

中医主要分为肝肾不足和脾胃虚弱两型。

1. 肝肾不足 形体消瘦，体质虚弱，失眠健忘，腰痛酸软，头晕目眩，或有遗精，耳鸣，口干舌燥，舌红，脉细数。

2. 脾胃虚弱 神疲形寒，四肢软弱无力，恶寒，大便溏薄，舌淡，苔薄，脉缓。

代谢性骨病在临床上常表现为骨痛、骨折、肌无力或畸形等症状，少数情况还可有角膜钙化及手足搐搦症等。目前临床主要通过放射免疫测定（RIA）、骨密度检查、单光子发射计算机断层成像（SPECT）、骨形态计量学测定等诊断手段进行诊断。

【治疗】

1. 肝肾不足

治则：补益肝肾，强壮筋骨。

方药：壮骨丸加减。

2. 脾胃虚弱

治则：健脾益气。

方药：参苓白术散加减。

此外，还可根据不同的病因及表现给予西药治疗。

第二节　佝　偻　病

佝偻病是婴儿或儿童时期，由于维生素 D 缺乏，导致骨质缺钙、变软，骨骺发育障碍或发生畸形的一种疾病。佝偻病主要发生在长骨骨骺闭合以前，多见于 3 岁以下幼儿，以 6 个月到 1 岁最为多见。

中医认为本病属"五迟""五软""龟背""鸡胸""解颅"等范畴。所谓"五迟"是指立迟、行迟、发迟、齿迟、语迟；"五软"是指头软、项软、口软、手足软、肌肉软。多因先天禀赋不足或后天失去濡养所致。

【病因病理】

（一）中医病因病机

1. 先天不足　肾主骨，肝主筋，禀赋不足，肾气亏损，不能充养骨骼；肝不足则筋缓乏力，筋骨不健，故有五软之患，又骨生髓，脑为髓海，所以重症佝偻病往往体力与智力发育迟缓。肝肾阴虚则五心烦热、盗汗、烦躁，心不足则睡不安、易惊惕，肺卫不固则多汗。

2. 后天失养　小儿运化功能薄弱或平素乳食不足，饮食不节，喂养失调，或平时体弱多病，或大病后失于调养。损伤脾胃，则脾胃运化失职，水谷精微不能吸收，无以濡养肌肉，故形体消瘦。

因肾主骨，齿为骨之余，发者肾之荣；若齿久不生，生而不固；发久不生，生则不黑，皆胎弱也。由父母精血不足，肾气虚弱，不能荣养而然。若长而不立，立而骨软，大不能行，行则筋软，皆肝肾气血不充，筋骨痿软之故。有肝血虚，而筋不能荣膝，膝盖不成，手足挛缩者；有胃气虚，而髓不温骨，骨不能用，足胫无力者。语迟之因不一，有因妊母卒受惊动，邪乘儿心，不能言者；有因父肾气不足而言迟者。

（二）西医病因病理

西医学认为引起本病的原因很多，如饮食中的维生素 D 摄入不足，肠道吸收不良，维生素 D 代谢障碍，低磷血症等。

1. 本病可能由于营养缺乏和日光照射不足导致，如果缺乏日光照射，皮肤内的 7-脱氢胆固醇不能合成维生素 D，可引起维生素 D 缺乏性佝偻病；或摄入钙、磷不足，或大量食用含酸较高的食物，尽管维生素 D 不缺乏，也可引起佝偻病。因为维生素 D 缺乏的直接变化就是肠钙、磷吸收不良。

2. 维生素 D 的需要量增加，如 2 岁之内婴幼儿。

3. 消化系统疾患，如脂肪病、胃肠切除术后可使维生素 D 的吸收减少，肝、胆疾患如肝硬化、胆瘘、慢性反复性胰腺炎也可使维生素 D 吸收或代谢障碍。

4. 肾脏疾患，包括遗传性肾脏疾患和获得性肾脏疾患，可使维生素 D 的转化功能发生障碍。

佝偻病的病理改变发生在干骺端，骨骺矿化不良，骺板加宽，软骨细胞柱状排列紊乱，正常结构消失。软骨不能正常的钙化，大量骨样组织沉积在未钙化的软骨岛周围，致使骺板增宽、不规则。在干骺部和骨干，肥厚的骨样组织沉积在残存的骨小梁周围和哈弗斯管内。在干骺部的骨膜下，靠近骨骺板处也有一层很厚的骨样组织沉积，因而干骺端明显增粗。在治愈期，骨样组织迅速钙化为骨组织，肥厚的骨骺板变为正常厚度；骨组织逐渐恢复正常的结构强度，轻度弯曲的骨骼也可自行纠正。

【临床表现】

患儿夜间不安、多汗、皮肤苍白、不喜玩耍。易患腹泻或呼吸道感染。偶见痉挛如手足抽搐、角弓反张等。在骨骼方面常有以下变化。

1. 颅及躯干　方颅畸形，囟门迟闭，出牙较晚。肋骨呈串珠样，肋骨下缘沿水平方向凹陷，称为哈里森沟（Harrison 沟）。患儿胸骨向前突，呈"鸡胸"状。骨盆入口狭小，骨骺部膨大，特别在膝、腕关节等处。出牙晚，皮肤苍白，肌无力，腹部凸出，行走年龄较迟，关节韧带松弛。

2. 四肢　患儿走路较晚，且易跌倒。膝、腕部骨端粗大。负重骨可见压力畸形，如膝内翻、膝外翻、髋内翻等畸形（图9-1）。在急性期，幼儿可出现手足抽搐或惊厥。

3. X 线检查　急性期骨骺中心边缘不清。由于钙化不良出现界限模糊，干骺端与骨骺的间隙增宽。骨皮质普遍稀疏。病变进展，预备钙化带消失，干骺端扩张，中心部凹陷，呈杯口状，边缘模糊，并有毛刷状密度增高影，自干骺端向骨骺方向延伸（图9-2）。骨骺出现迟缓，骨皮质密度低，骨小梁粗糙，长骨骨干变粗且边缘模糊。恢复期干骺端边缘清楚、规则，但干骺端仍宽阔，骨骺相继出现。严重畸形多不能恢复。

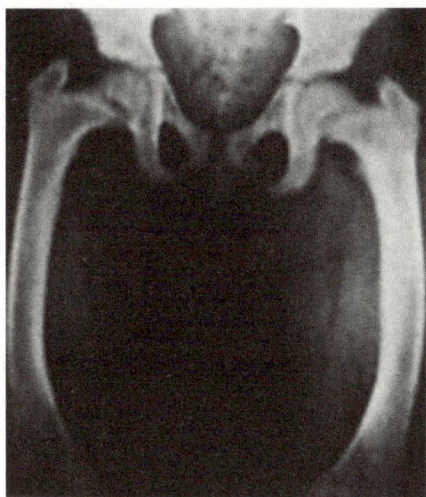

图9-1　髋内翻畸形 X 线检查表现

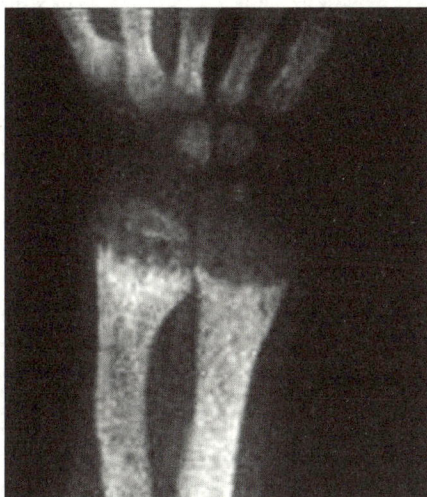

图9-2　干骺端呈毛刷状和杯口状改变 X 线检查表现

4. 实验室检查　血清钙水平可正常或偏低，血磷水平下降，血清碱性磷酸酶水平升高。

【治疗】

（一）内治法

1. 先天不足

治则：补肾养肝。

方药：六味地黄丸加减。如有虚火潮热可加知母、黄柏；夜寐不宁及夜惊者可加酸枣仁、夜交藤、钩藤；自汗者加黄芪、大枣；骨软者加杜仲、怀牛膝；齿迟者加骨碎补、补骨脂；发迟者加龟甲、何首乌；立迟者加鹿茸；行迟者加五加皮、牛膝；语迟者加菖蒲、远志。

2. 后天失养

治则：调补脾胃。

方药：补中益气汤加减。若项软，天柱不正，合六味地黄丸、鹿茸、五味子久服；若食欲不振，胃脘不适，加山楂、川厚朴、麦芽等。

3. 西药

（1）钙剂：由于维生素 D 缺乏，肠钙吸收不良，机体大量缺钙，因此须补充钙剂，钙剂必须长期服用，几个月甚至几年。如患者同时伴有手足抽搐，由于血钙水平明显低于正常，如果不先补钙而先给予维生素 D,反而会加重手足抽搐。因为维生素 D 使血清钙进入骨,增加了骨的钙化,而肠道又无足够的钙补充,使血钙水平下降更加明显。因此,治疗佝偻病要先补钙,后给维生素 D,或同时给予。

成人每日补钙量不少于 1 000mg,儿童应在 500~600mg。常用的钙剂有 1% 氯化钙,口服每日 10ml,葡萄糖酸钙每日 8~12g,乳酸钙每日 6~10g。

(2)维生素 D:有注射液和口服药两种。每国际单位维生素 D 相当于 25ng,鱼肝油每毫升含维生素 D_3 约 100IU,浓缩鱼肝油每毫升含维生素 D_3 约 1 200IU。对一般佝偻病,鱼肝油每日 3 次,每次 5~10ml。婴幼儿从 1~2ml 开始,最多不超过 10ml。

4. 饮食疗法

(1)二骨红糖汤:取海螵蛸 9g,龟甲 12g,红糖适量,将海螵蛸与龟甲洗净,加 300ml 水,煮半小时,取汤调入红糖,分 2 次温水热服。

(2)胡萝卜粥:将新鲜胡萝卜洗净切成小块,与粳米一起加水适量,煮至胡萝卜熟透粥黏稠为度,调入白糖。日 2 次,早晚温服。

(二)手术治疗

下肢弯曲畸形明显者,可在佝偻病治愈后进行截骨矫形。

【预防与调护】

对人工喂养的婴儿,应补充维生素 D,并多晒太阳。长期腹泻的儿童,还应定期肌内注射维生素 D。对已患佝偻病的儿童,衣服应宽大。急性期应仰卧位休息,不要使患儿坐和立,以防出现畸形。

第三节 骨质疏松

骨质疏松是骨量减少,骨强度降低而引起局限性骨痛、畸形及骨折的临床综合征。发病与内分泌紊乱、钙吸收不良等有关,有原发性与继发性之分。中医称为"骨痿",为脾胃、肝肾亏虚所致。以老年人、女性多发。

【病因病理】

骨质疏松多因饮食不节,损伤脾胃,久则脾失运化,影响水谷精微化生,气血之生长,内不能调和五脏六腑,外不能洒陈营卫筋骨,加之患者年老体弱,肢体少动,日久酿成本病。或肝肾受损,肾阴不足则骨无以充,骨蚀质松,故骨骼疼痛酸楚,甚则骨折。

西医学认为,本病可分为原发性骨质疏松和继发性骨质疏松。原发性骨质疏松主要与雌激素缺乏和老年化有关;继发性骨质疏松多由于内分泌、消化系统及结缔组织原发性疾病导致。骨质疏松的主要病理改变为全身骨量减少,一般同时具有皮质骨骨质疏松及骨小梁骨质疏松,但以一种起主导作用。由于破骨细胞将松质骨和皮质骨的内部吸收可使骨的厚度变薄(骨内膜为甚)、髓腔增大,而骨外膜的成骨细胞仍缓慢地产生新骨,所以骨的外形稍增粗。

【临床表现与诊断】

(一)临床表现

本病多见于老人、妇女。骨质疏松的主要表现为局限性疼痛、畸形和骨折。疼痛多见于脊柱胸段及下腰段,疼痛程度与骨质疏松程度成正比。在上楼、体位改变以及震动时可使疼痛加重,严重者可因轻微的外力,如咳嗽、喷嚏发生压缩性骨折,并即时出现局部急性锐痛,不予特殊治疗,3~4 周后可逐渐缓解。另一些因脊柱侧弯、椎体压缩性骨折及椎体后突可引起慢性背深部广泛性锐痛,伴全身乏力。部分骨质疏松患者常无明显症状,偶尔进行骨 X 线检查可发现压缩性骨折。本病骨折以椎体、股骨颈和尺桡骨远端多见。胸椎压缩性骨折可引起胸廓畸形和疼痛,导致肺部气体交换受限,使肺部易感染,还可影响心脏功能。

(二)诊断

1. 全身疼痛,逐渐加重,但以局限性腰背疼痛明显,四肢酸痛为主,活动时疼痛加重,甚至卧床不起。

2. 脊柱常有后突畸形,轻微外伤则致桡骨下端、股骨颈、脊柱等处骨折。

3. 后期 X 线检查可见骨质普遍稀疏,以脊柱、骨盆、股骨上端明显。腰椎体出现鱼尾样双凹形,椎间隙增宽,有施莫尔结节,胸椎楔形改变,受累椎体可多发、散发(图9-3)。

4. **骨密度检测**　目前多数采用双能 X 射线吸收法(DXA)检测中轴骨(腰椎 1～4、股骨颈或全髋部)或桡骨远端 1/3 骨密度,骨密度的 T- 值≤−2.5 为骨质疏松的诊断标准。

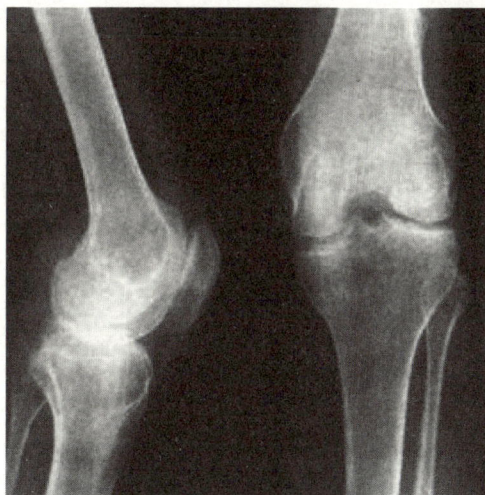

图9-3　膝关节骨质疏松 X 线检查表现

知识链接

双能 X 线吸收法

双能 X 线吸收法是目前国际学术界公认的骨密度检查方法,其测定值为骨质疏松的诊断金标准。

【鉴别诊断】

1. **骨软化症**　亦有脊柱疼痛、畸形。可有青枝骨折。X 线检查可见广泛脱钙、椎体双凹。还可见假骨折线(带状脱钙区)。

2. **骨髓瘤**　可有脊柱疼痛、病理骨折。但另有发热、易感染、消瘦、头晕、心悸、截瘫等表现。X 线检查显示有骨质疏松,骨骼典型边缘清晰的脱钙区。实验室检查可见贫血及红细胞沉降率增高,血浆球蛋白(免疫球蛋白 M)水平增高,血钙水平升高,血尿酸增多,胆固醇水平降低,血中氮质产物升高,尿本周蛋白阳性。骨髓涂片有骨髓瘤细胞。

3. **甲状旁腺功能亢进症**　除有脊柱四肢疼痛、畸形,易于骨折,X 线检查显示有椎体双凹征外,还可见颅骨、指骨的特有 X 线征。并有肾病症状、胃肠道症状、高钙、高磷血症及碱性磷酸酶、甲状旁腺激素水平升高。

【治疗】

本病多见于老年人、妇女。是谓年长则肾精日衰,气血虚弱之故,治宜以调补脾肾为主,兼以饮食调养,适当运动为助,延以数月、数年才可收效。

(一)内治法

1. **中药治疗**　以调补脾肾为主。

(1)脾气虚弱

治则:健脾益气。

方药:参苓白术散加减。若见饮食不佳,胃脘不适,可加山楂、厚朴、麦芽等。

(2)肾阴虚

治则:滋阴壮骨。

方药:左归丸加减。如阴虚火旺之症明显者,可与知柏地黄丸合用;也可加血肉有情之品,如鳖甲、鹿茸、紫河车等。

2. 西药治疗

（1）补钙：钙剂1～1.5g/d；维生素D 400～500IU/d。

（2）性激素（雌激素）：口服己烯雌酚0.5～1.0mg/d；连服4周后，停1周。可与丙酸睾酮合用以增强疗效，肌内注射50mg/次，3～4日1次。

（3）降钙素：10IU/次，2次/周，鼻吸入。应与钙剂联合使用。

（二）其他疗法

可配合营养与体育疗法，补充骨骼蛋白和钙盐，刺激成骨细胞活动，以利于骨质形成；还可针对病因施行矫形手术治疗。

【预防与调护】

1. 调节饮食，补充富含蛋白质、钙盐及维生素D、维生素C的食物。

2. 适当运动，骨痛需卧床者应在床上进行适当的四肢运动，但应避免负重物或颠簸。

3. 须辨明骨质疏松的病因，不可盲目补钙及滥用激素，以免浪费或导致其他疾病。

4. 疗效判断，应以临床症状和实验室检查为主，而不以X线征象为主。因骨量丢失＞30%时X线检查才可见骨质疏松，骨量增加时亦需较长时间方可反映。骨密度检测较X线检查灵敏度高（骨量丢失10%即可反映）。

第四节　内分泌紊乱性骨病

一、巨　人　症

巨人症是指在骨骺闭合以前，由于垂体功能亢进，分泌过量的生长激素，使身材过高的异常现象。

【病因病理】

1. 病因　本病的发生是腺垂体嗜酸性细胞因肿瘤或增生而导致生长激素分泌过量。

2. 病理　四肢长骨及存在骨骺的骨骼，骨骺软骨细胞生长活跃，失去正常排列而不规则。骨基质、成骨间充质细胞及新生血管增多，成骨活动旺盛。骨膜下成骨细胞繁殖增多，新骨迅速形成，使骨骼变长、增厚。

【临床表现与诊断】

早期患儿身高生长迅速，至10岁左右已达成人高度。肌力强大，性器官早熟。约有半数患者于骨骺闭合后，可发展为肢端肥大症。一般持续到25～30岁。晚期体力逐渐衰退，精神不振，毛发脱落，外生殖器萎缩。此期可历时4～5年。患者可于20～40岁死于生理功能衰竭或继发感染。

X线检查可见四肢长骨变长增粗，骨骺的出现与闭合均延迟。

【治疗】

患者12岁以前可给予性激素治疗。垂体肿瘤可行手术切除。

二、垂体功能减退症

本病是指垂体功能减退而致的患者身材矮小。可分为原发性和继发性两种类型。

【病因病理】

1. 病因　原发性患者原因不明，继发性患者儿童早期可因肿瘤、结核等病变，将垂体破坏所致。

2. 病理　骺板软骨细胞分裂减少,膜内化骨骨骼的原始结缔组织分裂也减少,全身骨骼发育迟缓。

【临床表现与诊断】

原发者以男孩多见,自 3 岁后体格发育较同龄人缓慢且越大越明显。身体各部分比例相称。智力正常或稍低,个别可高于正常人。继发者发育障碍的时间可于青春前期的任何年龄。本病患儿大多伴有性腺发育不全和第二性征缺乏或不明显的表现。

X 线检查可见骨骺出现及闭合均较迟,骨龄较正常人相差多年,蝶鞍可因垂体萎缩而缩小,也可病变扩大或破坏。

【治疗】

1. 促进生长,生长激素每周 2 次,每次 1～2mg,可促进身材发育。使用合成类固醇药物,也可刺激生长。

2. 内分泌功能减退者,应补充相应的激素治疗。

3. 继发病变者可采用病因治疗。

三、呆 小 病

本病是由于先天性甲状腺素缺乏引起的身体和智力发育障碍,又称克汀病(cretinism)。

【病因病理】

地方性患者多见于缺碘的甲状腺肿流行区,散发者多因先天性甲状腺发育不良或甲状腺素缺乏所造成。病理表现主要为软骨成骨紊乱,骨龄大大落后于实际年龄,骨骺的骨化中心内有软骨岛,使骨化中心呈碎裂状。

【临床表现与诊断】

病儿发育迟缓,食欲不振,嗜睡,动作迟钝,智力低下,表情呆傻,眼睑厚,眼裂窄,鼻梁扁宽,舌大常伸出口外。患儿皮肤干燥,呈黏液性水肿,发少干燥无光泽。身材矮小,下肢短于躯干,两腿弯曲,走路蹒跚。发病越早者,病情越严重。

X 线显示:骨骺的骨化中心出现晚,小于正常且不规则,呈碎裂状(图 9-4),此变化多见于股骨头骨骺。长骨的干骺端闭合较晚,干骺部可出现数条生长障碍线,呈横行的密度增高线状影。椎体变扁或楔形,脊柱呈后凸畸形。

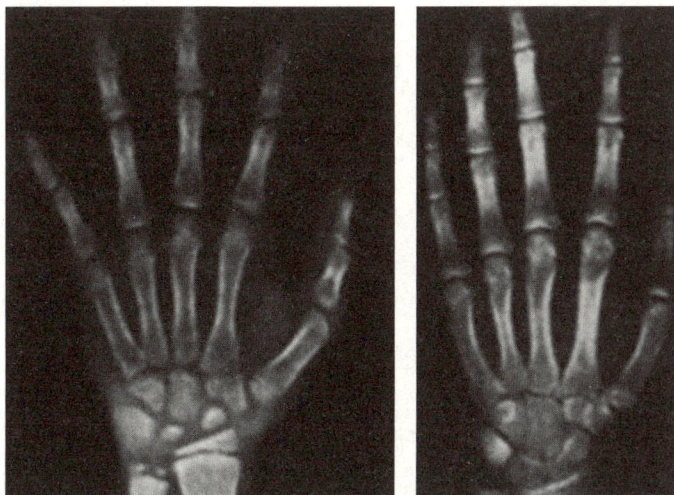

图 9-4　左侧图片对比右侧正常的手正位 X 线检查示远端掌骨的分离骨化灶

【治疗】

1. 通过推广加碘食盐,减少地方性甲状腺肿的发病,从而减少或消灭呆小病的发生。
2. 早期患者使用甲状腺素治疗,可促进骨成熟及改善智力。
3. 对于形成髋内翻、髋脱位或股骨头碎裂者,可给予适当骨科治疗。

四、原发性甲状旁腺功能亢进性骨病

原发性甲状旁腺功能亢进性骨病又称囊性纤维性骨炎,是由于甲状旁腺激素(parathyroid hormone,PTH)分泌过多,导致骨质溶解、吸收并为纤维组织所替代的病变。中医学称为"骨痿",属于痿证范畴。其发生主要由肝、肾、脾俱虚所致。

【病因病理】

甲状旁腺功能亢进多由甲状旁腺腺瘤所引起,少部分患者可由甲状旁腺增生或甲状旁腺癌引起。大部分患者在骨骼未出现症状之前,已能做出诊断,只有约 10% 的患者出现骨营养不良的表现。

PTH 具有刺激破骨细胞活动,增加骨吸收的作用。PTH 增多使骨吸收大于骨形成,引起广泛性骨质疏松,可导致骨骼的压力畸形和病理性骨折。过度的骨吸收可引起局限性骨吸收和骨膜下皮质骨的吸收,吸收区为大量的纤维组织所替代。在骨表面和骨腔隙内有许多破骨细胞。在骨吸收最明显处可出现两种囊状变:一种是由局部血肿、纤维细胞和破骨细胞形成的边界清楚的深棕色软组织块,称棕色瘤;另一种为骨囊肿,可为单房或多房性,内容物为含纤维素的浆液,囊壁为致密的纤维组织。

【临床表现与诊断】

1. **临床表现**　本病多见于 30～60 岁的女性,尤其是绝经后的妇女。青少年患者大多有家族史。全身性骨质疏松存在多年而无临床症状,晚期可出现以下表现。

(1)骨病症状:自发性骨痛,骨压痛,压力畸形和病理骨折等。多发生在脊柱和下肢长骨。

(2)高钙血症:食欲不振,恶心,肌肉无力,大便秘结,溃疡病等。

(3)肾病变:多饮、多尿、尿液混浊、尿路感染及结石等。严重者可致肾衰竭和尿毒症。

2. **实验室检查**　高血钙、低血磷、血清碱性磷酸酶水平升高,血中甲状旁腺激素水平增高。

3. **X 线检查**　普遍性的骨质疏松,骨皮质变薄,局限性骨吸收,囊样变,以及病理性骨折和畸形。指骨的骨膜下骨吸收是本病的特征性表现,最早见于中节指骨的桡侧基底部与骨干的交界处。

【治疗】

若为腺瘤引起的本病,应行甲状旁腺的摘除术。一般术后除大的骨囊肿和压力畸形仍存在外,其他病变均可消失。

对于病理性骨折可按骨折进行治疗;对于结石可中药排石或手术治疗。

第五节　肾功能障碍性骨病

肾功能障碍性骨病又称肾性骨萎缩或肾性骨营养不良,是由慢性肾功能衰竭导致钙磷代谢紊乱的一种代谢性骨病。肾功能障碍性骨病包括肾性(肾小球)骨营养不良症和肾小管性酸中毒所致肾性骨病。肾性骨营养不良症是由于慢性肾功能衰竭引起肠钙吸收不良,钙、磷、维生素 D 代谢紊乱所致的成骨功能紊乱,又称尿毒症性骨营养不良、肾性佝偻病或肾性骨质软化症。而肾小管性酸中毒是由于肾小管功能障碍引起的钙、磷、维生素 D 代谢异常所致的肾性骨病。

【临床表现与诊断】

1. 临床表现

（1）多与肾脏原发疾病有关，发病较缓慢，开始常无自觉症状，随后逐渐加重。可有尿少、水肿、头晕、头痛、恶心、呕吐、高血压、夜尿增多、乏力、贫血等表现。

（2）反映在骨骼方面主要有骨痛、骨折、畸形等。儿童患者生长发育多迟缓、多汗、消瘦、易激动，颅骨软化，腕、踝等部位呈梭形肿大，并可有鸡胸、驼背等骨骼畸形，严重者行走困难甚至生活不能自理，而成人患者则以下肢畸形更为明显，髋部骨折发生率也明显上升。

2. 实验室检查　除肾功能检查异常外，血钙多水平降低，少数正常，血磷及碱性磷酸酶水平增高，而尿钙水平升高，尿磷减少。血中维生素 D 水平减低，甲状旁腺激素水平明显上升。

3. X 线诊断与分类　X 线主要表现为以下 5 点。①广泛的骨质疏松、骨质软化及佝偻病表现，常合并病理性骨折。②儿童常发生干骺端骨折，双侧股骨头骨骺移位是这种骨折的典型表现；成人则常发生继发性甲状旁腺功能亢进性骨病（囊性纤维性骨炎），主要表现为干骺端显著的骨膜下骨吸收，其中尤以中指指骨的骨膜下骨吸收最为多见；骨皮质变薄、骨小梁吸收及黄色瘤，牙槽骨板吸收。③骨质硬化：病程较长、病情严重者约 20% 发生骨质硬化。表现为骨小梁粗糙，相互融合，弥漫性骨密度增高，骨皮质增厚。多发于颅骨、骨盆及脊椎，尤以腰椎多见，可伴椎旁韧带钙化如竹节状。④明显的软组织钙化：软组织内可见颗粒状或条块状密度增高影，边缘清晰，但结构不规则，多发生于关节周围、皮下组织血管壁及内脏等部位。⑤肾小管性酸中毒所致的肾性骨病的 X 线检查表现呈典型的骨质软化和佝偻病改变。肾性佝偻病的影像学改变与维生素 D 缺乏性佝偻病相似，单纯依靠 X 线检查表现难以鉴别。

4. 按发病部位分类　本病可分为肾小球性和肾小管性两类。①肾小球性骨营养不良引起的骨病，包括骨软化症和佝偻病，并可引起囊性纤维性骨炎，有时还可出现骨硬化。②肾小管性骨营养不良又分为抗维生素 D 型佝偻病、肾小管性酸中毒和范科尼综合征三类，主要表现为骨质软化和佝偻病，很少有囊性纤维性骨炎和骨硬化。

【治疗原则】

1. 治疗的目的是缓解症状，防止发生骨骼畸形与骨折，并纠正低钙血症和高磷血症，缓解继发性甲状旁腺功能亢进症，预防软组织钙化。

2. 饮食应保证高钙、低磷，口服氢氧化铝、枸橼酸铁铵可抑制小肠对磷的吸收，还可根据病情给予维生素 D、降钙素等药物治疗。

3. 对继发性甲状旁腺功能亢进症、软组织钙化严重者，可酌情行甲状旁腺次全切除术，有条件者应行透析及肾移植治疗。

（孙宏桥）

? 复习思考题

1. 叙述佝偻病的临床表现。
2. 简述佝偻病的治疗。
3. 试述骨质疏松的临床表现与诊断。

扫一扫，测一测

第十章 骨 肿 瘤

第一节 概 　 述

　　凡发生在骨内或起源于骨各组织成分的肿瘤，不论是原发性还是继发性或转移性肿瘤，均统称为骨肿瘤。

　　骨肿瘤发病率男性稍高于女性。原发性良性肿瘤比恶性多见。良性肿瘤中以骨软骨瘤、软骨瘤多见。恶性肿瘤以骨肉瘤、软骨肉瘤和纤维肉瘤多见。骨肿瘤的发病年龄：骨肉瘤多发生于儿童和青少年；骨巨细胞瘤主要发生于成人。解剖部位：许多肿瘤多发于长骨的干骺端，如股骨下端、胫骨上端、肱骨上端，而骨髓则很少受影响。

【病因病机】

　　1. 虚邪入侵　体质强弱与本病的发生、发展、预后有着密切关系，正虚体弱，腠理不密，脏腑脆弱，脏腑功能失常，气虚血亏，气血不和，气血壅塞，结聚成瘤。

　　2. 气滞血瘀　气血瘀滞，经络阻隔，蕴结日久，骨与气并，日益增大，凝结成块。

　　3. 肾虚精亏　先天禀赋不足，髓不养骨，或秉承遗传，易生骨肿瘤；女子七七任脉虚，男子八八天癸竭，肾虚精亏，营卫失调，气血不和，肾气精血俱衰，不能荣骨，骨瘤乃发。

　　人体本身的内因是骨肿瘤发生的一个重要原因，如某些胚性细胞错置，未能正常发育，长期保持静止状态，一旦受到某些因素刺激，便迅速生长，形成骨肿瘤。有些骨肿瘤的发生与损伤有关；有些与感染有关；人体长期接受大量放射性物质亦可发生本病。

　　中医学很早就认识到人的内在因素（精神、体质、年龄、遗传等）与骨肿瘤发生、发展和预后有密切关系。中医的"正气"与西医学的遗传、免疫功能有相应联系。很多资料表明，肿瘤患者的免疫指标普遍低于正常水平；有免疫缺陷的人，肿瘤的发生率远远高于正常人；肿瘤患者多呈现不同程度的正气亏损表现。这都说明正气与机体生理、病理有着必然的内在联系。在临床上应用中医中药遵照扶正固本治疗原则治疗肿瘤，通过提高机体的内在抗病能力，常能获得较好的效果。

【分类】

　　骨肿瘤分类皆基于细胞来源，特别是根据肿瘤细胞的分化类型及所产生的细胞间物质类型进行的，凡不符合规范类型者，均属于未分化型的范畴。世界卫生组织 2020 年修订了骨肿瘤的分类，共分为 11 大组织类型，包含 176 个亚型，其中命名为肉瘤（sarcoma）的共 46 个。11 大组织类型包括：

1. 脂肪细胞肿瘤

2. 成纤维细胞/肌成纤维细胞性肿瘤

3. 所谓的纤维组织细胞性肿瘤

4. 血管性肿瘤

5. 周细胞性(血管周细胞性)肿瘤

6. 平滑肌肿瘤

7. 骨骼肌肿瘤

8. 胃肠道间质瘤

9. 软骨 - 骨性肿瘤

10. 周围神经鞘肿瘤

11. 未确定分化的肿瘤

【临床表现与诊断】

1. 发病年龄　发病年龄对骨肿瘤诊断有参考价值,如尤因肉瘤(Ewing sarcoma)发病年龄在 8~12 岁;骨肉瘤发病年龄在 15~25 岁;而老年人则以骨转移癌和骨髓瘤常见。

2. 发病部位　多数骨肿瘤有各自的好发部位,如骨肉瘤好发于长骨干骺端,而且多见于股骨下端及胫骨上端;尤因肉瘤好发于长骨干骺部、骨干部及骨盆;骨巨细胞瘤好发于四肢长骨的骨端;骨转移性肿瘤发生在骨盆最多。

3. 病程　一般良性骨肿瘤发病病程长,进展速度慢;恶性骨肿瘤发病病程短,进展速度快。

4. 全身症状　良性骨肿瘤多无明显变化。恶性骨肿瘤后期出现全身衰弱,食欲不振、形体消瘦、精神萎靡、神疲乏力、面色苍白等。

5. 局部症状和体征　主要是肿块、肿胀、功能障碍、疼痛与压痛等,以及由于瘤体所产生的压迫与梗阻症状。

(1)疼痛与压痛:疼痛是生长迅速的肿瘤最显著的症状。恶性肿瘤几乎均有疼痛,开始为间歇性、轻度疼痛,以后发展为持续性剧痛,并可有压痛。良性肿瘤恶变或合并病理性骨折,疼痛可突然加重。

(2)局部肿块和肿胀:注意肿物的部位、大小、硬度、活动度、边界是否清楚,有无搏动感。良性骨肿瘤肿块一般呈膨胀性、硬度如骨样、边界清楚、无活动度;恶性肿瘤的骨外形一般不膨胀,周围软组织可见肿胀,边界不清楚,有些血管丰富的恶性骨肿瘤晚期当骨质有破坏时可扪及搏动,有时还能听到血管杂音,肿块推之不活动。

(3)功能障碍和压迫症状:骨肿瘤早期一般无明显的功能障碍,良性骨肿瘤晚期,有些出现病理性骨折或发生恶性变后,可有功能障碍,接近关节的骨肿瘤随着肿瘤发展可出现功能障碍,恶性骨肿瘤发展迅速,会不同程度地出现功能障碍。脊髓肿瘤不论是良、恶性,都可能引起截瘫。

6. X 线检查表现

(1)发病部位:每一种骨肿瘤都有一定的好发部位。

(2)单发与多发:原发性骨肿瘤多为单发,转移性骨肿瘤多为多发。

(3)骨质破坏:良性肿瘤一般无骨质破坏,若有破坏,多是膨胀性、规则的破坏,界限清晰;恶性骨肿瘤为浸润性骨质破坏,边界不清,界线模糊。

(4)骨皮质:恶性肿瘤时,出现虫蚀样、筛孔样或缺损破坏。

(5)恶性骨肿瘤:产生瘤骨,特点是密度高、结构紊乱,可呈现均匀毛玻璃样、斑片状硬化或针状瘤骨。

(6)骨膜:良性骨肿瘤一般无骨膜反应。恶性骨肿瘤常有骨膜反应,常见的骨膜反应有葱皮状、日光样、放射状、毛发样、花边样、波浪样以及 Codman 三角(袖口征)等改变。

(7)软组织中阴影:在 X 线检查中,如软组织中出现肿瘤样阴影,说明肿瘤突破骨质,骨皮质已侵入软组织,常见的有棉花样、棉絮团样、斑点状、象牙样。提示肿瘤恶性程度高,或有恶变倾向。

7. 实验室检查　良性骨肿瘤患者的血、尿、骨髓检查一般都正常。恶性骨肿瘤可出现红细胞沉降率升高,晚期大多数出现贫血。骨肉瘤、成骨性转移瘤因形成大量新生骨,所以碱性磷酸酶水平增高。

8. 同放射性核素　骨扫描虽然不能确诊良、恶性肿瘤,但可发现多发病灶,并且比 X 线片早发现病灶,有助于早期诊断。

9. 病理检查　病理组织检查在骨肿瘤诊断中居很重要的位置,但病理组织检查结果必须结合病史、症状、体征、实验室检查、X 线检查等综合分析。

【鉴别诊断】

（一）与其他疾病鉴别

1. 先天性发育异常引起的骨病变　先天性发育异常引起的骨病变,也有肿块形成,但当骨骺线闭合以后,肿块不再发展。

2. 内分泌紊乱引起的骨病变　如甲状旁腺功能亢进,表现为多发性骨囊样变,须与骨巨细胞瘤、骨囊肿等相区别,前者血清钙水平高、磷水平低,血清碱性磷酸酶水平高。

3. 原因不明的骨病变　如畸形性骨炎,是多发的骨变形疾病,骨小梁呈镶嵌结构,颅骨肥厚,头颅增大,受累骨干不规则肥厚,血清碱性磷酸酶水平明显增高。

4. 外伤引起的病变　如骨化性肌炎,主要表现为受伤骨周围的肌腱、韧带钙化,关节功能受限,骨骼除日久失用性骨质疏松外,无其他明显改变;疲劳骨折,有局部劳累过度史,局部疼痛但不剧烈,X 线检查显示骨折线,骨折端多有硬化,骨质其他方面无变化。

（二）良、恶性骨肿瘤及炎症的鉴别

良、恶性骨肿瘤及炎症鉴别要点见表10-1。

表10-1　良性骨肿瘤、恶性骨肿瘤、炎症鉴别要点

鉴别要点	良性肿瘤	恶性肿瘤	炎症
全身反应	多无全身症状	红细胞沉降率升高,白细胞增多,恶病质	白细胞增多,红细胞沉降率升高,感染中毒症状
发展过程	缓慢,可自行停止	发展速度快,可无限发展	抗感染治疗后,自行消退或缓解
局部触诊	表面光滑,活动度好	表面粗糙,活动度差	质软,波动感
转移	无	短期内转移	
X 线检查	边界清楚,呈膨胀性生长,无骨膜反应,不侵犯邻近软组织	界限不清,呈浸润性生长,有葱皮样、放射状骨膜反应等,侵袭邻近软组织及骨骼	软组织肿胀影

良性肿瘤、恶性肿瘤、炎症可通过局部组织穿刺,做病理学检查以明确诊断。

【治疗】

对于骨肿瘤的治疗,应做到早期发现,早期诊断,早期治疗。良性骨肿瘤及肿瘤样变,以手术为主,在保存功能的情况下,彻底切除,防止复发及恶变。恶性肿瘤治疗以延长生存期为目的,争取保存一定的功能。以手术、中药、化疗、放疗、免疫等综合治疗为主。

（一）中药治疗

肿瘤早期以攻为主,攻中兼补;肿瘤中期攻补兼施;肿瘤晚期先补后攻。临床实践证明,中药黄芪、灵芝、人参、党参、女贞子、山慈菇、半枝莲、白花蛇舌草、水蛭、蜈蚣等对各类骨肿瘤有

一定的疗效,可在辨证施治中参考使用。

（二）化疗

化疗方案应综合用药,协同作用效果更好。

1. 烷化剂

（1）盐酸氮芥:用作体外循环,动脉灌注,每10分钟注入10mg,一次总量为40～60mg。

（2）环磷酰胺:静脉滴注,一次大剂量为600～1 000mg,总量为8～10g。

（3）塞替派:局部注射,每次用10～20mg,总量为300mg。

2. 抗代谢药 以甲氨蝶呤（MTX）为主,100～150mg/kg,一次注射3～10g,6h后用亚叶酸钙解毒,给药前1日和当日需输液,碱化尿液,每日尿量维持在3 000ml左右。

3. 抗生素 肿瘤在中晚期,或在治疗过程中常合并感染,所以应根据病情,适当应用有效抗生素,以预防和控制感染。肿瘤患者常用的抗生素有博来霉素、丝裂霉素、长春新碱等。

（三）免疫治疗

分为被动免疫、寄生免疫及自动免疫三种。被动免疫主要是使用抗体;寄生免疫是输入或移植有效的免疫细胞,包括转移因子的使用;自动免疫是促使患者自身产生免疫防御。

（四）放射治疗

是利用放射线或放射性核素对肿瘤细胞的直接杀伤作用来达到治疗目的的一种方法。

1. 适用放疗者

（1）良性:血管瘤、动脉瘤样骨囊肿。

（2）恶性:尤因肉瘤、恶性淋巴瘤、骨髓瘤等。

2. 辅助性放疗 手术不彻底,可放疗以减少复发,有些恶性肿瘤,需放疗、化疗同时应用以取得良好效果。

3. 姑息放疗 发展快、症状严重的肿瘤,应用放疗可暂时缓解症状。

4. 禁用放疗者 良性骨来源肿瘤、软骨来源肿瘤者禁用放疗,因为放疗可促进其恶变。

（五）手术治疗

1. 刮除术 适用于良性肿瘤及瘤样病变（图10-1～图10-5）。

2. 切除术 适用于良性和生长缓慢的低恶性度肿瘤。

3. 截除术 适用于低恶性度及早期发现的恶性骨肿瘤（图10-6～图10-9）。

4. 截肢及关节离断术 对恶性度高或复发恶性肿瘤,为防止肿瘤扩散、转移、挽救患者生命,应考虑牺牲肢体,采用此种手术（部分截肢及关节离断术示意见图10-10～图10-15）。

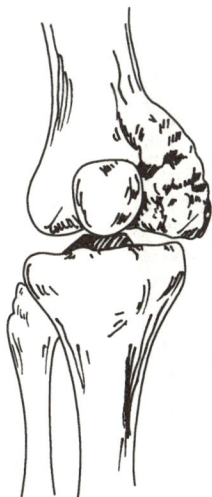

图10-1 股骨内髁肿瘤　　　　图10-2 刮除肿瘤　　　　图10-3 凿除骨肿瘤

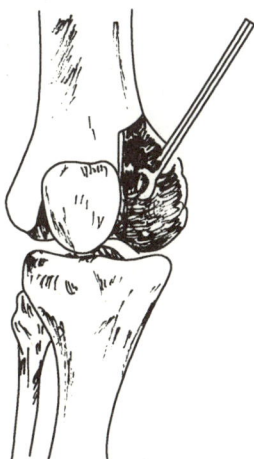

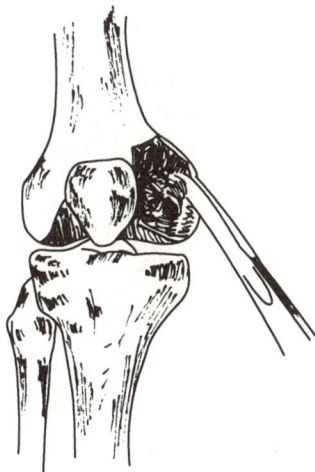

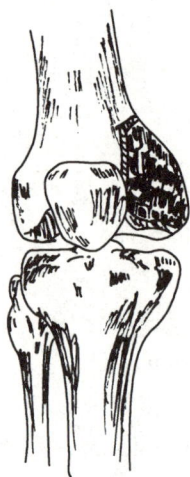

图 10-4　植入碎骨块

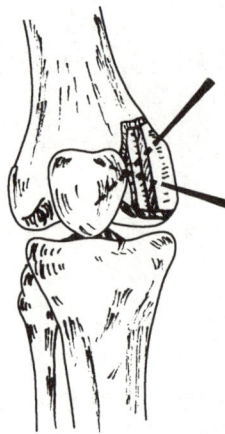

图 10-5　大块植骨，克氏针固定

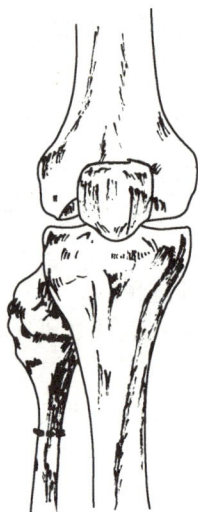

图 10-6　腓骨近端肿瘤

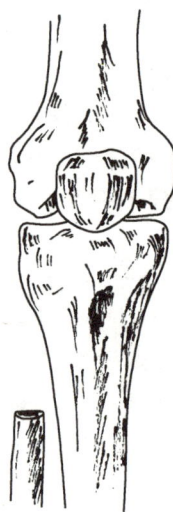

图 10-7　腓骨近端肿瘤截除术后

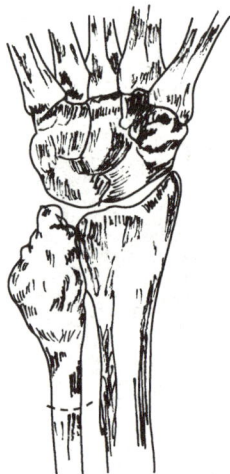

图 10-8　尺骨远端肿瘤

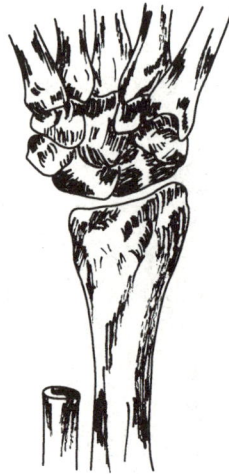

图 10-9　尺骨远端肿瘤截除术后

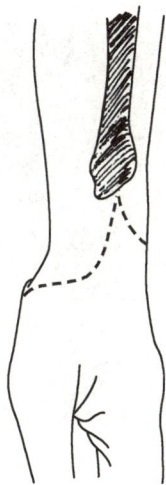

图 10-10　腕部截肢术　　　　图 10-11　前臂截肢术　　　　图 10-12　上臂截肢术

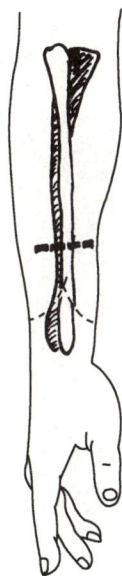

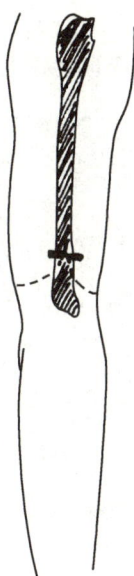

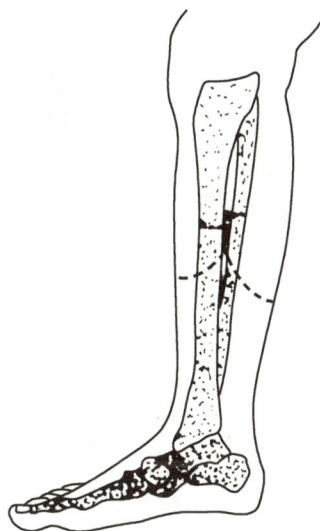

图 10-13　小腿截肢术　　　　图 10-14　大腿截肢术　　　　图 10-15　髋关节离断术

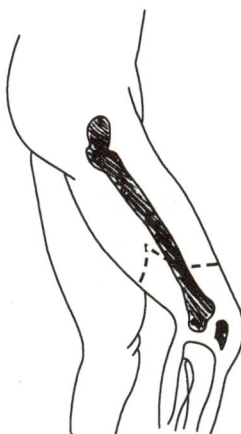

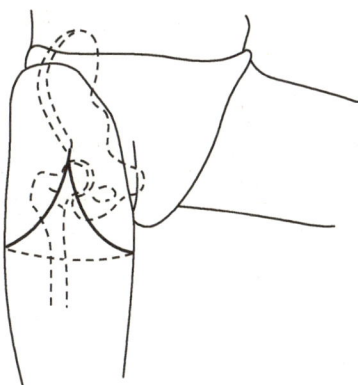

【预防与调护】

1. 讲究卫生，增强体质，提高机体的抗病能力。
2. 在工作及生活环境中消除或减少化学、物理及生物等致癌因素对身体的影响。
3. 预防及治疗癌前期病变。

第二节　良性骨肿瘤

一、软　骨　瘤

　　软骨瘤是一种常见的良性肿瘤，只发生于软骨来源的骨骼，一般由成熟的透明软骨组成，肿瘤内偶尔可含有少量分化较差的软骨组织。多为内生性、孤立性发病，有少数为多发性。处于骨中心者，称为内生软骨瘤，好发于指、趾骨及掌骨，亦可见于肱骨、股骨。偏心向外生长者，称外生软骨瘤（见图10-16）。来自骨膜，自骨膜向外生长者则为骨膜软骨瘤。

多发者恶变机会较大，软骨瘤的恶变可见于扁骨的长骨，手足骨极少恶变。

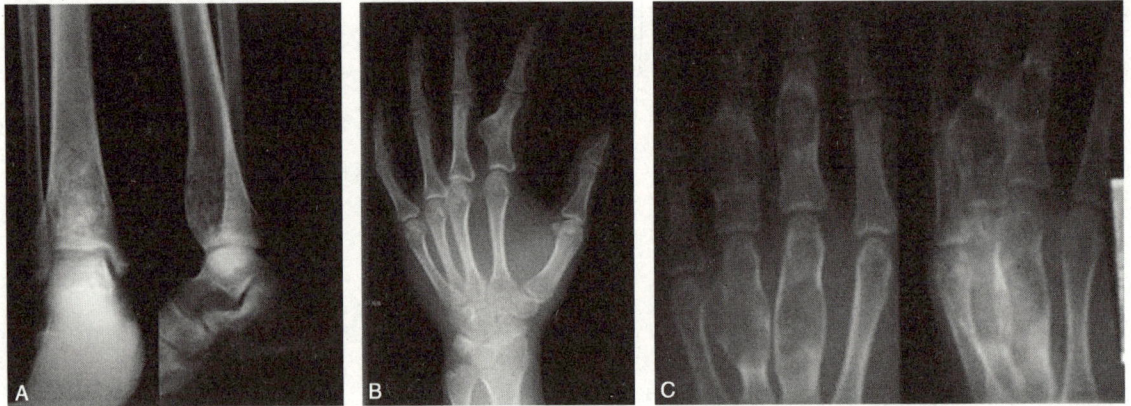

图10-16 软骨瘤X线检查示意图

A. 单发性内生软骨瘤；B. 单发性内生软骨瘤：椭圆形透光区，边缘有硬化环，内可有点环状钙化，可呈多囊样改变；C. 多发性软骨瘤：多囊状透光区，部分边缘硬化，内有钙化斑点。

【临床表现与诊断】

内生软骨瘤生长缓慢，好发于短管状骨，成人居多。患者一般无症状，在行X线检查时偶然发现。浅表者，如掌、指骨表现为局部肿块，表面光滑，质地坚硬，轻度压痛。病理性骨折有时是最早的体征。如无病理性骨折而局部突发疼痛，或肿瘤加速生长，应警惕恶变的可能。

X线检查可见如下表现。

1. 内生软骨瘤在骨干内有一椭圆形缺损或骨稀疏阴影，邻近的皮质呈梭形膨胀，肿瘤的周围有一薄层骨质硬化区，肿瘤内可有散在砂粒样钙化点。有的可见病理性骨折。

2. 偏心型者于骨的一侧可见骨皮质缺损、变薄、膨胀，边缘清晰，可有钙化阴影。长于长骨干者溶骨区边缘模糊不清或有骨膜反应，应考虑恶变。

【治疗】

无症状，病变范围小者可不手术，定期观察。有症状，病变较大可手术治疗。手术的目的是消除症状与伴随的病象，如神经、血管受压，手指功能受限等，以及治疗病理性骨折。常用术式如下。

1. 刮除植骨或切除植骨，适用于有症状、病变较大者，或生长在长骨者。

2. 术后复发或恶变者，可考虑截除或截肢术。

二、骨软骨瘤

骨软骨瘤，也称为骨软骨性外生骨疣，此病变的特征为位于骨外表面有软骨帽的骨性突起。骨软骨瘤为最常见的良性骨病变，并常常在患者30岁以前得以诊断。骨软骨瘤有自己的生长板，常在骨骼成熟时停止生长。最常受累的部位为长骨的干骺端，特别是膝周围区域与肱骨近端。骨软骨瘤的X线影像表现分带蒂与无蒂两型，带蒂者其细蒂常背离相邻的生长板生长；无蒂者则以一宽基附着于骨皮质。

骨软骨瘤是一种最为常见的良性骨肿瘤。它起源于软骨组织，可为单发或多发，多发者与遗传因素有关，且有10%～20%的恶变概率。骨软骨瘤多生长于幼年，发病于长骨的干骺端，随人体发育而生长，当骺线闭合时，肿瘤即停止生长。

肿瘤从骨干与骨骺连结部位长出，由3种成分构成，骨、软骨及纤维结缔组织。其骨化成分同附着骨相连续,无明显分界,顶端覆盖的透明软骨帽呈球形,所含软骨与透明软骨相同,包绕肿瘤的纤维膜为疏松结缔组织(图10-17)。

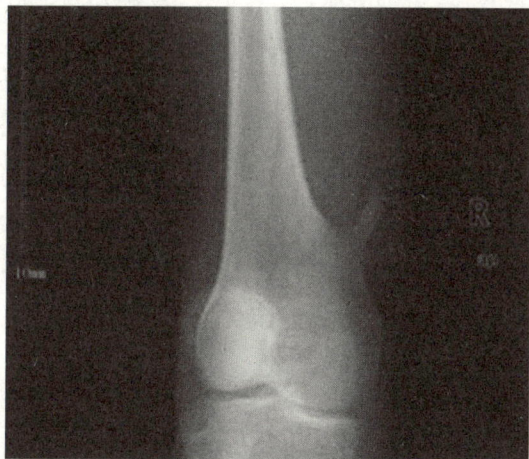

图10-17 股骨下端骨软骨瘤

知识链接

多发性骨软骨瘤

多发性骨软骨瘤,具有遗传倾向,可见全身多处骨疣产生,可以导致骨的畸形和短缩,是极易恶变的一类肿瘤。

【临床表现与诊断】

本病多见于10岁左右儿童,男性多于女性,多发生于长骨两端近骨骺处,以股骨、胫骨上下端、肱骨上端多见。患者多无症状,于偶然行X线检查时发现,可因外伤后瘤体骨折而被注意。

巨大的肿瘤可刺激、压迫周围的软组织,引起疼痛、不适,甚至妨碍肌腱、关节活动。一般成年后,肿瘤多自行停止生长,若肿瘤继续增长,应注意恶变。

1. X线检查 位于长骨干骺端与骨干连续的骨性突起,可有宽大的基底或基底狭窄呈蒂状,肿瘤基部结构如正常骨样,成人覆盖的软骨帽极薄或消失,少数可钙化。软骨钙化增多,基底部骨质破坏或停止生长后又增大者;或软骨帽出现不规则增厚或成年后仍保留较厚软骨帽者,提示有恶变的可能。

2. 病理检查 大体呈菜花样骨块,外周为软骨层,软骨层外有骨膜遮盖。镜下见成熟骨小梁和软骨组织。软骨的排列顺序是中心为成骨,成骨外面为成熟细胞,表层为幼稚细胞。

【治疗】

无症状、肿瘤体积小者,可不治疗。肿瘤合并骨折或影响肢体功能者,可手术切除肿瘤。有恶变倾向者,要及时手术,手术切除要彻底。切除不彻底或伴有碎屑遗留,可引起术后复发。

三、骨巨细胞瘤

骨巨细胞瘤是以基质细胞和多核细胞为主要结构的侵袭性骨肿瘤,可能起源于间充质细胞,具有潜在恶性。

【临床表现与诊断】

本病来自未分化结缔组织,瘤体由基质细胞和多核巨细胞构成,分Ⅰ、Ⅱ、Ⅲ级。临床上20～

40 岁患者多见。病程缓慢，如生长迅速或生长突然加速者多为恶变。良性者女性多见，恶性者男性多见。本病好发于长管状骨的干骺端，以股骨、胫骨、肱骨、桡骨远端多见。

　　早期主要表现为间歇性疼痛，继而肿胀、皮薄光亮、皮温升高、静脉充盈。生长慢者可呈现乒乓球样骨壳。出血坏死者可见迅速增大并有囊性感或波动。1/3 的病例可合并病理性骨折。X 线检查可见：长骨干骺端偏心性溶骨性破坏，皮质膨胀变薄或消失而无骨膜反应，溶骨区可呈多房、单房，边缘多量筛孔状，偶有硬化圈。肿瘤穿破骨皮质，可形成软组织肿块，若边缘不清，提示恶变（图 10-18～图 10-20）。病变部位穿刺活体组织检查确定良性还是恶性。

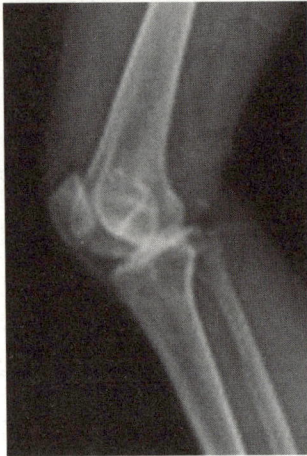

图 10-18　胫骨近端骨巨细胞瘤侧位及正位片

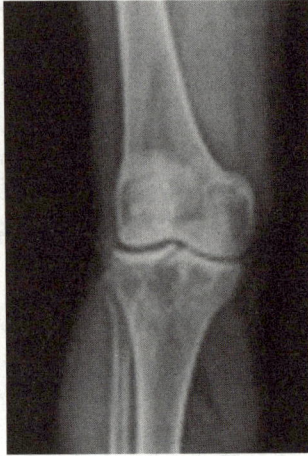

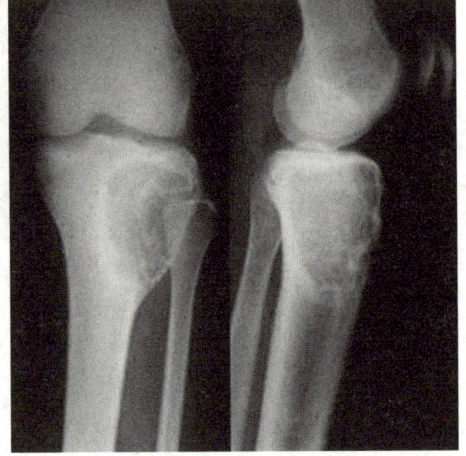

图 10-19　胫骨近端骨巨细胞瘤

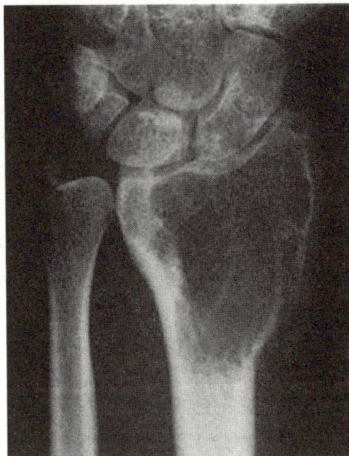

图 10-20　桡骨远端骨巨细胞瘤

【治疗】

　　骨巨细胞瘤具有潜在的恶性和较强侵袭性，复发率较高，手术治疗须达到良性外科边界，从而降低复发率，有以下术式。

　　1. 病灶清除术　适用于较小的病灶，彻底清除肿瘤后，行自体髂骨植骨。

　　2. 节段切除术　适用于穿破皮质浸润软组织者。术后形成的骨缺损，可行自体骨植骨、人工关节或异体关节移植术。

　　3. 冷冻治疗　在病灶清除后，将液氮注入瘤腔，减少局部复发率。

　　4. 截肢术　适用于病变范围特别大，或已恶变，或反复发作的骨巨细胞瘤。

　　对于不能手术的骨巨细胞瘤，可采用中药辨证治疗或放疗等治疗方法。

第三节　恶性骨肿瘤

一、骨肉瘤

　　骨肉瘤是原发于骨组织最常见的恶性肿瘤。发病率约占所有恶性骨肿瘤的 27.5%，男性略高于女性。

【临床表现与诊断】

　　本病好发于 15～25 岁，男性多发，以股骨远端、胫骨近端最多见。全身症状出现较早，以低热、贫血、乏力、消瘦等为常见。局部持续性疼痛，且夜间加重，压痛明显。肿块、肿胀发展较迅速、质地坚硬、与深部组织粘连、活动度差的患者多见皮肤温度增高、静脉怒张，可触及颤动，并听到血管杂音。部分患者可出现关节疼痛，肢体功能障碍，肌肉萎缩，病理性骨折等。

1. 实验室检查 血红蛋白水平低，红细胞沉降率升高，血清碱性磷酸酶水平增高。

2. X 线检查 好发于长骨，尤其下肢长骨的干骺端，应拍摄发病部位和可疑的转移部位。骨肉瘤的 X 线表现可因病理类型不同而有很大差异，约 2/3 的病例可从 X 线片上确诊，有 1/3 的病例，X 线片只能提示恶性肿瘤的可能，常见骨肉瘤 X 线检查表现如下（图 10-21）。

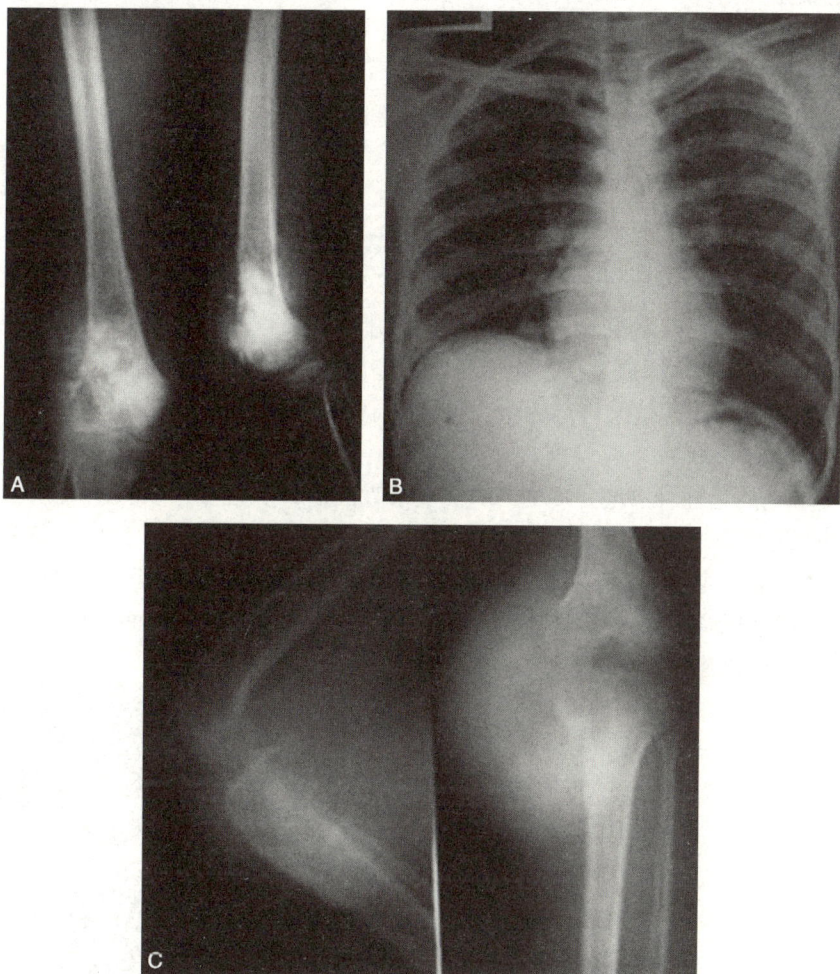

图 10-21 常见骨肉瘤 X 线检查表现示意图
A. 股骨骨肉瘤；B. 股骨骨肉瘤肺转移；C. 骨肉瘤跨关节。

（1）软组织改变：软组织肿块阴影，密度较高，于软组织肿块中可见壳状瘤骨或环形钙化。

（2）骨膜反应：早期为层状，以后为日光、放射状，晚期出现 Codman 三角。

（3）溶骨性破坏：髓腔内发生的骨肉瘤以溶骨型居多，特点是由内向外广泛的溶骨性破坏。

（4）瘤骨形成：在皮质上，皮质骨的破坏和肿瘤骨形成常同时存在，瘤骨可呈针状、棉絮状、象牙样。

（5）髓腔扩张：皮质骨变薄、扩张、骨质疏松，不久即可穿破皮质。

（6）对骺线和关节的侵犯：先期钙化带消失，骺线增宽、增厚，累及关节时，关节间隙增宽，关节面破坏，关节内软组织肿块，甚而关节腔有瘤骨。

（7）病理性骨折。

（8）对邻骨可造成压迫性骨侵蚀。

（9）肺部转移灶：一般在原发病灶出现4～9个月内，出现肺转移。

3. 病理检查

（1）大体：组织为黄白色、质硬、截面呈鱼肉状。

（2）镜下：可见不规则多角或梭形瘤细胞，核大、染色深，还可发现囊肿巨细胞和异物巨细胞。

【治疗】

骨肉瘤的治疗采用术前新辅助化疗后手术切除，配合中药辨证施治的方法。常用的手术方法有：常规截肢和节段性截肢。

【转归及预后】

骨肉瘤患者大多发生肺转移而死亡。若诊断及时和配合综合治疗的应用，5年存活率可达50%～60%。

二、软骨肉瘤

软骨肉瘤是一种较常见的起源于软骨组织的恶性肿瘤，由肉瘤性成软骨细胞和软骨基质构成。可分为原发与继发两型，原发型发生于正常骨骼的软骨组织，继发型常继发于良性骨肿瘤或骨病。软骨肉瘤按发生的部位又可分为中央型、外周型和骨膜型。

【临床表现与诊断】

本病为较常见的恶性骨肿瘤，其发病率仅次于骨肉瘤。男性多于女性。可发生于任何有软骨成分的骨骼，以髂骨、长骨中近躯干者多发。其症状因病变部位而异：起始于髓腔或骨中央的中央型，及盆壁向盆腔生长者，不易察觉，常因脏器被挤移位或神经、血管受压才查出，从而延误诊治。出现剧烈疼痛者多为生长迅速、恶性度高的中央型。边缘型以肿块开始，在软组织内形成硬性肿块与骨相连，疼痛较轻。

1. X线检查　中央型表现为以溶骨为主的骨质破坏，骨骼膨胀，骨质变薄，病灶内可见点状、絮状或斑块状钙化影，并有骨膜反应。肿瘤突入软组织可见软组织肿块影。周围型可见软组织中界限不清的肿块影，内有钙化，可出现放射样骨针。骨质外层缺损，边缘不齐，并可侵入髓腔（图10-22）。

2. 病理检查　肿瘤组织多为蓝白色或半透明的多面分叶状。皮质膨胀，髓腔内可见鱼肉样变组织，掺有透明软骨，黏液变和钙化区。镜下见肿瘤组织中有丰富的胞核饱满、大小不一、分化各异的软骨细胞。

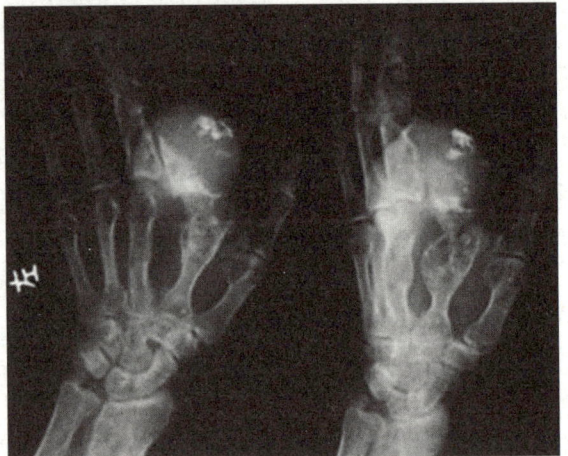

图10-22　软骨肉瘤X线检查表现

【治疗】

软骨肉瘤对放疗、化疗均不敏感，手术切除是主要治疗手段。原发者早期行截肢或关节离断术；继发者行瘤段切除术。不能手术治疗者可采用中药治疗。

三、骨纤维肉瘤

骨纤维肉瘤是起源于髓腔或骨膜纤维组织的恶性骨肿瘤。本病分为原发和继发两种，可继发于骨巨细胞瘤、Paget病、放射性损伤、慢性骨髓炎、纤维结构不良和骨梗死等。

【临床表现与诊断】

骨纤维肉瘤可发生在除手、足骨外的任何骨骼，以股骨和胫骨多发，好发于干骺端。发病年龄为20～50岁。病程长，发展慢。主要症状为局部疼痛与肿块，可发生病理性骨折。肿瘤突入软组织后，生长迅速，可形成巨大肿瘤。

1. X线检查 中央型为溶骨性破坏，呈囊状破坏区，边缘不整，外周骨质硬化、致密，多无骨膜反应。周围型在骨膜外生长，向外形成较大的软组织肿块影，向内破坏皮质骨，并可侵入髓腔（图10-23）。

2. 病理检查 瘤体呈灰白色致密鱼肉样组织块，病灶内可有出血与坏死区。镜下见核大而不齐的梭形细胞。一般为成纤维细胞与胶原纤维。

右膝斜位X线检示：纯溶骨性破坏病变，位于股骨远端的髁间窝内，可见无反应性骨硬化及骨膜反应，活体组织检查证实为纤维肉瘤。

【治疗】

一般采用截肢或瘤段截除并行相应重建术，术后配合中药、化疗等治疗。

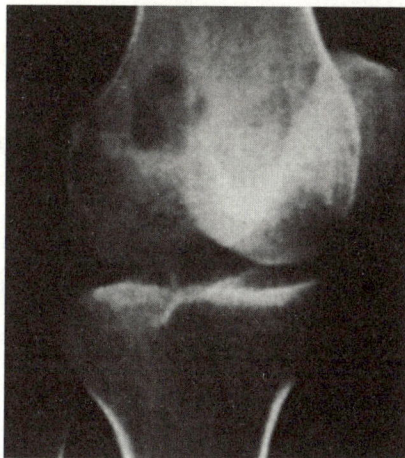

图10-23 纤维肉瘤X线检查表现

附常见骨肿瘤一览表（表10-2）

表10-2 常见骨肿瘤一览表

名称	好发部位	年龄与性别	临床表现	X线检查特点	病理改变	治疗	预后
骨瘤	常见于颅面骨，少见于四肢骨	多见于男性青少年	患部肿胀变形，或形成肿块，骨样硬化，基底不活动，疼痛及压痛不明显。可合并压迫梗阻症状	骨质破坏膨胀，同时产生新生骨，边界清楚，有的突出于骨外或腔内	呈黄白色，质坚硬如骨；混有束状纤维组织	无症状时观察，无须治疗。有压迫症状，明显畸形或成年后继续生长者手术	良好
骨样骨瘤	以骨干为主	多见于20～40岁男性	患骨疼痛明显，可发生传导痛，如发生于脊柱，偶可产生脊髓或神经根刺激压迫症	瘤体多为1～2cm直径的圆形或卵圆形透明灶，称为瘤巢，以硬化骨围绕之	圆形或卵圆形，直径约为1cm，核心为颗粒状或砂粒状，呈红棕色	手术切除	偶有复发
骨软骨瘤	遍及全身，膝关节附近最多	青少年发病，男性较多	无痛肿块，骨性硬度，生长缓慢，根据部位可压迫神经、血管及脏器，引起疼痛、麻痹等	长骨干骺端向皮质外突起一菜花状肿块，基底与骨皮质相连，呈蒂状或宽底。瘤体表面可见钙化点	菜花状，分软骨膜、软骨帽、瘤体和蒂四部分	无症状者观察，有压迫症状行手术。多发有恶性变者行截肢术	单发者极少恶变，预后好
软骨瘤	好发于手指及足的短骨，长骨和扁平骨少见	青壮年男性多见	受累骨变粗，皮质变薄而有膨胀，少数患者诉疼痛，偶因外伤可引起病理性骨折	单发性表现为椭圆透明区，边缘整齐，骨皮质肿胀变薄，无骨膜反应。恶变时肿瘤边缘模糊不清，骨皮质破坏	肿瘤组织脆而硬，为淡蓝色透明软骨，呈分叶状，或有黏液样退变区	单发性者可刮除植骨，复发或恶变者行截肢术	多发性者恶变机会较大

续表

名称	好发部位	年龄与性别	临床表现	X线检查特点	病理改变	治疗	预后
骨母细胞瘤	股骨、胫骨和脊椎附件多见	多见于10～15岁青少年男性	患处隐痛，表浅者可触及病骨膨大。位于脊椎者可引起脊髓或脊神经根压迫症状	直径2～10cm，在骨质破坏区内散在钙化斑点，界限清楚，骨皮质膨胀变薄		局部刮除植骨	偶见恶变和肺转移
骨巨细胞瘤	长骨骨骺端为主，膝部占半数以上，其中股骨下端最多，胫骨上端次之	多见于20～40岁青壮年，男女发病率相近	主诉疼痛，压痛明显，肿胀区多局限于骨端之一侧，所在关节活动多不受限，发展较快	病变位于长骨骨端，病变小或在早期常呈偏心位，有较广泛的溶骨区，呈单房或多房泡沫透明阴影，无致密边缘，可见边缘区呈筛孔现象，一侧皮质，无骨膜反应，恶变时有骨膜反应	切面呈暗红色或灰黄色，脆弱组织充满骨腔，有的呈多房性	I级刮除植骨；II级或复发者节段截除加植骨术；III级应截肢，手术前后及脊椎病变行放射治疗、化疗	常有复发，恶变转移
骨肉瘤	股骨远端与胫骨近端	多见于10～25岁青少年，男性多于女性	局部肿胀、疼痛、活动受限，皮温升高，浅静脉怒张	干骺端有偏心性溶骨破坏，界限不清，骨皮质破坏后出现软组织肿块影及不规则骨化区，常见放射样骨针或Codman三角等骨膜反应	切面呈灰白或灰红色，有的部位质软，切面如鱼肉状	尽早截肢或关节离断术，术前术后配合化疗和放射治疗	发展快，预后差
软骨肉瘤	骨盆、股骨、肱骨多见	好发于中壮年	疼痛为主，逐渐出现肿胀，发展较慢	中心型：长骨干骺端有广泛溶骨区，内有钙化阴影呈环状或斑点状，边缘不规则 外周型：局限性皮层破坏，边缘不清，有软组织阴影，其间可见环状钙化	瘤体呈硬脆有光泽的透明样软骨组织。显微镜下见分叶状细胞团，核大深染，形状不一，巨形核和双核或多核较多。有时分化较差，有的呈黏液变性。多有钙化区或成骨倾向	尽早行截肢或关节离断术	预后不良，易复发和转移
尤因肉瘤	以股骨、胫骨、腓骨、肱骨多见，位于骨干或干骺端	多见于10～30岁男性	疼痛剧烈，合并肿胀及肿块，发展很快，产生巨大肿块，质硬韧，皮温升高，皮层变色，静脉充盈，有时体温升高	在干骺端产生骨质破坏，并见放射状骨膜反应，近骨干侧形成葱皮状骨膜反应。有时表现为单纯的弥散而广泛的虫蚀状破坏，不见骨膜反应，但合并广泛软组织阴影	肿瘤组织为灰白色，质软，有时似猪油样	放射治疗、化疗	预后差

续表

名称	好发部位	年龄与性别	临床表现	X线检查特点	病理改变	治疗	预后
多发性骨髓瘤	颅骨和脊椎骨多见	多见于40~60岁男性	局部疼痛剧烈，合并功能障碍，常发生病理性骨折。位于脊椎者可产生脊髓压迫症状。全身症状包括贫血，骨外骨髓瘤，"非典型肾炎"，淀粉样变性或合并肺、泌尿系统感染等。实验室检查可见红细胞减少，血红蛋白水平降低，红细胞呈钱串状。尿检显示本周蛋白尿和管型	X线片早期呈弥散性骨质疏松，骨纹理粗糙紊乱。继之形成斑片状虫蚀状骨质破坏，或为穿凿状圆形或不规则形骨质破坏。股骨或肱骨近端产生髓腔骨质破坏。常发生病理性骨折	主要侵犯成人造血性骨髓，髓腔内大小不一多发性瘤结节，或呈浸润性瘤块。切面呈灰白色或灰红色，有时可见胶冻状骨溶解区、出血和坏死	采用支持疗法、化疗、放射治疗等综合治疗	预后差
骨转移性肿瘤	脊椎、骨盆、股骨、肱骨、肋骨、颅骨	多见于40~60岁人群	局部疼痛明显，肿块发生较晚，深在者常不能触及。有时病理性骨折为首发症状。位于脊椎者常压迫脊髓或马尾神经，导致瘫痪和大小便障碍。周身症状逐渐出现或加重，如消瘦、贫血、乏力、食欲减退等	X线片见有溶骨型和成骨型之分，前者居多，有时两者混合。甲状腺和肾癌转移呈溶骨性破坏，皮质和髓腔都有不规则溶骨，无骨膜反应。乳癌、肺和前列腺癌转移常呈成骨型阴影，也无骨膜反应。唯成神经细胞瘤转移中，常见骨膜反应	腺癌居多，鳞癌较少。瘤块大小不等，其质地视溶骨或成骨程度而定，一般都有较清晰边缘。骨质破坏后形成瘤块。切面为暗红色，可有出血或坏死灶	根据原发肿瘤类型采用放疗、化疗，有压迫症状手术	预后差
骨囊肿	肱骨、股骨近侧干骺端最多见	好发于4~20岁之间，男女之比约为2:1	多无症状，或仅有微痛，生长缓慢，如果病变在表浅部位，可扪及一骨性肿块	椭圆形的膨胀性透明阴影，周围常有骨质致密反应，呈单房或多房状，边缘清晰，内无钙化点。周围骨质膨胀变薄，保持完整，无骨膜反应	单房囊肿，呈椭圆形。囊内充满液体，有时呈血性，腔壁有一薄层纤维组织膜	以手术为主，或囊内注射激素或刮除植骨	可自愈

（任立军）

? 复习思考题

1. 试述良、恶性骨肿瘤的鉴别。
2. 叙述骨肿瘤的治疗方法。
3. 简述骨肉瘤的临床表现。

方 剂 汇 编

二 画

二陈汤(《太平惠民和剂局方》)

[组成]半夏9g　陈皮9g　茯苓9g　炙甘草3g

[功效与适应证]燥湿化痰,理气宽胸。治胸胁损伤,咳嗽痰多。

[制用法]水煎服。

二妙汤(《医学正传》)

[组成]苍术　黄柏

[功效与适应证]湿热下注,脚膝腰痛。

[制用法]水煎服。

二味参苏饮(《正体类要》)

[组成]人参30g　苏木60g

[功效与适应证]益气补血。用于出血过多,瘀血入肺,面黑喘促。

[制用法]水煎服。

十灰散(《十药神书》)

[组成]大蓟　小蓟　荷叶　侧柏叶　白茅根　茜草根　大黄　栀子　棕榈皮　牡丹皮以上各药等量

[功效与适应证]凉血止血。治损伤所致呕血、咯血、创面渗血。

[制用法]各烧灰存性,研极细末待用。每服10～15g,用鲜藕汁或鲜萝卜汁调服。

十全大补汤(《医学发明》)

[组成]党参10g　白术12g　茯苓12g　炙甘草5g　当归10g　川芎6g　熟地黄12g　白芍12g　黄芪10g　肉桂(焗冲服)0.6g

[功效与适应证]补气补血。治损伤后期气血衰弱,溃疡脓清稀,自汗,盗汗,萎黄清瘦,不思饮食,倦怠气短等症。

[制用法]水煎服,日1剂。

十味参苏饮(《易简方》)

[组成]人参10g　桔梗6g　半夏10g　紫苏10g　前胡10g　葛根10g　枳壳10g　茯苓10g　陈皮6g　甘草5g　生姜3片

[功效与适应证]补气宁血,和肺降逆。治肺伤咯血,衄血,发热气逆,血蕴于肺。

[制用法]水煎服。

十味温胆汤(《世医得效方》)

[组成]人参30g　熟地30g　五味子30g　远志30g　枣仁30g　制半夏90g　陈皮90g　茯苓

45g　粉草 15g　枳实 90g　红枣 1 枚　生姜 5 片

[功效与适应证]燥湿化痰,宁心安神。治胸膈痞塞,不思饮食,虚烦不眠者。

[用法]水煎服,日一剂。

丁桂散(《中医伤科学讲义》)

[组成]丁香　肉桂　上药各等份

[功效与适应证]祛风散寒,温经通络。治阴证肿疡疼痛。

[制用法]共研细末,加在膏药上,烘热后贴患处。

七三丹(经验方)

[组成]熟石膏 7 份　升丹 3 份

[功效与适应证]提脓拔毒祛腐。用于创伤感染创口,流脓未尽,腐肉未清。

[制用法]共研细末,掺于创面,或制成药条,插入创口中。

七厘散(《良方集腋》)

[组成]血竭 30g　麝香 0.36g　冰片 0.36g　乳香 4.5g　没药 4.5g　红花 4.5g　朱砂 3.6g　儿茶 7.2g

[功效与适应证]活血散瘀,定痛止血。治跌打损伤,瘀滞作痛,筋伤骨折,创伤出血。

[制用法]共研极细末,每服 0.2g,日服 1～2 次,米酒调服或酒调敷患处。

七宝美髯丹(《医方集解》)

[组成]何首乌 300g　白茯苓 150g　怀牛膝 150g　当归 150g　枸杞子 150g　菟丝子 150g　补骨脂 120g

[功效与适应证]强筋壮骨,温通经络。适用于长期瘫痪,肌肉萎缩。肢体畸形,皮肤欠温的患者。

[制用法]制成蜜丸,盐汤或酒下。

八珍汤(《正体类要》)

[组成]党参 10g　白术 10g　茯苓 10g　炙甘草 5g　川芎 6g　当归 10g　熟地黄 10g　白芍 10g　生姜 3 片　大枣 2 枚

[功效与适应证]补益气血。治损伤中后期气血俱虚,创面脓汁清稀,久不收敛者。

[制用法]清水煎服,日 1 剂。

八仙逍遥汤(《医宗金鉴》)

[组成]防风 3g　荆芥 3g　川芎 3g　甘草 3g　当归 6g　苍术 10g　牡丹皮 10g　川椒 10g　苦参 15g　黄柏 6g

[功效与适应证]祛风散瘀,活血通络。治软组织损伤以后,瘀肿疼痛,或风寒湿邪侵注,筋骨酸痛。

[制用法]煎水熏洗患处。

人参养荣汤(《太平惠民和剂局方》)

[组成]党参 10g　白术 10g　炙黄芪 10g　炙甘草 10g　陈皮 10g　肉桂 1g　当归 10g　熟地黄 7g　五味子 7g　茯苓 7g　远志 5g　白芍 10g　大枣 10g　生姜 10g

[功效与适应证]补益气血,养心宁神。治损伤后期,气血虚弱,阴疽溃后,久不收敛。

[制用法]作汤剂则水煎服,其中肉桂心冲服,日 1 剂。亦可作丸剂,按上药比例,共研细末,其中姜枣煎浓汁,为丸如豆粒大,每服 10g,日 2 次。

九一丹(《医宗金鉴》)

[组成]熟石膏 9 份　升丹 1 份

[功效与适应证]提脓祛腐。治各种溃疡流脓未尽者。

[制用法]共研细末,掺于创面,或制药条,插入创口中,外再盖上软膏,每 1～2 日换 1 次。

用凡士林制成软膏外敷亦可。

九气丸(《血证论》)

[组成]姜黄 10g　香附 12g　甘草 6g

[功效与适应证]行气散瘀。治腹痛损伤，气结作痛。

[制用法]水煎服。

三　画

三妙丸(《医学正传》)

[组成]苍术 180g　黄柏 120g　川牛膝 60g

[功效与适应证]清热燥湿。治湿热下流，两脚麻木，或如火烙之热。

[制用法]研细末，面糊为丸，每服 9g，空腹姜、盐汤下，忌鱼腥、荞麦、热面、煎炒等食物。

三痹汤(《妇人大全良方》)

[组成]独活 6g　秦艽 12g　防风 6g　细辛 3g　川芎 6g　当归 12g　生地黄 15g　白芍 10g　茯苓 12g　肉桂(焗冲)1g　杜仲 12g　牛膝 6g　党参 12g　甘草 3g　黄芪 12g　续断 12g

[功效与适应证]补肝肾，祛风湿。治气血凝滞，手足拘挛，筋骨瘦软，风湿痹痛等。

[制用法]水煎服，日 1 剂。

三色敷药(《中医伤科学讲义》经验方)

[组成]黄荆子(去衣炒黑)8 份　紫荆皮(炒黑)8 份　全当归 2 份　木瓜 2 份　丹参 2 份　羌活 2 份　赤芍 2 份　白芷 2 份　片姜黄 2 份　独活 2 份　甘草半份　秦艽 1 份　天花粉 2 份　怀牛膝 2 份　川芎 1 份　连翘 1 份　威灵仙 2 份　木防己 2 份　防风 2 份　马钱子 2 份

[功效与适应证]消肿止痛，祛风湿，利关节。治疗损伤初、中期局部肿痛，亦治风寒湿痹痛。

[制用法]共研细末。用蜜糖或饴糖调拌如厚糊状，敷于患处。

三黄宝蜡丸(《医宗金鉴》)

[组成]天竺黄 10 份　雄黄 10 份　刘寄奴 10 份　红芽大戟 10 份　血竭 10 份　当归尾 5 份　朱砂 3 份半　儿茶 3 份半　净乳香 1 份　琥珀 1 份　轻粉 1 份　水银 1 份(同轻粉研至不见星)　麝香 1 份

[功效与适应证]活血祛痰，开窍镇潜。治跌打损伤，瘀血奔心，痰迷心窍等症。

[制用法]各药研细末，用黄蜡适量冷丸每服 1～3g。

三棱和伤汤(《中医伤科学讲义》经验方)

[组成]三棱　莪术　青皮　陈皮　白术　枳壳　当归　白芍　党参　乳香　没药　甘草

[功效与适应证]活血祛瘀，行气止痛。治胸胁陈伤，隐隐作痛。

[制用法]根据病情需要决定各药量，水煎内服，日 1 剂。

下肢损伤洗方(《中医伤科学讲义》经验方)

[组成]伸筋草 15g　透骨草 15g　五加皮 12g　三棱 12g　莪术 12g　秦艽 12g　海桐皮 12g　牛膝 10g　木瓜 10g　红花 10g　苏木 10g

[功效与适应证]活血舒筋。治下肢损伤挛痛者。

[制用法]水煎熏洗患肢。

大成汤(《仙授理伤续断秘方》)

[组成]大黄 20g　芒硝(冲服)10g　当归 10g　木通 10g　枳壳 20g　厚朴 10g　苏木 10g　川红花 10g　陈皮 10g　甘草 10g

[功效与适应证]攻下逐瘀。治跌打损伤后，瘀血内蓄，昏睡，二便秘结者，或腰椎损伤后伴发肠麻痹，腹胀。

[制用法]水煎服,药后得下即停。

大红丸(《仙授理伤续断秘方》)

[组成]何首乌500g　制川乌710g　制南星500g　芍药500g　当归300g　骨碎补500g　牛膝300g　细辛250g　赤小豆1 000g　煅自然铜120g　青桑炭2 500g

[功效与适应证]坚筋固骨,滋血生力。治骨折筋断,瘀血留滞,外肿内痛,肢节痛倦。

[制用法]共研细末,醋煮面糊为丸,如梧桐子大,朱砂为衣,每次服30丸,温汤送下,醋汤亦可。

大活络丹(《兰台轨范》引《圣济总录》)

[组成]白花蛇100g　乌梢蛇100g　威灵仙100g　两头尖100g　草乌100g　天麻100g　全蝎100g　何首乌100g　龟甲100g　麻黄100g　贯众100g　炙甘草100g　羌活100g　肉桂100g　藿香100g　乌药100g　黄连100g　熟地黄100g　大黄100g　木香100g　沉香100g　细辛50g　赤芍50g　没药50g　丁香50g　乳香50g　僵蚕50g　天南星50g　青皮50g　骨碎补50g　白豆蔻50g　安息香50g　黑附子50g　黄芩50g　茯苓50g　香附50g　玄参50g　白术50g　防风125g　葛根75g　虎胫骨*75g　当归75g　血竭25g　地龙25g　犀角*25g　麝香25g　松脂25g　牛黄75g　龙脑75g　人参150g　蜜糖适量

[功效与适应证]行气活血,通利经络。治中风瘫痪,痿痹痰厥,拘挛疼痛,跌打损伤,后期筋肉挛痛。

[制用法]为细末,炼蜜为丸,每服3g,日服2次,陈酒送下。

*虎胫骨、犀角:现用分别用狗骨、水牛角代。

大定风珠汤(《温病条辨》)

[组成]阿胶10g　白术20g　麦冬20g　地黄20g　五味子6g　麻仁6g　生牡蛎12g　生龟甲12g　炙甘草12g　生鳖甲12g　鸡子黄1个(加入药剂中搅匀)

[功效与适应证]育阴潜阳,平肝息风。治伤后肝阳上亢而致晕眩、口干、舌红、咽燥、抽搐、肢麻等症。

[制用法]水煎服。

万花油(市售成药)

[组成](略)

[功效与适应证]治筋伤、扭挫等损伤。

[制用法]外搽。

万应膏(成药)

[组成](略)

[功效与适应证]活血祛瘀,温经通络。治跌打损伤,风寒湿侵袭而筋骨疼痛,胸腹气痛等。

[制用法]把膏药烘热贴患处。

万灵膏(《医宗金鉴》)

[组成]伸筋草30g　透骨草30g　紫丁香根30g　当归30g　自然铜30g　没药30g　血竭30g　川芎25g　半两钱1枚(醋淬)　红花30g　川牛膝10g　五加皮10g　石菖蒲10g　苍术25g　木香10g　秦艽10g　蛇床子10g　肉桂10g　附子10g　半夏10g　石斛10g　草薢10g　鹿茸10g　虎胫骨*1对　麝香6g　麻油5 000g　黄丹2 500g

[功效与适应证]消瘀散毒,舒筋活血,止痛接骨,治跌打损伤,骨折后期或寒湿为患,局部麻木疼痛者。

[制用法]血竭、没药、麝香各分别研细末另包,余药先用麻油微火煨浸3日,然后熬黑为度,去渣,加入黄丹,再熬至滴水成珠,离火,俟少时药温,将血竭、没药、麝香末放入,搅匀取起,祛火毒,制成膏药,用时烘热外贴患处。

*虎胫骨：方中虎胫骨现用狗骨代。

上肢损伤洗方(《中医伤科学讲义经验方》)

[组成]伸筋草 15g　透骨草 15g　荆芥 9g　防风 9g　红花 9g　千年健 12g　刘寄奴 9g　桂枝 12g　苏木 9g　川芎 9g　威灵仙 9g

[功效与适应证]活血舒筋。用于上肢骨折、脱位、扭挫伤后筋脉挛缩酸痛。

[制用法]煎水熏洗患肢。

小活络丹(《太平惠民和剂局方》)

[组成]制南星 3 份　制川乌 3 份　制草乌 3 份　地龙 3 份　乳香 1 份　没药 1 份　蜜糖适量

[功效与适应证]温寒散结,活血通络。治跌打损伤,风寒侵袭经络作痛,肢体不能屈伸及麻木、日久不愈等症。

[制用法]共为细末,炼蜜为丸,每丸重 3g,每次服 1 丸,每日服 1～2 次。

小柴胡汤(《伤寒论》)

[组成]柴胡 10g　制半夏 10g　党参 10g　黄芩 10g　生姜 6g　大枣 5 枚　炙甘草 6g

[功效与适应证]疏肝解郁,治一切跌仆损伤,肝胆火盛作痛,寒热往来,日晡发热或潮热,胁下作痛,痞满不舒。

[制用法]水煎服。

小陷胸汤(《伤寒论》)

[组成]黄连 3g　半夏 10g　瓜蒌实 12g

[功效与适应证]清热化痰,宽胸散结,治胸部宿伤所致的痰热内阻,胸中痞满胀痛,口苦,舌苔黄腻等症。

[制用法]水煎服。

小蓟饮子(《济生方》)

[组成]小蓟 10g　生地黄 25g　滑石 15g　蒲黄(炒)6g　木通 6g　淡竹叶 10g　藕节 12g　当归 10g　栀子 10g　甘草 6g

[功效与适应证]凉血止血,利水通淋。治泌尿系损伤瘀热结于下焦,血淋者。

[制用法]水煎内服。

小半夏加茯苓汤(《金匮要略》)

[组成]半夏 10g　茯苓 15g　生姜 6g

[功效与适应证]化痰祛浊。治伤后痰浊中阻,恶心呕吐,心下痞满。

[制用法]水煎服。

四　画

天王补心丹(《摄生总要》)

[组成]生地黄 8 份　五味子 2 份　当归身 2 份　天冬 2 份　麦冬 2 份　柏子仁 2 份　酸枣仁 2 份　党参 1 份　丹参 1 份　白茯苓 1 份　远志 1 份　桔梗 1 份　朱砂 1 份　蜜糖适量

[功效与适应证]滋阴清热,补心安神。治因损伤耗血伤阴,心神不定,以致睡眠不安,心悸等。

[制用法]除朱砂及蜜糖外,共研为细末,然后炼蜜为丸如绿豆大,朱砂为衣。每服 10g,每日 2～3 次,若作汤剂,则根据病情决定药量加减。

天麻钩藤饮(《杂病证治新义》)

[组成]天麻 6g　钩藤 10g　牛膝 12g　石决明(先煎)15g　杜仲 12g　黄芩 6g　栀子 6g

益母草 10g　桑寄生 10g　夜交藤 10g　茯神 10g

[功效与适应证]清热化痰,平肝潜阳。治脑震荡引起的眩晕、抽搐及阴虚阳亢,肝风内动,兼见痰热内蕴之症。

[制用法]水煎服,日 1 剂。

云南白药(成药)

[组成](略)

[功效与适应证]活血止血,祛瘀止痛。治损伤瘀滞肿痛,创伤出血,骨疾病疼痛等。

[制用法]内服每次 0.5g,1 次 /4h。外伤创面出血,可直接掺撒出血处然后包扎;亦可调敷。

木香顺气汤(《卫生宝鉴》)

[组成]木香 10g　青皮 6g　陈皮 6g　苍术 10g　厚朴 10g　益智仁 6g　泽泻 6g　当归 10g　茯苓 6g　半夏 6g　党参 10g　柴胡 6g　吴茱萸 6g　草豆蔻 5g　升麻 3g　干姜 3g

[功效与适应证]顺气散滞。治跌打损伤,胸腹胀闷,两胁疼痛。

[制用法]水煎服。

五味消毒饮(《医宗金鉴》)

[组成]金银花 15g　野菊花 15g　蒲公英 15g　紫花地丁 15g　紫背天葵 10g

[功效与适应证]清热解毒。治附骨痛初起,开放性损伤创面感染初期。

[制用法]水煎服,每日 1～3 剂。

止血宁痛汤(上海伤科研究所魏氏方)

[组成]落得打 6g　降香 2g　鲜地黄 12g　参三七 32g　茯神 12g　仙鹤草 12g　白芍 12g　藕节炭 12g　茜草炭 12g

[功效与适应证]止血定痛。治阳络破损,以致胸胁疼痛,咳血,吐血等症。

[制用法]水煎服。

少腹逐瘀汤(《医林改错》)

[组成]小茴香 7 粒　干姜 3g　延胡索 6g　没药 3g　当归 9g　川芎 3g　肉桂 1g　赤芍 6g　蒲黄 10g　五灵脂 6g

[功效与适应证]活血祛瘀,温经止痛。治腹部挫伤,气滞血瘀,少腹肿痛。

[制用法]水煎服,日 1 剂。

化煎膏(《中医伤科学讲义》经验方)

[组成]白芥子 2 份　甘遂 2 份　地龙肉 2 份　威灵仙 2 份　半急性子 2 份　半透骨草 2 份半　麻根 3 份　细辛 3 份　乌梅肉 4 份　生山甲 4 份　血余炭 1 份　诃子 1 份　全蝎 1 份　防风 1 份　生草乌 1 份　紫硇砂半份(后入)　香油 80 份　东丹 40 份

[功效与适应证]祛风化瘀。用于损伤后期软组织硬化或粘连等。

[制用法]将香油熬药至枯,去渣,炼油滴水成珠时下东丹,待烟散尽后加硇砂。

化瘀通痹汤(《痹证治验》)

[组成]当归　丹参　鸡血藤　制乳香　制没药　元胡　香附　透骨草

[功效与适应证]活血化瘀,通痹止痛。用于瘀血痹。

[制用法]按病情酌量,水煎服。

化瘀通络洗剂(《林如高正骨经验》)

[组成]骨碎补 15g　桃仁 9g　红花 6g　川芎 6g　续断 9g　苏木 15g　当归尾 9g　桑枝 9g　桑寄生 15g　伸筋草 15g　威灵仙 15g

[功效与适应证]活血舒筋,化瘀通络。治损伤或骨病后,筋络挛缩酸痛者。

[制用法]水煎熏洗,每剂加黄酒 60g,每日 1 剂,熏洗 2 次。

风寒砂（见坎离砂）

丹栀逍遥散（《内科摘要》即加味逍遥散）

[组成]柴胡　当归　白芍　白术　茯苓　牡丹皮　栀子　薄荷煨姜　甘草

[功效与适应证]清热凉血，疏肝解郁。治肝胆两经郁火，胸胁疼痛，头晕目眩，日晡发热，寒热往来。

[制用法]水煎服，日1剂。

乌头汤（《金匮要略》）

[组成]川乌9g　麻黄9g　芍药9g　黄芪9g　炙甘草9g

[功效与适应证]温经散寒，祛风除湿。治疗损伤后期，人体正气不足，寒邪侵犯人体，痹阻经络引起的肢体痹痛（痛痹）。

[制用法]水煎服，每日一剂，分两次服。

乌药顺气散（《杂病源流犀烛》）

[组成]乌药10g　白术10g　党参12g　白术10g　陈皮6g　青皮10g　茯苓10g　炙甘草3g

[功效与适应证]顺气散滞。治跌仆损伤，腹胀气滞作痛，闷胀不舒。

[制用法]水煎服。

六味地黄（丸）汤（《小儿药证直诀》）

[组成]熟地黄20g　怀山药12g　茯苓10g　泽泻10g　山萸肉12g　牡丹皮10g

[功效与适应证]滋水降火。治肾水不足，腰膝酸痛，头晕目眩，咽干耳鸣，潮热盗汗，骨折后期迟缓愈合等。

[制用法]水煎服，日1剂。做丸，将药研末，蜜丸，每服10g，日3次。

巴戟汤（《医宗金鉴》）

[组成]巴戟（去心）15g　当归30g　大黄15g　芍药30　川芎30g　地黄30g

[功效与适应证]养血逐瘀，清心益神。治头部损伤，瘀留清窍，髓海不足。

[制用法]水煎服。

双柏（散）膏（《中医伤科学讲义》）

[组成]侧柏叶2份　黄柏1份　大黄2份　薄荷1份　泽兰1份

[功效与适应证]活血解毒，消肿止痛。治跌打损伤早期，疮疡初起，局部红肿热痛，或局部包块形成而无溃疡者。

[制用法]共研细末，做散剂备用，水、蜜、糖煮热调成厚糊状外敷患处。亦可加入少量米酒调敷，或用凡士林调成膏外敷。

五　画

玉枢丹（又名紫金锭，成药）

[组成]（略）

[功效与适应证]解毒消肿。治附骨痈疽肿痛。

[制用法]内服每次1～2锭，外用醋抹涂。

玉真散（《外科正宗》）

[组成]生南星　白芷　防风　羌活　天麻　白附子各等量

[功效与适应证]祛风镇痉。用于破伤风。

[制用法]共为细末，每服3～6g，每日2次。

玉屏风散(《世医得效方》)

[组成]黄芪 180g　白术 60g　防风 60g

[功效与适应证]益气固表止汗。用于表虚卫阳不固。

[制用法]共研细末,每服 6～9g,每日 2 次,开水送服。亦可水煎服,用量按原方酌减。

正骨熨药(《中医伤科学讲义》经验方)

[组成]当归 12g　羌活 12g　红花 12g　白花 12g　乳香 12g　没药 12g　骨碎补 12g　防风 12g　木瓜 12g　透骨草 12g　川椒 12g　川断 12g

[功效与适应证]活血舒筋。

[制用法]上药装入布袋后放入蒸笼内,蒸热后敷患处。

左归丸(《景岳全书》)

[组成]熟地黄 4 份　怀山药 2 份　山萸肉 2 份　枸杞子 2 份　菟丝子 2 份　龟甲 2 份　鹿角胶 2 份　川牛膝 1 份半　蜜糖适量

[功效与适应证]补肾益阴。治损伤日久或骨疾病后,肾水不足,精髓内亏,腰膝腿软,头昏眼花,虚汗、自汗、盗汗等症。

[制用法]药为细末,炼蜜为丸如豆大。每服 10g,每日 1～2 次,饭前服。

左金丸(《丹溪心法》)

[组成]黄连 180g　吴茱萸 30g

[功效与适应证]清泻肝火,降逆止呕。治损伤后肝火炽盛,左胁疼痛,脘痞吞酸,口苦,呕吐等症。

[制用法]共研细末,水泛为丸,每次服 2～3g,开水送服。

右归丸(《景岳全书》)

[组成]熟地黄 4 份　怀山药 2 份　山萸肉 2 份　枸杞子 2 份　菟丝子 2 份　杜仲 2 份　鹿角胶 2 份　当归 1 份半　附子 1 份　肉桂 1 份　蜜糖适量

[功效与适应证]补益肾阳。治骨及软组织损伤后期,肝肾不足,精血虚损而致神疲气怯,或心跳不宁,或肢冷酸软无力。

[制用法]共为细末,炼蜜为丸,每服 10g,每日 1～2 次。

龙胆泻肝汤(《医宗金鉴》)

[组成]龙胆草(酒炒)10g　黄芩 6g　栀子(酒炒)6g　泽泻 6g　木通 6g　当归 15g　车前子 3g　柴胡 6g　甘草 15g　生地黄(炒)6g

[功效与适应证]泻肝经湿热。治肝经所过之处损伤而有瘀热者,或痈疽之病表现有肝经实火而津液未伤者。

[制用法]水煎服,日 1～2 剂。

平胃散(《太平惠民和剂局方》)

[组成]苍术 10g　厚朴 10g　陈皮 10g　生姜 6g　大枣 15g　炙甘草 3g

[功效与适应证]健胃燥湿。治头部宿伤,湿困脾胃而症见泛恶呕吐,脘腹胀闷,食欲不振,四肢困倦,舌苔厚腻等。

[制用法]水煎服。

归脾汤(《济生方》)

[组成]白术 18g　当归 3g　人参 9g　黄芪 18g　酸枣仁 18g　木香 9g　远志 3g　炙甘草 6g　龙眼肉 18g　茯苓 18g

[功效与适应证]养心健脾,补益气血。治骨折后期气血不足,神经衰弱,慢性溃疡等。

[制用法]水煎服,日 1 剂。亦可制成丸剂服用。

四生散(原名青州白丸子《太平惠民和剂局方》)

[组成]生川乌 1 份　生南星 6 份　生白附子 4 份　生半夏 14 份

[功效与适应证]祛风逐瘀,散寒解毒,通络止痛。治跌打损伤肿痛,肿瘤局部疼痛,关节痹痛。

[制用法]共研为细末存放待用,用时以蜜适量调成糊状外敷患处。用醋调外敷亦可。如出现过敏性皮炎即停敷。亦可为丸内服,须防止中毒。

四物汤(《仙授理伤续断秘方》)

[组成]川芎 6g　当归 10g　白芍 12g　熟地黄 12g

[功效与适应证]养血补血。治伤患后期血虚之证。

[制用法]水煎服,日 1 剂。

四逆汤(《伤寒论》)

[组成]熟附子 15g　干姜 9g　炙甘草 6g

[功效与适应证]回阳救逆。治损伤或骨疾病汗出肢冷,脉沉微或浮大无根等亡阳证。

[制用法]水煎服,现亦有制成注射剂,供肌内或静脉注射用。

四黄散(膏)(《证治准绳》)

[组成]黄连 1 份　黄柏 3 份　大黄 3 份　黄芩 3 份

[功效与适应证]清热解毒,消肿止痛。治创伤感染及阳痈局部红肿热痛者。

[制用法]共研细末,以水蜜调敷或用凡士林调制成膏外敷。

四君子汤(《太平惠民和剂局方》)

[组成]党参 10g　炙甘草 6g　茯苓 12g　白术 12g

[功效与适应证]补中益气,调养脾胃。治损伤后期中气不足,脾胃虚弱,肌肉消瘦,溃疡日久未愈。

[制用法]水煎服,日 1 剂。

四肢损伤洗方(《中医伤科学讲义》经验方)

[组成]桑枝　桂枝　伸筋草　透骨草　牛膝　木瓜　乳香　没药　红花　羌活　独活落得打　补骨脂　淫羊藿　萆薢

[功效与适应证]温经通络,活血祛风。用于四肢骨折、脱位、挫伤后筋脉挛缩酸痛。

[制用法]煎水熏洗患处。

生脉散(《内外伤辨惑论》)

[组成]人参 16g　麦冬 16g　五味子 7 粒

[功效与适应证]益气敛汗,养阴生津。治热伤气阴,或损伤气血耗损,汗出气短,体倦肢凉,心悸脉虚者。

[制用法]水煎服,或为散冲服,日 1~4 剂,或按病情需要酌情使用。现代亦有制成注射剂,供肌内注射或静脉注射,在急救情况下,亦用来心腔内注射。

生肌膏(散)(《外伤科学》经验方)

[组成]制炉甘石 50 份　滴乳石 30 份　滑石 100 份　琥珀 30 份　朱砂 10 份　冰片 1 份

[功效与适应证]生肌收口。治溃疡脓性分泌已经较少,期待肉芽生长者。

[制用法]研极细末。撒创面上,外盖膏药或油膏。亦可用凡士林适量,调成油膏外敷,其中冰片亦可待用时撒在膏的表面上方。

生肌八宝丹(散)(《中医伤科学讲义》)

[组成]煅石膏 3 份　东丹 1 份　龙骨 1 份　轻粉 3 份　血竭 1 份　乳香 1 份　没药 1 份赤石脂 3 份

[功效与适应证]生肌收敛。用于各种创口。

[制用法]共研细末,外撒创口。

生肌玉红膏(《外科正宗》)

[组成]当归5份　白芷12份　白蜡5份　轻粉1份　甘草3份　紫草半份　血竭1份　麻油40份

[功效与适应证]活血祛瘀,解毒镇痛,润肤生肌。治溃疡脓腐不脱,新肌难生者。

[制用法]先将当归、白芷、紫草、甘草四味入油内浸三日,慢火熬微枯,滤清,再煎滚,入血竭化尽,次入白蜡,微火化开。将膏倾入预放水中的盅内,候片刻,把研细的轻粉放入,搅拌成膏。将膏匀涂纱布上,敷贴患处。并可根据溃疡局部病情的需要,掺撒去脓、提腐药在膏的表面上外敷,效果更佳。

白虎汤(《伤寒论》)

[组成]生石膏(先煎)30g　知母12g　炙甘草45g　粳米12g

[功效与适应证]清热生津,除烦止渴。治阳明气分热盛,口干舌燥,烦渴引饮,面赤恶热,大汗出,脉洪大有力,或滑数者。

[制用法]水煎服,日1~2次。

白降丹(《医宗金鉴》)

[组成]朱砂1份　雄黄1份　水银5份　硼砂2份半　火硝7份　食盐7份　白矾7份　皂矾7份

[功效与适应证]腐蚀平衡。治溃疡脓腐难去,或已成瘘管、肿疡而脓不能自溃者,以及赘疣、瘰疬等症经外用其他消散药物不显效者。

[制用法]研成细末,以清水调敷病灶上,或做药捻,插入疮口内,瘘管中,外盖药膏,每次用0.01~0.05g,每1~2天换1次。

白头翁汤(《伤寒论》)

[组成]白头翁15g　黄柏10g　黄连6g　秦皮9g

[功效与适应证]清热、凉血、止泻。治结肠损伤,大便泄泻无度,肛门灼热坠痛。

[制用法]水煎服。

外敷接骨散(《中医伤科学讲义》经验方)

[组成]骨碎补　血竭　硼砂　当归　乳香　没药　川断　自然铜　大黄　土鳖虫各等份

[功效与适应证]消肿止痛,接骨续筋。用于骨折及扭挫伤。

[制用法]共研细末,饴糖或蜂蜜调敷。

加减补筋丸(《医宗金鉴》)

[组成]当归30g　熟地60g　白芍60g　红花30g　乳香30g　茯苓30g　骨碎补30g　陈皮60g　没药9g　丁香15g

[功效与适应证]活血、壮筋、止痛。治跌仆伤筋,血脉瘀滞,青紫肿痛。

[制用法]共为细末,炼蜜为丸,如弹子大,每丸重9g,每次服1丸,用无灰酒送下。

加味犀角地黄汤(《中医伤科学讲义》)

[组成]犀角*　生地黄　白芍　丹皮　藕节　当归　红花　桔梗　陈皮　甘草

[功效与适应证]凉血止血。用于三焦热盛之吐血、衄血、咳血、便血等证。

[制用法]水煎服。

*犀角:现用水牛角代。

圣愈汤(《伤科汇纂》)

[组成]熟地黄5g　生地黄5g　人参5g　川芎5g　当归25g　黄芩25g

[功效与适应证]清营养阴,益气除烦。治创伤出血过多,或化脓性感染病灶溃后,脓血出多,以致烦躁不安,或晡热作渴等症。

[制用法]水煎服。

六　画

百合散(《证治准绳》)

[组成]百合 10g　当归 10g　赤芍 10g　牡丹皮 10g　生地黄 12g　川芎 6g　黄芩 10g　黄连 6g　栀子 10g　大黄(后入)10g　荆芥 6g　犀角*3g　侧柏叶 10g　郁金 10g

[功效与适应证]和胃行气,破血逐瘀,治跌仆损伤,败血流入胃脘,呕黑血而形气实者。

[制用法]水煎服。

*犀角:现用水牛角代。

至宝丹(《太平惠民和剂局方》)

[组成]犀角*100 份　玳瑁 100 份　琥珀 100 份　朱砂 100 份　雄黄 100 份　龙脑 1 份　麝香 1 份　牛黄 50 份　安息香 150 份(原方有金箔、银箔各 50 片,现已不用)

[功效与适应证]开窍安神,清热解毒。治感染性疾病高热所致的昏迷、烦躁不安、抽搐等症;头部内伤的脑震荡昏迷等。

[制用法]研成细末为丸,每丸 3g,每服 3g,小儿酌减。

*犀角:现用水牛角代。

当归导滞汤(《伤科汇纂》)

[组成]当归　大黄各等份

[功效与适应证]祛瘀通便。用于跌仆损伤,瘀血在内,腹膜肿满,或大便不通,或喘咳吐血。

[制用法]共研细末,每次服 9g,温酒下,气虚加肉桂。

当归补血汤(《内外伤辨惑论》)

[组成]黄芪 15～30g　当归 3～6g

[功效与适应证]补气生血。治血虚发热,以及大出血后,脉浮,重按无力,气血两虚等症。

[制用法]水煎服。

当归鸡血藤汤(经验方)

[组成]当归 15g　熟地黄 10g　桂圆肉 6g　白芍 9g　丹参 9g　鸡血藤 15g

[功效与适应证]补气补血。用于骨伤后期气血虚弱患者,肿瘤放疗期间白细胞及血小板减少者。

[制用法]水煎服,日 1 剂。

先天大造丸(《医宗金鉴》)

[组成]人参 60g　土炒白术 60g　当归身 60g　白茯苓 60g　菟丝子 60g　枸杞子 60g　黄精 60g　牛膝 60g　补骨脂(炒)30g　骨碎补(去毛,微炒)30g　巴戟肉 30g　远志(去心)30g　广木香 15g　青盐 15g　丁香 10g　以上各药共为末　熟地黄(酒煮)60g　仙茅 60g　何首乌(去皮,与黑豆同煮后去豆)60g　胶枣肉 60g　肉苁蓉(去鳞,酒浸)60g　紫河车 1 具(用白酒煮熟烂)　以上药分别捣成膏状　白蜂蜜适量

[功效与适应证]补气血,壮筋骨。治骨伤患者后期虚亏者,如流痰(骨结核)溃后,脓稀难敛,形体消瘦等。

[制用法]将药末同捣烂的膏混合,炼蜜为丸如梧桐子大,每服 15～20 丸,日服 3 次,空腹时温酒或开水送下。

伤药膏(《中医伤科学》经验方)

[组成]乳香 10 份　没药 10 份　血竭 10 份　羌活 10 份　独活 10 份　续断 10 份　甲珠 10 份　香附 10 份　木瓜 10 份　川芎 10 份　自然铜 10 份　川乌 6 份　草乌 6 份　南星 6 份　紫荆皮 8 份　白芷 8 份　泽兰 8 份　小茴香 8 份　上肉桂 8 份　麝香 1 份

[功效与适应证]活血祛瘀,消肿止痛。治各类骨折、脱位、伤筋。

[制用法]共研细末,蜜或水、酒各半调敷。

血府逐瘀汤(《医林改错》)

[组成]当归 10g　生地黄 10g　桃仁 12g　红花 10g　枳壳 6g　赤芍 6g　柴胡 3g　甘草 3g　桔梗 4.5g　川芎 4.5g　牛膝 10g

[功效与适应证]活血逐瘀,通络止痛。治瘀血内阻,血行不畅,经脉闭塞疼痛。

[制用法]水煎服,日 1 剂。

行气活血汤(《伤科大成》)

[组成]郁金 3g　苏梗 3g　当归尾 8g　制乳香 3g　香附 5g　延胡索 5g　青皮 3g　茜草 3g　木香 5g　泽兰 3g　红花 5g

[功效与适应证]行气活血。治腹部气血两伤,肿胀疼痛,行走不便。

[制用法]水煎服。

全蝎除风汤(河南正骨研究所郭氏验方)

[组成]当归 9g　全蝎 45g　白附子 6g　白芷 6g　乌药 9g　白芍 6g　川芎 6g　茯苓 9g　桔梗 9g　防风 6g　荆芥穗 6g　僵蚕 3g　姜黄连 3g　甘草 2g

[功效与适应证]祛风通络。治伤后肝风内动,口眼歪斜。

[制用法]水煎服。

壮筋养血汤(《伤科补要》)

[组成]当归 9g　川芎 6g　白芍 9g　续断 12g　红花 5g　生地黄 12g　牛膝 9g　牡丹皮 9g　杜仲 6g

[功效与适应证]活血壮筋。用于软组织损伤。

[制用法]水煎服。

壮筋统骨丹(《伤科大成》)

[组成]当归 60g　川芎 30g　白芍 30g　熟地黄 120g　杜仲 30g　川断 45g　五加皮 45g　骨碎补 90g　桂枝 30g　三七 30g　黄芪 90g　虎骨*30g　补骨脂 60g　菟丝子 60g　党参 60g　木瓜 30g　刘寄奴 60g　土鳖虫 90g

[功效与适应证]壮筋续骨。用于骨折、脱位、伤筋中后期。

[制用法]共研细末,糖水泛丸,每次服 12g,温酒下。

*虎骨:现用狗骨代。

壮腰健肾汤(经验方)

[组成]熟地　杜仲　山茱萸　枸杞子　补骨脂　红花　羌活　独活　肉苁蓉　菟丝子　当归

[功效与适应证]调肝肾,壮筋骨。治骨折及软组织损伤。

[制用法]水煎服。

安宫牛黄丸(《温病条辨》)

[组成]牛黄 4 份　郁金 4 份　黄连 4 份　黄芩 4 份　栀子 4 份　犀角*4 份　麝香 1 份　冰片 1 份　珍珠 2 份　蜜糖适量 4 份　雄黄 4 份　朱砂 4 份

[功效与适应证]清心解毒,开窍安神。治神昏谵语,身热,狂躁,痉厥以及头部内伤昏厥。

[制用法]研极细末,炼蜜为丸,每丸 3g,每服 1 丸,每日 1~3 次。

*犀角:现用水牛角代。

安脑宁神丸(《伤科学》经验方)

[组成]明天麻 1 份　白蒺藜 2 份　杭菊 1 份　嫩钩藤 2 份　潞党参 2 份　川芎 1 份　炙黄芪 2 份　炒白术 1 份　白芍 1 份　熟地 3 份　珍珠母 4 份　枣仁 2 份　陈皮 1 份　当归

1份半　枸杞子2份　炙甘草1份　炙远志(去心)1份

[功效与适应证]开阳益气,健脑安神。治脑震荡后头晕、目眩、耳鸣、心悸、夜寐不酣,经常反复发作或时发时愈。

[制用法]共研细末,每服10g,米酒调服,日服3次。

阳和汤(《外科全生集》)

[组成]熟地30g　鹿角胶10g　姜炭5g　肉桂3g(焗冲)　麻黄5g　白芥子6g　生甘草3g

[功效与适应证]温阳通脉,散寒化痰,治各类阴疽,如流痰、流注等。

[制用法]水煎服。

阳和解凝膏(《外科正宗》)

[组成]鲜牛蒡子、根、叶、梗90g　鲜白凤仙梗12g　川芎12g　附子6g　桂枝6g　大黄6g　当归6g　官桂6g　川乌6g　草乌6g　地龙6g　僵蚕6g　赤芍6g　白芷6g　白蔹6g　白及6g　乳香6g　没药6g　续断3g　防风3g　荆芥3g　五灵脂3g　木香3g　香橼3g　陈皮3g　菜油500g　苏合油12g　麝香3g　黄丹210g

[功效与适应证]行气和血,温经和阳,祛风化痰,散寒通络。治各类疮疡属阴证者。

[制用法]先将鲜牛蒡、白凤仙入锅中,加入菜油,熬枯去渣,次日除乳香、没药、麝香、苏合油外,余药俱入锅煎枯,去渣滤净,加入黄丹,熬至滴水成珠,不粘指为度,离火后,再将乳、没、麝、苏合油入膏搅和,半月后可用,用时摊于敷料上贴患处。

收呆至神汤(《串雅内编》)

[组成]党参30g　柴胡30g　白芍120g　郁金15g　当归30g　菖蒲30g　附子3g　茯苓90g　枣仁30g　神曲15g　半夏30g　制南星15g　甘草15g

[功效与适应证]通窍醒神。治脑髓损伤而遗留神情呆滞者。

[制用法]水煎服。

防风汤(《宣明论方》)

[组成]防风30g　当归30g　赤茯苓30g　黄芩9g　杏仁30g　麻黄15g　秦艽9g　葛根9g　官桂30g　生姜5片　甘草30g　大枣3枚

[功效与适应证]祛风通络,散寒除湿。治疗行痹,关节疼痛、游走不定、屈伸不伸者。关节酸痛以肩、肘等上肢关节为主者。

[制用法]水煎服,每日1剂。

防风归芎汤(《中医伤科学讲义》经验方)

[组成]川芎　当归　防风　荆芥　羌活　白芷　细辛　蔓荆子　丹参　乳香　没药　桃仁　苏木　泽兰叶

[功效与适应证]活血化瘀,祛风止痛。治跌打损伤,青紫肿痛。

[制用法]水煎温服。

如圣金刀散(《外科正宗》)

[组成]松香5份　生矾1份　枯矾1份

[功效与适应证]止血燥湿。治创面渗血,或溃烂流液。

[制用法]共研细末,掺撒溃创面。

红升丹(《医宗金鉴》)

[组成]雄黄1份　朱砂1份　皂矾1份　水银2份　白矾2份　火硝8份

[功效与适应证]提脓祛腐。治疮疡已溃,腐肉难脱,瘘管等。

[制用法]研制成药末(原是丹剂,其治法参阅《医宗金鉴》),掺在创面上;亦可用凡士林调成软膏,再制成软膏纱条敷贴;或制成药条,插入瘘管深处。该药中有氧化汞,须注意防止汞中毒。

红灵酒(经验方)

[组成]生当归60g　红花30g　花椒30g　肉桂60g　樟脑15g　细辛15g　干姜30g

[功效与适应证]活血止痛消肿。

[制用法]用95%乙醇溶液1 000ml浸泡7天备用,每日用棉花蘸酒在患处揉擦2次,每次擦药10分钟。

红油膏(《中医伤科学讲义》经验方)

[组成]九一丹10份　东丹1份半　凡士林100份

[功效与适应证]化腐生肌。治溃疡不敛。

[制用法]先将凡士林加热至全部呈液状,然后把两丹药粉调入和匀为膏,摊在敷料上敷贴患处。

七　　画

坎离砂(成药)

[组成]麻黄　归尾　附子　透骨草　红花　干姜　桂枝　牛膝　白芷　荆芥　防风　木瓜　生艾绒　羌活　独活各等份醋适量

[功效与适应证]祛风散寒止痛。治腰腿疼痛,风湿性关节疼痛。

[制用法]用醋水各半,将药熬成浓汁,再将铁砂炒红后搅拌制成,使用时加醋约半两,装入布袋内,自然发热,敷在患处。如太热可来回移动。

苇茎汤(《备急千金要方》)

[组成]苇茎30~60g　薏苡仁(炒)30g　丝瓜瓣25g　桃仁10g

[功效与适应证]清肺化痰,逐瘀排脓。治跌打损伤,肺热咳嗽,或瘀热而成肺痈。

[制用法]水煎服。

花蕊石散(《本草纲目》引《太平惠民和剂局方》)

[组成]花蕊石1份　石硫黄2份

[功效与适应证]化瘀止血。治创伤出血。

[制用法]共入瓦罐研为细末。外掺创面后包扎。

苏合香丸(《太平惠民和剂局方》)

[组成]白术2份　青木香2份　乌犀屑2份　香附子(炒去皮)2份　朱砂(研水飞)　诃黎勒(煨去皮)2份　白檀香2份　安息香(别为末用无灰酒一升熬膏)2份　沉香2份　麝香(研)2份　荜茇2份　龙脑(研)1份　乳香(研)1份　苏合香油1份(入安息香膏内)　白蜜糖适量

[功效与适应证]温宣通窍。治头部内伤昏迷。

[制用法]固体药分别研成末,安息香以酒熬膏后与苏合香油混合,再把各药末加入,并炼蜜为丸,每丸3g,每服1丸,温开水送服,小儿减半。

苏子降气汤(《太平惠民和剂局方》)

[组成]紫苏子9g　法半夏9g　前胡6g　厚朴6g　当归6g　炙甘草4g　肉桂6g

[功效与适应证]降气平喘。用于瘀血里盛之喘咳。

[制用法]水煎服。

芪附汤(《魏氏家藏方》)

[组成]黄芪30g　附子10g

[功效与适应证]温阳固表。治伤患气血耗失,卫阳不固,虚汗自冒,亦治伤患后期肢节冷痛。

[制用法]水煎服。

杞菊地黄丸(《医级》)

[组成]枸杞子 12g　杭菊花 12g　熟地黄 15g　怀山药 12g　山萸肉 10g　牡丹皮 10g　茯苓 10g　泽泻 6g

[功效与适应证]滋肾养肝,育阴潜阳。治肝肾不足,眩晕头痛,视物不清,耳鸣肢麻等症。

[制用法]水煎服。

坚骨壮筋膏(经验方)

[组成]骨碎补　川续断各 150g　马钱子　白及　硼砂　生草乌　牛膝　苏木　杜仲　伸筋草　透骨草各 100g　羌活　麻黄　五加皮　皂角核　红花　泽兰叶　各 50g　虎骨*40g

[功效与适应证]强壮筋骨。主治伤筋骨折后期。

[制用法]上药加香油 5 000g、黄丹 2 500g,熬成膏药后温烊摊贴。又用血竭 50g,甘松、细辛各 100g,乳香、没药各 50g,麝香酌加 25g,共研为细末,临贴时撒于药面。

*虎骨:现用狗骨代替。

身痛逐瘀汤(《医林改错》)

[组成]秦艽 9g　川芎 9g　桃仁 6g　红花 6g　甘草 3g　羌活 9g　五灵脂 9g　香附 9g　牛膝 9g　地龙 9g　当归 15g　没药 9g

[功效与适应证]活血行气,祛瘀通络,通痹止痛。治疗气血痹阻经络所致的周身疼痛,经久不愈。

[制用法]水煎服,每日 1 剂。

羌活胜湿汤(《内外伤辨惑论》)

[组成]羌活 15g　独活 15g　藁本 15g　防风 15g　炙甘草 6g　川芎 10g　蔓荆子 10g

[功效与适应证]祛风除湿。治风湿邪客关节者。

[制用法]水煎服。

沙参麦冬汤(《温病条辨》)

[组成]沙参 10g　麦冬 10g　玉竹 7g　冬桑叶 5g　生扁豆 5g　天花粉 5g　甘草 3g

[功效与适应证]滋阴清热,润肺止咳。治跌仆损伤,瘀热燥伤脾胃阴津,发热咳嗽,干咳少痰。

[制用法]水煎服。

补肝汤(《医宗金鉴》)

[组成]当归 10g　熟地黄 12g　白芍 10g　川芎 6g　酸枣仁 10g　麦冬 12g　木瓜 10g　炙甘草 6g

[功效与适应证]养血益肝,治血虚肢麻,筋脉不利,爪甲不荣。

[制用法]水煎服。

补中益气汤(《东垣十书》)

[组成]黄芪 15g　党参 12g　白术 12g　陈皮 3g　炙甘草 5g　当归 10g　升麻 5g　柴胡 5g

[功效与适应证]补中益气。治疮疡日久,元气亏损,气血耗损,中气不足诸症。

[制用法]水煎服。

补阳还五汤(《医林改错》)

[组成]黄芪 30g　当归尾 6g　赤芍 45g　地龙 3g　川芎 3g　桃仁 3g　红花 3g

[功效与适应证]活血补气,疏通经络。治气虚而血不行的半身不遂,口眼㖞斜,以及外伤性截瘫。

[制用法]水煎服。

补肾壮筋汤(丸)(《伤科补要》)

[组成]熟地黄 12g　当归 12g　牛膝 10g　山茱萸 12g　茯苓 12g　续断 12g　杜仲 10g

芍药 10g　青皮 5g　五加皮 10g

[功效与适应证]补益肝肾,强壮筋骨。治肾气虚损,习惯性关节脱位等。

[制用法]水煎服,日 1 剂,或制成丸剂服。

补肾祛寒治尪汤(经验方)

[组成]生地黄　桑寄生　地骨皮　炒黄柏　知母　骨碎补　川断　威灵仙　穿山甲　羌活　独活　赤芍　忍冬藤　桂枝　红花　制乳没　炙虎骨*

[功效与适应证]补肾壮骨,清热治尪。用于类风湿关节炎热痹型。

[制用法]据病情酌量,水煎服,每日 1 剂

*虎骨:现用狗骨代替。

鸡鸣散(《伤科补要》)

[组成]当归尾　桃仁　大黄

[功效与适应证]攻下逐瘀。治胸腹部挫伤,疼痛难忍,并见大便秘结者。

[制用法]根据病情实际需要酌情拟定剂量,水煎服。

八　画

青黛散(经验方)

[组成]青黛 27g　大黄 18g　黄柏 18g　熟石膏 60g

[功效与适应证]能除蓄蕴内热,泻实热,荡积滞,清湿热。

[制用法]上药共研细末,加凡士林 500g,调和如软膏,摊于纱布或韧性纸上。外用。

抵当丸(汤)(《伤寒论》)

[组成]水蛭 9g　虻虫 9g　桃仁 6g　大黄 15g　蜜糖适量

[功效与适应证]破瘀血,消癥瘤。用治各种骨肿瘤有瘀阻者。

[制用法]共为细末,蜜为丸如绿豆大小。每服 3～6g,每日 1～2 次,作汤剂时,水煎服,但须注意病者的耐受情况。

虎潜丸(《丹溪心法》)

[组成]虎骨*(炙)2 份　干姜 1 份　陈皮 4 份　白芍 4 份　锁阳 2 份半　熟地黄 4 份　龟甲(酒炙)8 份　黄柏 16 份　知母(炒)2 份

[功效与适应证]滋阴降火,强壮筋骨。治损伤之后肝肾不足,筋骨痿软,腿足瘦削,步履乏力等症。

[制用法]为末,用酒或米糊制丸如豆大。每服 10g,每日 1～2 次,空腹淡盐汤送服。

*虎骨:现用狗骨代替。

虎骨木瓜酒**附(成药)

[组成]虎骨*(酥炙)30g　川芎 30g　当归 30g　玉竹 60g　五加皮 30g　川断 30g　天麻 30g　红花 30g　怀牛膝 30g　白茄根 30g　秦艽 15g　桑枝 120g　防风 15g　木瓜 90g

[功效与适应证]活血祛风,舒筋活络,强壮筋骨。治损伤之后肝肾不足,筋骨痿软,腿足瘦削,步履乏力等症。

[制用法]上药浸酒 10 000g,浸 7 天,加冰糖 1 000g,每日饮一小杯。

**虎骨木瓜酒:现称壮骨木瓜酒。

*虎骨:方中虎骨现用狗骨代替。

知柏地黄丸(汤)(《医宗金鉴》)

[组成]知母　黄柏　熟地黄　山茱萸干　山药　泽泻　茯苓　丹皮

[功效与适应证]滋阴降火。治疗阴虚火旺而致的骨蒸潮热,虚烦盗汗,腰脊酸痛,

遗精等症。

[制用法]共为细末,炼蜜为丸,每服1丸,日服3次(或为汤剂,水煎服,每日1剂)。

和营止痛汤(《伤科补要》)

[组成]赤芍9g　当归尾9g　川芎6g　苏木6g　陈皮6g　桃仁6g　续断12g　乌药9g
乳香6g　没药6g　木通6g　甘草6g

[功效与适应证]活血止痛,祛瘀生新。治损伤积瘀肿痛。

[制用法]水煎服。

和营通气散(《伤科学》经验方)

[组成]当归6份　丹参6份　川芎2份　延胡索2份　香附6份　青皮2份　枳壳2份
郁金4份　制半夏4份　木香1份　大茴香1份

[功效与适应证]行气活血,散滞止痛。治胸腹损伤,气血阻滞,胸脘腰腹闷胀不舒,呼吸
不利。

[制用法]共研细末,每服15g,日服2次。

和营理气汤(《中医伤科学》经验方)

[组成]当归10g　白芍10g　丹参12g　川芎6g　郁金10g　延胡索12g　小茴香6g　香附
10g　青皮10g　木香5g　乌药10g

[功效与适应证]行气散瘀,和营止痛。治跌仆损伤气血,胸闷不舒。

[制用法]水煎服。

金黄(散)膏(《医宗金鉴》)

[组成]大黄5份　黄柏5份　姜黄5份　白芷5份　制南星5份　陈皮1份　苍术1份　厚朴
1份　甘草1份　天花粉10份

[功效与适应证]清热解毒,散瘀消肿。治感染阳证,跌打肿痛。

[制用法]共研细末。可用酒、油、花露、丝瓜叶或生葱等捣汁调敷。

金铃子散(《太平圣惠方》)

[组成]金铃子　延胡索各等量

[功效与适应证]理气止痛。治跌仆损伤后胸腹胁疼痛,时发时止,或流窜不定者。

[制用法]共为细末。每服9～12g,温开水或温酒送下,每日2～4次。

金枪铁扇散(《中医伤科学讲义》)

[组成]乳香2份　没药2份　象皮2份　老材香2份　明矾1份　炉甘石1份　降香1份
黄柏1份　血竭1份

[功效与适应证]收敛、拔毒、生肌。治各种创伤溃疡。

[制用法]共为极细末。直接掺伤口或溃疡面上。

金匮肾气丸(即附桂八味丸《金匮要略》)

[组成]熟地黄25g　怀山药12g　山萸肉12g　泽泻10g　茯苓10g　牡丹皮10g　肉桂
(焗冲)3g　熟附子10g

[功效与适应证]温补肾阳。治伤病后肾阳亏损者。

[制用法]水煎服。或制成丸剂,淡盐汤送服。

肢伤二方(《外伤科学》经验方)

[组成]当归12g　赤芍12g　续断12g　威灵仙12g　生薏苡仁30g　桑寄生30g　骨碎补
12g　五加皮12g

[功效与适应证]祛瘀生新,舒筋活络。治跌打损伤,筋络挛痛。用于四肢损伤的中、后期。

[制用法]水煎服。

肢伤三方(《外伤科学》经验方)

[组成]当归 12g　白芍 12g　续断 12g　骨碎补 12g　威灵仙 12g　川木瓜 12g　天花粉 12g　黄芪 15g　熟地黄 15g　自然铜 10g　土鳖虫 10g

[功效与适应证]补益气血,促进骨折愈合。用于骨折后期。

[制用法]水煎服。

狗皮膏(成药)

[组成](略)

[功效与适应证]散寒止痛,舒筋活络。治跌打损伤及风寒湿痹痛。

[制用法]烘热外敷患处。

宝珍膏(成药)

[组成]生地黄 1 份　茅术 1 份　枳壳 1 份　五加皮 1 份　莪术 1 份　桃仁 1 份　山奈 1 份　当归 1 份　川乌 1 份　陈皮 1 份　乌药 1 份　三棱 1 份　大黄 1 份　首乌 1 份　草乌 1 份　柴胡 1 份　香附 1 份　防风 1 份　牙皂 1 份　肉桂 1 份　羌活 1 份　赤芍 1 份　南星 1 份　荆芥 1 份　白芷 1 份　藁本 1 份　续断 1 份　良姜 1 份　独活 1 份　麻黄 1 份　甘松 1 份　连翘 1 份　冰片 1 份　樟脑 1 份　乳香 1 份　没药 1 份　阿魏 1 份　细辛 1 份　刘寄奴 1 份　威灵仙 1 份　海风藤 1 份　小茴香 1 份　川芎 2 份　血余炭 7 份　麝香 2/3 份　木香 2/3 份　附子 2/3 份　东丹 30 份

[功效与适应证]行气活血,祛风止痛。治风湿关节痛及跌打损伤疼痛。

[制用法]制成药膏贴患处。近年来药厂制成粘胶布膏药,名为伤湿宝珍膏,使用更方便。

定痛膏(《疡医准绳 》)

[组成]芙蓉叶 4 份　紫荆皮 1 份　独活 1 份　生南星 1 份　白芷 1 份

[功效与适应证]祛风消肿止痛。治跌打损伤肿痛。

[制用法]共研细末。用姜汁、水、酒调热敷;或用凡士林调成软膏外敷。

定痛和血汤(《伤科补要 》)

[组成]桃仁　红花　乳香　没药　当归　秦艽　川断　蒲黄　五灵脂

[功效与适应证]活血定痛。用于各部损伤,瘀血疼痛。

[制用法]水、酒各半,煎服。

参附汤(《世医得效方 》)

[组成]人参 12g　附子(炮去皮)10g

[功效与适应证]回阳救逆。治伤患阳气将脱,表现为休克,四肢厥冷,气短呃逆,喘满汗出,脉微细者。

[制用法]水煎服。

参苓白术散(《太平惠民和剂局方 》)

[组成]白扁豆 12g　党参 12g　白术 12g　茯苓 12g　炙甘草 6g　怀山药 12g　莲子肉 10g　薏苡仁 10g　桔梗 6g　砂仁 5g　大枣 4 枚

[功效与适应证]补气、健脾、渗湿。治疮疡及损伤后期,气血受损,脾失健运者。

[制用法]水煎服。可制成散剂服,其中大枣煎汤送散服。

九　　画

荆防败毒散(《医宗金鉴 》)

[组成]荆芥 10g　防风 6g　柴胡 10g　茯苓 10g　桔梗 10g　川芎 6g　羌活 6g　独活 6g　前胡 6g　枳壳 5g　甘草 5g

[功效与适应证]疏风解表止痒。治风寒型的伤患病灶的皮肉瘙痒。

[制用法]水煎服。

茴香酒(《中医伤科学讲义》经验方)

[组成]茴香 15g　丁香 10g　樟脑 15g　红花 10g　白干酒 300g

[功效与适应证]活血行气止痛。治扭挫伤肿痛。

[制用法]把药浸泡在酒中,1 周以后,去渣取酒。即可外涂患处,亦可在施行理伤手法时配合使用。

骨刺丸(《外伤科学》经验方)

[组成]制川乌 1 份　制草乌 1 份　细辛 1 份　白芷 1 份　当归 1 份　草薢 2 份　红花 2 份　蜜糖适量。

[功效与适应证]祛风散寒,活血止痛。治损伤后期及骨刺所致的疼痛,或风寒湿痹痛。

[制用法]共为细末,炼蜜为丸。每丸 10g,每次服 1~2 丸,日 2~3 次。

骨科外洗一方(《外伤科学》经验方)

[组成]宽筋藤 30g　钩藤 30g　金银花藤 30g　王不留行 30g　刘寄奴 15g　防风 15g　大黄 15g　荆芥 10g

[功效与适应证]活血通络,舒筋止痛。治损伤后筋肉拘挛,关节功能欠佳,疼痛麻木,或外感风湿作痛等。用于骨折及软组织损伤中后期,或骨科术后解除外固定功能锻炼者。

[制用法]水煎熏洗。

骨科外洗二方(《外伤科学》经验方)

[组成]桂枝 15g　威灵仙 15g　防风 15g　五加皮 15g　细辛 10g　荆芥 10g　没药 10g

[功能与适应证]活血通络,祛风止痛。治损伤后期肢体冷痛,关节不利及风寒湿邪侵注,局部遇冷则痛增,得温稍适的痹证。

[制用法]煎水熏洗,肢体可直接浸泡,躯干可用毛巾湿热敷。但应注意防止水温过高引起烫伤。

复元活血汤(《医学发明》)

[组成]柴胡 15g　天花粉 10g　当归尾 10g　红花 6g　穿山甲 10g　酒浸大黄 30g　酒浸桃仁 12g

[功效与适应证]活血祛瘀止痛。治跌打损伤,血停积于胁下,肿痛不可忍者。

[制用法]水煎,分 2 次服,如第 1 次服完后,泻下大便,得利痛减,则停服;如 6 小时之后,仍无泻下者,则服下第 2 次,以利为度。

复原通气散(《正体类要》)

[组成]木香　小茴香(炒)　青皮　穿山甲(炙)　陈皮　白芷　甘草　漏芦　贝母各等份

[功效与适应证]理气止痛。治跌仆损伤,气滞作痛。

[制用法]研末为散,每次服 3~6g,温酒调下。

独参汤(《景岳全书》)

[组成]人参 10~20g

[功效与适应证]补气、摄血、固脱。治失血后气血虚衰,虚烦作渴,气随血脱之危症。

[制用法]水炖服。近年来亦有制成注射剂用者。

独活寄生汤(《备急千金要方》)

[组成]独活 6g　防风 6g　川芎 6g　牛膝 6g　桑寄生 18g　秦艽 12g　杜仲 12g　当归 12g　茯苓 12g　党参 12g　熟地黄 15g　白芍 10g　细辛 3g　甘草 3g　肉桂 2g(焗冲)

[功效与适应证]益肝肾,补气血,祛风湿,止痹痛。治腰脊损伤后期,肝肾两亏,风湿痛及腿足屈伸不利者。

[制用法]水煎服。可复煎外洗患处。

养心汤(《证治准绳》)

[组成]黄芪15g　党参10g　茯神10g　当归10g　川芎5g　柏子仁10g　远志10g　酸枣仁10g　五味子5g　茯苓10g　肉桂6g　半夏曲10g　炙甘草5g

[功效与适应证]补益气血,养心宁神。治损伤后期,心虚血少,神心不宁,怔忡惊悸。

[制用法]水煎服。

活血汤(经验方)

[组成]柴胡6g　当归尾9g　赤芍9g　桃仁9g　鸡血藤15g　枳壳9g　红花5g　血竭5g(本方从复元活血汤变化而成)

[功效与适应证]活血祛瘀,消肿止痛。用于骨折早期。

[制用法]水煎服。

活血酒(《中医正骨经验概述》)

[组成]活血散15g　白酒500g

[功效与适应证]通经活血。用于陈旧性扭挫伤。寒湿偏盛之腰腿痛。

[制用法]将活血散泡入白酒中,7~10天即成。

活血散(《中医正骨经验概述》)

[组成]乳香15g　没药15g　血竭15g　贝母9g　羌活15g　木香6g　厚朴9g　制川乌3g　制草乌3g　白芷24g　麝香15g　紫荆皮24g　生香附15g　炒小茴香9g　甲珠15g　煅自然铜15g　独活15g　续断15g　虎骨*15g　川芎15g　木瓜15g　肉桂9g　当归24g

[功效与适应证]活血舒筋,理气止痛,治跌打损伤,瘀肿疼痛,或久伤不愈。

[制用法]共研细末,开水调成糊状外敷患处。

*虎骨:方中虎骨现用狗骨代替。

活血膏(散)(《陈修园医书四十八种》)

[组成]白陶土200份　黄柏10份　栀子10份　樟脑1份　薄荷1份　蜜糖适量

[功效与适应证]散瘀活血,消肿止痛。治跌打损伤,瘀血作痛。

[制用法]共为细末,水蜜各半调制成膏。外敷。

活络油膏(《中医伤科学讲义》经验方)

[组成]红花60g　没药60g　白芷60g　当归240g　白附子30g　钩藤120g　紫草60g　栀子60g　黄药子30g　甘草60g　刘寄奴60g　丹皮60g　梅片60g　牛地黄240g　制乳香60g　露蜂房60g　大黄120g　白药子30g

[功效与适应证]活血通络。用于损伤后期软组织硬化或粘连。

[制用法]上药置大铁锅内,再放入麻油4 500g,用文火将药炸透存性,过滤去渣。再入锅内武火烧熬,放黄蜡1 500g、梅片60g,用木棍调和装盒。用手指蘸药擦患处。

活血止痛汤(《伤科大成》)

[组成]当归12g　川芎6g　乳香6g　苏木5g　红花5g　没药6g　土鳖虫3g　三七3g　赤芍9g　陈皮5g　落得打6g　紫荆藤9g

[功效与适应证]活血止痛。治跌打损伤肿痛。

[制用法]水煎服。目前临床上常去紫荆藤。

活血祛瘀汤(经验方)

[组成]当归15g　红花6g　土鳖虫9g　自然铜9g　狗脊9g　骨碎补15g　没药6g　乳香6g　三七3g　路路通6g　桃仁9g

[功效与适应证]活血化瘀,通络消肿,续筋接骨。用于骨折及软组织损伤的初期。

[制用法]水煎服,日1剂。

活血舒肝汤（河南正骨研究所郭氏验方）

[组成]当归 12g　柴胡 10g　赤芍 10g　黄芩 6g　桃仁 5g　红花 3g　枳壳 10g　槟榔 10g　陈皮 5g　大黄（后下）10g　厚朴 6g　甘草 3g

[功效与适应证]破血逐瘀，行气止痛。治伤后瘀血初起。

[制用法]水煎服。

宣痹汤（《温病条辨》）

[组成]防己 15g　杏仁 15g　滑石 15g　连翘 9g　栀子 9g　薏苡仁 15g　半夏（醋炒）9g　晚蚕沙 9g　赤小豆 9g

[功效与适应证]清利湿热，宣通经络。治湿热痹证，症见寒战热炽，骨节烦痛，小便短赤，舌苔灰滞或黄腻。

[制用法]水煎服。

逐瘀护心散（河南正骨研究所郭氏验方）

[组成]朱砂 5 份　琥珀 5 份　麝香 1 份　乳香（去油）5 份　没药（去油）5 份　三七 5 份

[功效与适应证]逐瘀通窍，醒脑宁神。治疗或预防瘀血攻心，昏迷不省人事之症。

[制用法]共研细末，每服 3g，日服 3 次，黄酒冲服。

<h2 style="text-align:center">十　画</h2>

桂麝散（《药奁启秘》）

[组成]麻黄 15g　细辛 15g　肉桂 30g　牙皂 10g　半夏 25g　丁香 30g　生南星 25g　麝香 78g　冰片 12g

[功效与适应证]温化痰湿，消肿止痛。治疮疡阴证未溃者。

[制用法]共研细末，挤膏药上，贴患处。

桃花散（《外科正宗》）

[组成]白石灰 6 份　大黄 1 份

[功效与适应证]止血。治创伤出血。

[制用法]先将大黄煎汁，泼入白石灰内，为末，再炒，以石灰变成红色为度，将石灰过筛备用。用时掺撒于患处，纱布紧扎。

桃仁四物汤（《中国医学大辞典》）

[组成]桃仁 25 粒　川芎 3g　制香附 3g　当归 3g　赤芍 3g　生地黄 2g　红花 2g　牡丹皮 5g　延胡索 5g

[功效与适应证]通经活血，行气止痛。用于骨伤气滞血瘀而肿痛者。

[制用法]水煎服。

桃仁四物汤（又名元戎四物《医宗金鉴》）

[组成]当归　川芎　白芍　熟地　桃仁　红花各 15g

[功效与适应证]活血祛瘀。用于损伤血瘀。

[制用法]水煎服。

桃核承气汤（《伤寒论》）

[组成]桃仁 10g　大黄（后下）12g　桂枝 6g　炙甘草 6g　芒硝（冲服）6g

[功效与适应证]攻下逐瘀。治跌打损伤，瘀血停滞，或下腹蓄瘀，疼痛拒按，瘀热发狂等症。

[制用法]水煎服。

柴胡疏肝散（《景岳全书》）

[组成]柴胡 6g　陈皮 6g　芍药 4.5g　枳壳 4.5g　炙甘草 1.5g　川芎 4.5g　香附 4.5g

[功效与适应证]疏肝理气止痛。治胸胁损伤。

[制用法]按病情拟定药量,并酌情加减。

逍遥散(《太平惠民和剂局方》)

[组成]柴胡30g　当归30g　白芍30g　白术30g　茯苓30g　炙甘草15g

[功效与适应证]疏肝解郁,健脾益血。用于伤后肝气郁结,肝气犯胃,胸胁胀痛,头痛目眩,口燥咽干,神疲食少,或寒热往来。

[制用法]共研细末,每服6～9g,生姜、薄荷少许煎汤冲服,每日3次。亦可水煎服,用量按原方比例酌减。

透脓散(《外科正宗》)

[组成]生黄芪12g　穿山甲(炒)6g　川芎6g　当归9g　皂角刺5g

[功效与适应证]托毒排脓。治痈疽诸毒,脓肿已成,不易外溃,或因气血虚弱不能化毒成脓者。

[制用法]共为末,开水冲服。亦可水煎服。

健步虎潜丸(《伤科补要》)

[组成]龟胶2份　鹿角胶2份　虎胫骨*2份　何首乌2份　川牛膝2份　杜仲2份　锁阳2份　当归2份　熟地黄2份　威灵仙2份　黄柏1份　人参1份　羌活1份　白术1份　白芍1份　大川附子1份半　川黄连0.5份　甘草0.5份　蜜糖适量

[功效与适应证]补气血,壮筋骨。治跌打损伤,血虚气弱,筋骨痿软无力,步履艰难。

[制用法]共为细末,炼蜜为丸如绿豆大,每服10g,空腹淡盐水送下,每日2～3次。

*虎胫骨:方中虎胫骨现用狗骨代替。

健脾养胃汤(《伤科补要》)

[组成]党参　白术　黄芪　当归身　白芍　陈皮　小茴香　山药　茯苓　泽泻

[功效与适应证]为调理脾胃之剂。

[制用法]煎汤内服。

凉血地黄汤(《外台秘要》)

[组成]生地黄24g　芍药9g　丹皮12g　犀角碎*12g

[功效与适应证]凉血止血。治跌打损伤,血热妄行,或体内出血不止。

[制用法]水煎服。

*犀角碎:方中犀角碎现用水牛角代替。

益气养荣汤(《证治准绳》)

[组成]人参3g　茯苓3g　陈皮3g　贝母3g　香附3g　当归(酒拌)3g　川芎3g　黄芪(盐水炒)3g　熟地黄3g　白芍3g　炙甘草2g　桔梗2g　炒白术6g　柴胡2g

[功效与适应证]补益气血。治损伤或骨疾病耗伤气血以至气血衰弱,正不胜邪者。

[制用法]水煎服。

消肿止痛膏(《外伤科学》经验方)

[组成]姜黄　羌活　栀子　干姜　乳香　没药

[功效与适应证]祛瘀消肿止痛。治疗损伤初期瘀肿疼痛者。

[制用法]共为细末,用凡士林调成软膏敷患处。

消瘀止痛膏(《中医伤科学讲义》经验方)

[组成]木瓜60g　栀子30g　大黄15g　蒲公英60g　土鳖虫30g　乳香30g　没药30g

[功效与适应证]活血化瘀,消肿止痛。治疗损伤初期肿胀疼痛剧烈者。

[制用法]共为细末,用饴糖或凡士林调成软膏敷患处。

海桐皮汤(《医宗金鉴》)

[组成]海桐皮6g　透骨草6g　乳香6g　没药6g　当归5g　川椒10g　川芎3g　红花3g　威灵仙3g　甘草3g　防风3g　白芷2g

[功效与适应证]活络止痛。治跌打损伤疼痛。

[制用法]共为细末,布袋装,煎水熏洗患处。亦可内服。

宽筋散(《伤科补要》)

[组成]羌活2份　续断2份　防风2份　白芍2份　桂枝1份　甘草1份　当归4份

[功效与适应证]宽筋止痛。治损伤后期,筋肉急痛。

[制用法]共为末,每服30g陈酒送下,每日3次。

调经散(《证治准绳》)

[组成]当归10g　川芎5g　白芍10g　陈皮5g　青皮5g　熟地10g　黄芪10g　乳香6g　乌药6g　小茴香3g

[功效与适应证]和血调气,通经散痛。治跌打损伤,气滞络脉,关节不利而疼痛者。

[制用法]水煎服。

调中益气汤(《脾胃论》)

[组成]黄芪30g　人参15g　苍术15g　柴胡6g　升麻6g　陈皮6g　甘草15g　木香3g

[功效与适应证]调中益气。治跌打损伤后期,阳气不足所致的骨节烦疼,体重嗜睡,饮食无味,胸满气短,心烦耳鸣,目热溺赤等症。

[制用法]水煎服。

通关散(《伤科补要》)

[组成]牙皂25份　白芷15份　细辛15份　冰片1份　麝香1份　蟾酥2份半

[功效与适应证]通窍。用治脑震荡晕厥。

[制用法]共为极细末。把药末吹入病者鼻中,取嚏令醒。

通痹汤(《痹证治验》)

[组成]当归　丹参　鸡血藤　海风藤　透骨草　独活　钻地风　香附

[功效与适应证]活血祛风,通络止痛。用于各种痹证。

[制用法]按病情决定剂量,水煎服。

通窍活血汤(《医林改错》)

[组成]赤芍3g　川芎3g　红花9g　桃仁(研如泥)9g　鲜生姜(切)9g　老葱(切碎)3根　红枣(去核)7个　麝香(冲服)0.15g

[功效与适应证]活血通窍。用于头面部等上部出血,或颅脑损伤瘀血,或头部损伤后头昏、头痛,或脑震荡等。

[制用法]将前7味加入黄酒250g煎一盅,去渣,将麝香入酒内,再煎二沸,临卧服。

十 一 画

理气止痛汤(经验方)

[组成]丹参9g　广木香3g　青皮6g　炙乳香5g　枳壳6g　制香附9g　川楝子9g　延胡索5g　软柴胡6g　路路通6g　没药5g

[功效与适应证]活血和营,理气止痛。用于气分受伤,郁滞作痛诸症。

[制用法]水煎服。

接骨丹

[组成]

1.(又名十宝散,《证治全生集》)真血竭4.8g　明雄黄12g　上红花12g　净儿茶0.72g

朱砂 3.6g　乳香 3.6g　当归尾 30g　净没药 4.2g　麝香 0.09g　冰片 0.36g

2.（又名夺命接骨丹，《中医伤科学讲义》经验方）当归尾 12g　乳香 30g　没药 30g　自然铜 30g　骨碎补 30g　桃仁 30g　大黄 30g　雄黄 30g　白及 30g　血竭 15g　土鳖虫 15g　三七 15g　红花 15g　儿茶 15g　麝香 15g　朱砂 6g　冰片 6g

[功效与适应证]活血止痛接骨。用于跌打损伤，筋断骨折。

[制用法]共为细末。每服 2～3g，每日服 2 次。

接骨膏（《外伤科学》经验方）

[组成]五加皮 2 份　地龙 2 份　乳香 1 份　没药 1 份　土鳖 1 份　骨碎补 1 份　白及 1 份　蜂蜜适量

[功效与适应证]接骨、活血、止血。治骨折损伤，瘀肿疼痛。

[制用法]共为细末，蜂蜜或白酒调成厚糊状敷。亦可用凡士林调成膏外敷。

接骨紫金丹（《杂病源流犀烛》）

[组成]土鳖虫　乳香　没药　自然铜　骨碎补　大黄　血竭　硼砂　当归各等量

[功效与适应证]祛瘀、续骨、止痛。治损伤骨折，瘀血内停者。

[制用法]共研细末。每服 3～6g，开水或少量酒送服。

接骨续筋药膏（《中医伤科学讲义》经验方）

[组成]自然铜 3 份　荆芥 3 份　五加皮 3 份　皂角 3 份　续断 3 份　羌活 3 份　茜草根 3 份　乳香 3 份　没药 2 份　骨碎补 2 份　接骨木 2 份　红花 2 份　赤芍 2 份　土鳖虫 2 份　白及 4 份　血竭 4 份　硼砂 4 份　螃蟹末 4 份　饴糖或蜂蜜适量

[功效与适应证]接骨续筋。治骨折、筋伤。

[制用法]共为细末，饴糖或蜂蜜调外敷。

黄连解毒汤（《外台秘要》引崔氏方）

[组成]黄芩 6g　黄连 9g　黄柏 6g　栀子 9g

[功效与适应证]泻火解毒。治创伤感染，附骨痈疽等。

[制用法]按病情拟定药量，水煎，一日分 2～3 次服。

麻桂温经汤（《外科补要》）

[组成]麻黄 24g　桂枝 36g　红花 24g　白芷 36g　细辛 12g　桃仁 36g　赤芍 36g　甘草 24g

[功效与适应证]通经活络祛瘀。治损伤之后感受风寒而痹痛。

[制用法]按病情决定剂量，水煎服。

羚角钩藤汤（《重订通俗伤寒论》）

[组成]羚羊角＊（先煎）1～4g　钩藤（后下）10g　桑叶 6g　川贝母 12g　竹茹 15g　生地黄 15g　菊花 10g　茯神木 10g　白芍 10g　甘草 3g

[功效与适应证]平肝息风，清热止痉。治感染或头部内伤而高热动风，烦闷躁扰，手足抽搐，甚或神昏痉厥等证。

＊羚羊角：方中羚羊角现用水牛角代替。

[制用法]水煎服。

清心药（《证治准绳》）

[组成]当归　牡丹皮　川芎　赤芍　生地黄　黄芩　黄连　连翘　栀子　桃仁　甘草

[功效与适应证]祛瘀消肿，清热解毒。用于开放性骨折、脱位及软组织损伤。

[制用法]水煎服。

清痹汤（《痹证治验》）

[组成]忍冬藤　败酱草　络石藤　青风藤　土茯苓　老鹳草　丹参　香附

[功效与适应证]清热解毒，通络治痹。用于各种痹证。

[制用法]按病情酌量,水煎服。

清上瘀血汤(《医宗金鉴》)

[组成]羌活 15g　连翘 20g　桔梗 15g　枳壳 15g　赤芍 15g　当归 20g　栀子 15g　黄芩 15g　生地黄 15g

[功效与适应证]活血祛瘀,祛风解毒。治膈上损伤后,吐血、咯血、痰中带血。

[制用法]水煎服。

清热镇痿汤(《常见病的中医治疗研究》)

[组成]葛根　生石膏　忍冬藤　金银花　赤芍　秦艽　菊花　蝉蜕　钩藤　山药　防风　橘络　丝瓜络　白僵蚕　全蝎　蜈蚣

[功效与适应证]清热解毒,通络镇痿。适用于脊髓灰质炎急性期。

[制用法]水煎服。

清瘟败毒饮(《疫疹一得》)

[组成]生石膏(先煎)30g　知母 10g　甘草 9g　生地黄 25g　黄连 6g 栀子 6g　桔梗 6g　黄芩 10g　玄参 10g　连翘 12g　丹皮 6g　淡竹叶 12g　犀角*(锉末冲)0.6g　赤芍 10g

[功效与适应证]清热解毒,凉血止血。治疗疔疮走黄,痈毒内陷,阳毒炽盛,症见寒战壮热,烦躁口渴,昏狂谵语,或吐血、衄血、皮肤发斑。

[制用法]水煎服,日 1～2 剂。

*犀角:方中犀角现用水牛角代替。

续骨活血汤(《中医伤科学讲义》经验方)

[组成]当归尾 12g　赤芍 10g　白芍 10g　生地黄 15g　红花 6g　土鳖虫 6g　骨碎补 12g　煅自然铜 10g　续断 12g　落得打 10g　乳香 6g　没药 6g

[功效与适应证]祛瘀止血,活血续骨。治骨折与软组织损伤。

[制用法]水煎服。

续断紫金丹(《中医伤科学讲义》经验方)

[组成]酒炒当归 4 份　熟地 8 份　酒炒菟丝子 3 份　骨碎补 3 份　续断 4 份　制首乌 4 份　茯苓 4 份　白术 2 份　牡丹皮 2 份　血竭 2 份　怀牛膝 5 份　红花 1 份　乳香 1 份　没药 1 份　虎胫骨*1 份　儿茶 2 份　鹿角霜 4 份　煅自然铜 2 份

[功效与适应证]活血止痛,续筋接骨。治筋伤骨折。

[制用法]共为细末,每次服 3～5g,每日 2～3 次。

*虎胫骨:方中虎胫骨现用狗骨代。

象皮膏(《伤科补要》)

[组成]

第 1 组:大黄 10 份　川芎 5 份　当归 5 份　生地黄 5 份　红花 1 份半　川连 1 份半　甘草 2 份半　荆芥 1 份半　肉桂 1 份半　麻油 85 份

第 2 组:黄占 25 份　白占 25 份

第 3 组:象皮 2 份半　血竭 2 份半　乳香 2 份半　没药 2 份半　珍珠 1 份　人参 1 份　冰片半份　土鳖虫 5 份　白及 1 份半　龙骨 1 份半　海螵蛸 1 份半　百草霜适量

[功效与适应证]活血生肌,接筋续损。治开放性损伤及各种溃疡腐肉已去,且已控制感染无明显脓性分泌物,期待其生长进而愈合者。

[制用法]第一组药,用麻油熬煎至枯色,去渣取油。入第二组药,炼制成膏。第三组药分别为细末,除百草霜外,混合后加入膏内搅拌,以百草霜调节稠度,装瓶备用。用时直接摊在敷料上外敷。近年来,有把药物分别为末后混合,用凡士林调,制成象皮膏细纱,外敷用。

十 二 画

散瘀和伤汤(《医宗金鉴》)

[组成]番木鳖 15g　红花 15g　生半夏 15g　骨碎补 9g　甘草 9g　葱须 30g　醋(后下)60g

[功效与适应证]活血祛瘀止痛。治软组织损伤瘀肿疼痛及骨折、关节脱位后期筋络挛痛。

[制用法]用水煎药,沸后,入醋再煎 5～10 分钟,熏洗患处,每日 3～4 次,每次熏洗都把药液煎沸后用。

葛根汤(《伤寒论》)

[组成]葛根 15g　麻黄 8g　桂枝 15g　白芍 15g　炙甘草 5g　生姜 3 片　大枣 3 枚。

[功效与适应证]解肌散寒。治头部扭伤兼有风寒乘袭者。

[制用法]水煎服。煎渣湿热敷颈部。

跌打丸(原名军中跌打丸,《全国中医成药处方集》济南地区经验方)

[组成]当归 1 份　土鳖虫 1 份　川芎 1 份　血竭 1 份　没药 1 份　麻黄 2 份　自然铜 2 份　乳香 2 份

[功效与适应证]活血破瘀,接骨续筋。治跌打损伤,筋断骨折,瘀血攻心等症。

[制用法]共为细末。蜜丸,每丸 5g,每服 1～2 丸,每日 1～2 次。

舒筋汤

[组成]

1.(《外伤科学》经验方)当归 10g　白芍 10g　姜黄 6g　宽筋藤 15g　松节 6g　海桐皮 12g　羌活 10g　防风 10g　续断 10g　甘草 6g

2.(经验方)当归 12g　陈皮 9g　羌活 9g　骨碎补 9g　伸筋草 15g　五加皮 9g　桑寄生 15g　木瓜 9g

[功效与适应证]祛风舒筋活络。治骨折及关节脱位后期,或软组织病变所致的筋络挛痛。

[制用法]水煎服。

舒筋药水(又名伤筋药水,经验方)

[组成]生草乌　生川乌　羌活　独活　生半夏　生栀子　生大黄　生木瓜　路路通各 120g　生蒲黄　樟脑　苏木各 90g　赤芍　红花　生南星各 60g　白酒 10kg　米醋 2.5kg

[功效与适应证]舒筋活络。治筋络挛痛,筋骨酸软麻木。

[制用法]药在酒醋中浸泡 7 天,密封盖闭,装入瓶中备用。患处热敷或熏洗后,用棉花蘸本品在患处轻擦,日擦 3～5 次。

舒肠散滞汤(《内伤证治》经验方)

[组成]归尾 6g　制南星 6g　枳壳 10g　半夏 6g　薏苡仁 10g　没药 6g　红花 6g　川芎 10g　菖蒲 10g　草果仁 6g　砂仁 5g　广木香 5g　厚朴 15g　丁香 3g　陈皮 6g　羌活 10g　防风 6g

[功效与适应证]行气活血,散滞舒肠。治跌打损伤而伤后吐粪者。

[制用法]水煎服。

舒筋止痛水(《林如高正骨经验》)

[组成]三七粉 18g　三棱 18g　红花 30g　生草乌 12g　生川乌 12g　当归尾 18g　樟脑 30g　五加皮 12g　木瓜 12g　怀牛膝 12g　70% 乙醇溶液 1 500ml 或高粱酒 1 000ml

[功效与适应证]舒筋活血止痛。用于跌打损伤局部肿痛者。

[制用法]密封浸泡 1 个月后备用。将药水涂擦患处,每日 2～3 次。

舒筋活血汤(《伤科补要》)

[组成]羌活 6g　防风 9g　荆芥 6g　独活 9g　当归 12g　续断 12g　青皮 5g　牛膝 9g　五加皮 9g　杜仲 9g　红花 6g　枳壳 6g

[功效与适应证]舒筋活络。治软组织损伤及骨折脱位后期筋肉挛痛者。

[制用法]水煎服。

舒筋活络丸(成药)

[组成]沉香 20份　虎骨*20份　龟甲 20份　麝香 20份　蔻仁 20份　麻黄 20份　黄连 40份　白芷 40份　细辛 40份　玄参 40份　白术 40份　香附 40份　骨碎补 40份　何首乌 40份　地龙 40份　干姜 40份　威灵仙 40份　白花蛇舌草 40份　天竺黄 40份　羌活 40份　防风 40份　藿香 40份　白芍 40份　赤芍 40　甘草 40份　大枣 40份　僵蚕 40份　茯苓 40份　天麻 40份　乌梢蛇 40份　熟地 80份　肉桂 10份　没药 4份　乳香 4份　血竭 2份　丁香 4份　朱砂 8份　冰片 2份　牛黄 2份　蜂蜜适量

[功效与适应证]祛风止痛。治筋络伤后风寒湿邪侵注而挛痛者。

[制用法]共为细末,炼蜜为丸,每丸 5g。每服 1～2 丸,日服 2～3 次。

*虎骨:方中虎骨现用狗骨代替。

舒筋活络膏(《中医伤科学讲义》经验方)

[组成]赤芍 1份　红花 1份　南星 1份　生蒲黄 1份　半旋覆花 1份　半苏木 1份　半生草乌 2份　生川乌 2份　羌活 2份　独活 2份　生半夏 2份　生栀子 2份　生大黄 2份　生木瓜 2份　路路通 2份　饴糖或蜂蜜适量

[功效与适应证]活血止痛。治跌打损伤肿痛。

[制用法]共为细末。饴糖或蜂蜜调敷,凡士林调敷亦可。

舒筋活血洗方(《中医伤科学讲义》经验方)

[组成]伸筋草 9g　海桐皮 9g　秦艽 9g　独活 9g　当归 9g　钩藤 9g　乳香 6g　没药 6g　川红花 6g

[功效与适应证]舒筋活血止痛。治损伤后筋络挛痛。

[制用法]水煎,温洗患处。

温经通络膏(《中医伤科学讲义》经验方)

[组成]乳香　没药　麻黄　马钱子各等量　饴糖或蜂蜜适量

[功效与适应证]祛风止痛。治骨关节、软组织损伤肿痛,或风寒湿侵注,局部痹痛者。

[制用法]共为细末,饴糖或蜂蜜调成软膏或凡士林调成膏外敷患处。

犀角地黄汤**(《备急千金要方》)

[组成]生地黄 30g　赤芍 12g　牡丹皮 9g　犀角*(锉细末冲)0.6g

[功效与适应证]清热凉血解毒。治热入血分,疮疡热毒内攻,表现吐血、衄血、便血,皮肤瘀斑;高热神昏谵语,烦躁等症。

[制用法]水煎服。生地黄先煎,犀角末冲服,或研汁和服。

**犀角地黄汤:现称清热地黄汤。

*犀角:方中犀角现用水牛角代。

膈下逐瘀汤(《医林改错》)

[组成]当归 9g　川芎 6g　赤芍 9g　桃仁 9g　红花 6g　枳壳 5g　丹皮 9g　香附 9g　延胡索 12g　乌药 9g　五灵脂 9g　甘草 5g

[功效与适应证]活血祛瘀。治腹部损伤,蓄瘀疼痛。

[制用法]水煎服。

十 三 画

腰伤二方(《外伤科学》经验方)

[组成]钩藤 12g　续断 12g　杜仲 12g　熟地黄 12g　当归 12g　独活 10g　牛膝 10g　威灵仙 10g　白芍 5g　炙甘草 6g　桑寄生 30g

[功效与适应证]补养肝肾,舒筋活络。治腰部损伤中、后期,腰部酸痛者。

[制用法]水煎服。药渣可再煎水熏洗,湿热敷腰部,敷完后可做适当的自主腰部练功活动。

十四画以上

增生汤(《林如高正骨经验》)

[组成]泽兰 6g　莪术 6g　木瓜 6g　川芎 6g　当归 9g　穿山甲 9g　萆薢 6g　甘草 3g　鹿衔草 9g　续断 9g　制草乌 3g　制川乌 3g　怀牛膝 9g　白花蛇 1 条　红花 6g

[功效与适应证]散瘀、通经、止痛。主治骨质增生疼痛。

[制用法]水煎服。

增液汤(《温病条辨》)

[组成]玄参 30g　麦冬 25g　生地黄 25g

[功效与适应证]增液润燥。骨伤病而津液耗损,口干咽燥,大便秘结,或习惯性肠燥便秘。

[制用法]水煎服。

薏苡仁汤(《类证治裁》)

[组成]薏苡仁 15g　川芎 6g　当归 9g　麻黄 6g　桂枝 9g　羌活 10g　独活 10g　防风 9g　川乌(制)6g　白术 10g　甘草 6g　生姜 3 片

[功效与适应证]祛湿通络,祛风散寒。治风寒湿邪留滞经络,以湿邪偏盛者。

[制用法]水煎服。

橘核荔枝汤(经验方)

[组成]橘核 5g　川楝子 5g　荔枝核 5g　赤芍 9g　木香 3g　乳香 3g　没药 3g　大茴香 3g　小茴香 3g　白芍 9g　当归 9g　桂圆核 9g

[功效与适应证]疏肝行气止痛。治肝经气伤作痛者,如睾丸挫伤,少腹挫伤胀痛者。

[制用法]水煎服。

蠲痹汤(《百一选方》)

[组成]羌活 6g　姜黄 6g　当归 12g　赤芍 9g　黄芪 12g　防风 6g　炙甘草 3g　生姜 5 片

[功效与适应证]行气活血,祛风除湿。治损伤后风寒乘虚入络者。

[制用法]水煎服。

主要参考书目

[1] 胡蕴玉.现代骨科基础与临床[M].北京：人民卫生出版社，2006

[2] 郭万首.Turek 骨科学原理与实践[M].北京：人民卫生出版社，2008

[3] 张俐，黄俊卿.中医骨病学[M].2 版.北京：人民卫生出版社，2021

[4] 毛宾尧.临床骨科医师手册[M].北京：人民卫生出版社，2006

[5] 孟继懋.中国医学百科全书·骨科学[M].上海：上海科学技术出版社，1984

[6] 廖二元，谭利华.代谢性骨病学[M].北京：人民卫生出版社，2003

[7] 高书图.骨病[M].北京：人民卫生出版社，2008

[8] 徐展望，郑福增.中医骨病学[M].北京：中国中医药出版社，2021

[9] 林建华，杨迪生，杨建业，等.骨病与骨肿瘤[M].上海：第二军医大学出版社，2009

[10] 陈百成，张静.骨关节炎[M].2 版.北京：人民卫生出版社，2014

复习思考题答案要点

模拟试卷

《中医骨病》教学大纲